Marc Engelhardt

Ich bin dann mal nackt

GOLDMANN
Lesen erleben

Das Buch

Immer mehr Menschen lassen am Strand die Hüllen fallen, wandern unbekleidet durch Wälder oder nehmen an Nackt-Yoga-Sessions teil. Warum ist das so, und wie hat sich unser heutiges Verhältnis zum nackten Körper überhaupt entwickelt? Über Fragen wie diese denkt der preisgekrönte Journalist Marc Engelhardt nach, als er badehosenlos in einem lauschigen Waldsee schwimmt. Und fasst den Entschluss, einmal um die Welt zu reisen und verschiedene Nacktkulturen kennenzulernen. Was er dabei erlebt hat, erlaubt überraschende Einblicke in Gesellschaften und Lebensweisen. »Ich bin dann mal nackt« ist also nicht nur eine unterhaltsame Lektüre, sondern auch eine hochspannende Kulturgeschichte, die die Freiheit und Gleichheit aller Menschen betont: Unter unserer Kleidung sind wir schließlich alle nackt.

Marc Engelhardt

ICH BIN DANN MAL NACKT

Eine Reise zu den unverhüllten Kulturen unserer Welt

GOLDMANN

FSC
www.fsc.org
MIX
Papier aus verantwortungsvollen Quellen
FSC® C083411

Penguin Random House Verlagsgruppe FSC® N001967

1. Auflage
Originalausgabe August 2021

ein Unternehmen der Penguin Random House Verlagsgruppe GmbH
Neumarkter Straße 28, 81673 München

Umschlaggestaltung: UNO Werbeagentur, München,
unter Verwendung eines Fotos von © FinePic®, München
Umschlaginnenseiten: © Marc Engelhardt
Bildinnenteil: © Marc Engelhardt, sofern nicht anders vermerkt
Redaktion: René Stein
MP · Herstellung: CF
Satz: Buch-Werkstatt GmbH, Bad Aibling
Druck und Einband: CPI books GmbH, Leck
Printed in Germany
www.goldmann-verlag.de
978-3-442-31605-2

Besuchen Sie den Goldmann Verlag im Netz

INHALT

Vorwort
Reisepläne 7

Schaabe, Rügen
Nackt und frei am Ostseestrand 11

Ísla Roatán, Honduras
Ablegen, bitte! 31

Marrakesch, Marokko
Unverhüllt in der Medina 57

Konomiya, Japan
Hüllenlos durch die Nacht 79

Wipperfürth, Deutschland
Das Wandern ist des Nackten Lust 103

Bodø, Norwegen
Nackt im Wind 123

Tvärminne, Finnland
Mit Motorsäge, Birkenzweigen und einer Flasche Bier 139

Lindlar, Deutschland
Naturismus mit Bart 159

Cap d'Agde, Frankreich
Rien-à-porter 175

Musée Villa Vauban, Luxemburg
Nackt(s) im Museum 193

Troisdorf, Deutschland
An der Schwelle zum Paradies 217

New York, USA
Nackte Katze, Kuh und Krieger 237

Kiew, Ukraine
Busen gegen Diktatoren 255

Monte Verità, Schweiz
Nackt für eine bessere Welt? 271

Adressen, Quellen, Literatur
Reiselektüre 277

Danksagung 285
Bildnachweis 286

Vorwort

Reisepläne

Kennen Sie den Traum, in dem Sie morgens aus dem Haus gehen, auf der Straße einer Gruppe von Passanten begegnen und dann auf einmal merken: Sie haben gar nichts an? Dieses mulmige Gefühl, dass Sie in der Sauna unvermutet einen entfernten Bekannten treffen könnten, der Ihnen hocherfreut und splitternackt die Hand schüttelt? Oder den Rat, Sie sollten sich im Fall von drohendem Lampenfieber auf der Bühne einfach vorstellen, das Publikum sei nackt? Ich habe den Traum gelebt, die Hand geschüttelt und auch den Rat befolgt. Nur war das Publikum tatsächlich nackt. Denn das war schließlich die Idee: einmal nackt die Welt zu bereisen, den unverhüllten Kulturen und Traditionen auf dem Globus hinterher.

Die Idee entstand, als ich entspannt an einem Waldsee saß und die Sonne durch die Äste schimmerte. Das Wasser lag ruhig da, die dichten Nadelbäume spiegelten sich in ihm. In der Luft lag der Geruch nach Harz und Hochsommer. Ich war allein, und mir war heiß. Ich zog das T-Shirt über den Kopf, ließ die Hose fallen und rannte über den Steg. Die Luft war warm und umhüllte meinen Körper.

Das Holz knarzte, ich lief über die morschen Bohlen bis ans Ende und hob ab. Und tauchte jauchzend ein in das eisige Wasser, genoss die Gänsehaut am ganzen Körper. Prustend kam ich nach oben und meinte, jeden einzelnen Sonnenstrahl auf der Haut spüren zu können. Ich legte mich auf den Rücken und ließ mich treiben, den Blick in den tiefblauen Himmel gerichtet. So würde ich gerne einmal um die Welt reisen, dachte ich. Und begann noch am selben Abend mit der Reiseplanung.

Als Erstes stellte ich fest: Wenn Sie Menschen erzählen, dass Sie nackt verreisen wollen, reagieren sie doch sehr unterschiedlich. Die einen sind begeistert, die anderen entsetzt. Nur kalt lässt es keinen. In meiner Kindheit fand ich nichts dabei, nackt am Strand zu liegen. Wenn wir nach zwölf Stunden Fahrt im blauen Volvo das dänische Ebeltoft erreichten, führte mich der erste Weg ohne alles in die Ostsee. An meine Eltern erinnere ich mich in diesen Sommern der frühen 1980er-Jahre als Abbilder von Alain Delon und Jean Seberg in französischen Spielfilmen, die vor allem eines erzählen: wie eine Generation gegen alle Widerstände und Konventionen die Freiheit erobert hatte. Badetextilien hatten in diesem Kampf nichts verloren.

Heute hingegen scheint es mir selbst an Stränden manchmal so, als sei Nacktbaden für manche zur Mutprobe geworden: der eigene Körper zur Herausforderung, der der anderen zur Zumutung. Haben wir uns so sehr an die Photoshop-Versionen perfekter Kurven gewöhnt, dass wir uns unserer Echtheit schämen? Hat uns die Werbung für Edelbademoden oder Schönheitschirurgie, die Prüderie sozialer Medien und US-Fernsehserien oder eine immer rückschrittlichere Auslegung von Religion und vermeintlicher Tradition von Natur und Normalität entfremdet?

Doch je mehr ich recherchierte, desto bunter wurde das Bild. Immer mehr Menschen haben das Nacktsein in den vergangenen Jahren wiederentdeckt. In Australien verbreiteten Tausende Millennials »Selfies ohne« beim Sport oder an Ausflugsorten, um die Vielfalt des menschlichen Körpers jenseits von Bodyshaming zu feiern. Junge Familien entstauben vertrutschte FKK-Anlagen, werfen mit ihren Kleidern die Sorgen des Alltags ab und drücken den Escape-Button, um einer immer komplizierteren Welt zu entkommen. Nackt zu sein, so schien es mir, ist für viele auch ein Stück Widerstand gegen den Konsum und andere gesellschaftliche Zwänge, die vielleicht kleinstmögliche Utopie. Wie spannend wäre es, mehr darüber herauszufinden. Meine Reiseplanung wurde immer umfangreicher.

Mit jeder neuen Seite, die ich in meinem Notizbuch füllte, wurde mir klarer: Nackt sein, das ist ein globaler Trend. Doch was dahintersteckt, ist überall anders. In manchen Ländern wird Nacktheit seit Jahrhunderten zelebriert, woanders ist sie Lebenskunst, dann wieder gehört sie zur Protestkultur oder ist schlicht Teil des Alltags – selbst da, wo man es nicht oder kaum erwarten würde. Meine nackte Reise in die Welt wurde zur spannendsten, unterhaltsamsten und lustigsten, die ich in meinen mehr als zwanzig Jahren als Reporter unternommen habe. Ich habe nackt auf einem Kreuzfahrtschiff die Karibik durchquert, in Marokko die Geheimnisse der Hammams erkundet und bin in Japan hüllenlos durch den Wintersturm gelaufen, um mein Glück zu finden. Ich erfuhr, warum Busen Diktatoren einschüchtern und römische

Statuen kleine Nasen haben. Ich habe viel gelernt, auch über mich. Manchmal kam die Pandemie dazwischen, und ich musste meine Pläne ändern. Die Reise fand deshalb in vielen Etappen statt und nicht am Stück. Doch meine Neugier wurde dadurch nur befeuert.

Folgen Sie mir auf eine Reise, die Sie so noch nie erlebt haben. Auf geht's! Ich bin dann mal nackt.

Schaabe, Rügen

Nackt und frei am Ostseestrand

Vor mir die Brandung. Über mir der blaue Himmel. Rechts und links der strahlend weiße Sand. So muss das Paradies aussehen. Und was trägt man im Paradies? Nichts. Also runter mit den Klamotten und rein in die erfrischend kalte Ostsee! An der Schaabe, Rügens längstem Sandstrand, hat das Nacktbaden Tradition. Viele kommen in zweiter oder dritter Generation hierher und haben noch nie eine Badehose, einen Badeanzug besessen. Besonders beliebt wurde das Baden ohne, als die Staats- und Parteiführung der DDR es vorübergehend verbot. Als die SED merkte, dass das niemanden interessierte, im Gegenteil Nacktbaden zu einer subversiven Protestform mutierte – da machte sie das Beste draus und erklärte nacktes Baden kurzerhand zum DDR-Kulturgut. Das galt vorübergehend als bedroht, als nach der Wende die Wessis kamen und jede Menge Textil mitbrachten. Inzwischen aber tummeln sich die Nackten und die Liebhaber von Bademoden gemeinsam an der Schaabe, und es herrscht ein Burgfrieden im »Unterhosenkrieg«, wie die britische Presse den Kulturkampf an ostdeutschen Ostseestränden taufte. Wo also könnte ich besser meine erste nackte Reiseetappe entlang der Ostseeküste beginnen als an meinem Lieblingsort auf Rügen?

Im Sommer richten sich viele langjährige Badegäste an der Schaabe häuslich ein. Sie kommen früh an jedem Morgen, ziehen sich als Erstes aus und bauen dann am Fuß der Dünen, jeweils an der immer gleichen Stelle, ihren Windschutz auf. Dort verbringen sie den Tag, unterbrochen nur vom regelmäßigen Bad in der Ostsee und einem Rostocker Pils oder Rotkäppchen aus der Kühltasche mit Freunden. Immer mal wieder erhebt sich auch einer der Männer – es sind ausschließlich Männer – von seiner Strandmatte, schüttelt alle Körperteile aus und sucht stehend von seiner leicht erhöhten Position in den Dünen von links nach rechts den Strand ab. Seine Körperhaltung erinnert dabei an die eines Erdmännchens, das vor seinem Bau stehend nach Feinden Ausschau hält. Nach Feinden sucht der gemeine Strandmann sicher nicht, aber neue Strandgäste werden von ihm genauso registriert wie das Nahen eines der elektrobetriebenen Strandbuggys, die den Strand während der Saison mit Bockwurst, Eis und Kaffee versorgen. Die Fahrerinnen und Fahrer, die meisten von ihnen Studierende aus dem nahen Polen, blinzeln inzwischen nicht mal mehr, wenn sich vor ihrem Wagen eine lange Schlange von Badegästen bildet, die außer ihrem Portemonnaie nichts am Leib tragen. Dabei wäre Vergleichbares an der polnischen Ostsee undenkbar. »Natürlich gibt es auch bei uns in Polen FKK-Strände«, sagt mir Pavel, einer der Fahrer. »Aber so locker und sorglos wie hier, wo die Leute nackt den Strand entlanglaufen oder sich ein Eis kaufen, das haben wir nicht – da ist die katholische Kirche vor.«

Durch ihre Standorttreue ist es leicht, mit den Schaabeveteraninnen und -veteranen Bekanntschaft zu schließen. Es reicht, ausgezogen nach einem Gummihammer zu fragen, ohne den sich der eigene Windschutz unmöglich aufstellen lässt. Erfahrene Strandgäste haben immer einen dabei. Bald ist man im Gespräch und grüßt sich dann, wenn man sich wiedersieht. Birgit, die ich auf diese Weise kennenlerne, erzählt mir von ihrem Urlaub auf der Schaabe zu DDR-Zeiten. »Wir hatten auf dem Zeltplatz in Glowe endlich einen Platz ergattert und sind dann mit unserem Trabant von Halle aus angereist – der Bastei-Wohnwagen, den wir zugewiesen bekamen, stand ein Stück zurückgesetzt, sodass wir morgens dann erst mal über den halben Acker und die Hauptverkehrsstraße mussten, bevor wir endlich am Meer waren.« Trotzdem habe sie sich schon am ersten Tag in die Schaabe verliebt und sei immer weiter die kilometerlange Nehrung entlanggelaufen, um die schönste Stelle zu finden. »Da musste man früh unterwegs sein, weil es irgendwann voll wurde – wenn wir nette Leute trafen oder einfach eine schöne Stelle, dann haben wir eine Sandburg in den Strand gegraben und uns niedergelassen. Und dann kamen im Lauf des Morgens andere dazu, die uns kannten oder auch nicht, und am Mittag war die Laune dann schon richtig gut.« Der Strandfunk unter den Ferienbekanntschaften half dabei, das Essen zu organisieren, außer Sonne und Strand das Wichtigste beim Ostseeurlaub. »Wenn die Nachricht kam: Im Konsum sind Milch oder Eier eingetroffen, dann musste einer los und sich anstellen, denn abends war nichts mehr da.« Oft gab es nur Konservenkost, aber das sei auch in Ordnung gewesen. »Einmal haben wir versucht, Fisch essen zu gehen: Der Speisesaal war voll, wir mussten anstehen und warten, und als wir gegen acht dann endlich reinkonnten, war der frische Fisch aus, es gab nur noch Rollmops.« Heute, sagt Birgit, kann sie darüber lachen. Manchmal schaue sie sogar ein bisschen nostalgisch zurück. »Wir waren tatsächlich eine verschworene Gemeinschaft hier am Strand, jeder hat dem anderen geholfen, wenn es ging – einmal haben wir sogar jemand kennengelernt, der uns später zu Hause einen Ersatzreifen für unseren Wagen besorgt hat. Dafür hatten wir noch ein paar Säcke Zement, die er brauchen konnte. So lief das damals.« Und wer überhaupt auf Rügen einen Urlaubsplatz bekommen habe, der sei bereits so glücklich gewesen, dass nur Regen, Wind und anderweitig schlechtes Wetter das Glück auf Dauer trüben konnten.

Wie unterschiedlich der Urlaub auf Rügen ausfallen konnte, zeigen die Postkarten, die ich aus alten Schuhkartons in einem Antiquariat in Lietzow fische. »Liebe Omi«, heißt es auf einer farbigen Panoramapostkarte vom August 1966, die das Binzer Kurhaus zeigt. »Wir essen hier im Kurhaus, es gibt Wahlessen, einen Strandkorb haben wir auch bekommen. Hier werden wir ganz schön genudelt, Moritz ist jetzt schon alles zu eng.« Von Hiddensee kommen im Juli 1985 ganz andere Töne: »Haben ein bescheidenes Quartier: zwar sauber, aber ohne fließend Wasser. Wir müssen über die Wiese zum Plumpsklo (Bretterverschlag). Unsere Wirtin hat unten ein modern eingerichtetes Bad, mit Wasserklo!« Und der offenbar noch junge Dieter schreibt aus dem Ferienlager in Glowe im Sommer 1984 an seine Eltern: »Wir können im Lager Süßigkeiten kaufen, zu Glowe drin dürfen wir nicht in die Geschäfte. Wir ernähren uns nur von Brötchen und Süßigkeiten. Das Essen schmeckt überhaupt nicht.« Das

Verhältnis zwischen Feriengästen und Rügenern war oft angespannt. Von der anderen Seite der Theke schreibt Hanne an Tante und Onkel in Bernburg: »Man hat gar keine Lust, am Feierabend noch was zu machen. Die Urlauber können einen schaffen. Die haben immer Hunger! Aber wehe, wenn nichts da ist.« Die glücklichsten Sätze auf den Postkarten aus der Vergangenheit handeln immer vom Strand. »Am FKK haben wir viel Platz, Wetter ist ideal«, schreibt eine Leipziger Familie 1975 nach Hause. Und die Winklers aus Berlin haben im August 1969 am Strand so viel Spaß am Volleyball, dass der Vater schon darüber nachdenkt, eine Betriebssportmannschaft zu gründen. »Wir sind am FKK-Strand eine dufte Truppe.«

In Nina Hagens Lied von 1974 über Michael, der den Farbfilm vergessen hatte, stand der Sanddorn hoch am Strand von Hiddensee: »Ich im Bikini und ich am FKK – Ich frech im Mini – Landschaft ist auch da – ja.« Heute ist der Strand von Hiddensee noch so einsam wie damals, jedenfalls wenn man sich von Neuendorf im Süden auf den Weg in Richtung des Leuchtturms am Gellen macht. Wer hier an den Dünen liegen möchte, bringt im Rucksack oder auf dem Fahrradgepäckträger nur das Nötigste mit. Private Autos gibt es nicht auf Hiddensee. Während ich zwischen Strandhafer und blauem Himmel im Sand liege und mich von der Sonne wärmen lasse, kann ich mir gut vorstellen, warum die ersten Nacktbadenden Hiddensee schon vor mehr als einhundert Jahren zu ihrem Revier machten. Da galt anderswo in Deutschland noch der »Zwickelerlass«, die Pflicht zum zusätzlichen Stück Stoff im Schritt, das Bademode wirklich blickdicht machen sollte. 1932 ging der Zwickel in die preußische Badeverordnung ein, Nacktbaden wurde generell verboten. Ein Verbot, das die Nazis 1942 wieder aufhoben, nachdem sie zuvor allerdings die arbeiternahen und fortschrittlichen FKK-Vereine geschlossen hatten.

Die junge DDR sah sich vor einem Dilemma, denn FKK war von der Geschichte her eigentlich überwiegend links, aber undogmatisch, reformorientiert oder, noch schlimmer, sozialdemokratisch. Dazu kam der Körperkult der Nazis, wie ihn Leni Riefenstahl verewigt hatte. Man entschied sich fürs Verbot, und Benno Pludra schreibt in seiner Erzählung *Haik und Paul*, die 1956 im Verlag Neues Leben erschien, über Paul aus der Lausitz, der am Strand von Hiddensee auf die Hamburger Kaufmannstochter Haik trifft, die Ferien bei der Oma macht. Der Arbeiter muss heftig um sie kämpfen, seine Konkurrenten sind ein Tänzer, ein Journalist, ein Maler, also Intelligenzler, die natürlich »weiter hinten, am Südstrand« der Inselhauptstadt Vitte sonnenbaden, wo man keinen Stoff am Leibe trug. Pludra, der 1966 und 1981 den Nationalpreis erhielt, war DDR-Autor, und so ist die Skepsis des Arbeiterjungen Paul gegenüber dem Nacktbaden wohl auch die des jungen Staats. Der schickt nicht nur in Pludras Buch die berittene Volkspolizei aus, um die unzüchtigen Nacktbadenden aufzuscheuchen, die sich mit einem Kampfschrei gegenseitig warnen. »Im Kral der Nudisten scheint ein Wirbelwind zu tanzen. Der Strand wird leer in Blitzesschnelle, und aus dem Wasser jagt ein wildes Völkchen, hopst und planscht mit ängstlichen Gebärden. Badehosen fliegen, Brusttücher flattern, und was nicht nackt sein darf, wird atemlos flink bedeckt.« Später, als die Vopos weg sind, sieht Paul zwei Mädchen, sie »werfen im Rennen die Bademäntel ab, haben nichts mehr auf der Haut und stürzen rudernd in die See, die Brüste hüpfen wie harte Bällchen«. Als er sich schließlich mit Haik nackt in die Fluten wagt, wir sind schon auf Seite 140, hat er keine Wahl: Haik springt in eine Kuhle am Strand, zieht sich ohne Hemmung aus, und das verblüfft Paul so sehr, dass er nicht mal verschämt weggucken kann. »Sie ist eine schmalhüftige Indianerin, ein Mädchen, das baden will und nicht weiß, wozu die Menschen Badesachen erfunden haben. Alles an ihr ist gelöst, sauber, ist selbstverständlich wie die Luft, die sie atmet. Ihr biegsamer Rücken glänzt von silbernen Wasserperlen.« Am Ende der Erzählung ist es übrigens ein militanter Nudist, der Paul und Haik aus der Klemme hilft. Vielleicht schimmert ja doch mehr Sympathie für die Nacktbadenden auf Hiddensee durch, als Benno Pludra 1956 zeigen durfte.

Wie ernst es manchem SED-Funktionär mit dem Nacktbadeverbot war, zeigt eine Anekdote, die mir auf dem Darß erzählt wird: In Ahrenshoop, das ebenso wie Hiddensee als Urlaubsort der Intellektuellen und Kulturschaffenden galt, sprach die Gemeinde im Mai 1954 ein Nacktbadeverbot aus, und wie es heißt, lief der damalige Kulturminister Johannes R. Becher daraufhin zufrieden am Strand entlang. Der Expressionist Becher, Gründungspräsident des Kulturbundes der DDR, hatte 1949 den Text zur Hymne *Auferstanden aus Ruinen* geschrieben, den Hanns Eisler dann vertonte. Ansonsten war er ein leidenschaftlicher Gegner der Nacktbadenden an Seen und Küsten. Ihm wird zugeschrieben, an sie den Aufruf gerichtet zu haben: »Habt Mitleid! Zeigt Erbarmen! Schont die Augen der Nation!« Als er nun im Mai den Strand entlanglief, sah er plötzlich eine ältere Frau am

Strand liegen, die nur über dem Gesicht etwas trug, nämlich eine Ausgabe des Zentralorgans *Neues Deutschland*. Der Kulturminister geriet außer sich und ging die Nackte mit den Worten an: »Schämen Sie sich nicht, Sie alte Sau?« Die Frau hob die Zeitung vom Gesicht, und hervor kam das Antlitz von Anna Seghers, der Schriftstellerin, die wegen ihrer jüdischen Herkunft von der Gestapo verhaftet wurde, den Nazis dann durch ihre Flucht über die Schweiz bis nach Mexiko entkam und mit *Das siebte Kreuz* ein Stück Weltliteratur schrieb. Wenige Wochen später sahen sich die beiden wieder, auch sie angezogen diesmal, als der Kulturminister Anna Seghers den Nationalpreis der DDR überreichen sollte. »Liebe Anna«, begann er seine Rede, doch da unterbrach die Geehrte ihn bereits: »Für dich immer noch die alte Sau!« Der Volkskundler Lutz Thormann will übrigens herausgefunden haben, dass Becher selbst ein begeisterter Nacktbader war, eben dort, in Ahrenshoop. Nur erwischen ließ er sich dabei offenbar nicht. Die Pioniere der Freien Deutschen Jugend FDJ, die im Sommer 1954 in Ahrenshoop das Nacktbadeverbot kontrollierten, erteilten ihm – anders als anderen – jedenfalls nicht die versprochene »Abreibung«.

Nur ein paar Kilometer von Ahrenshoop entfernt liegt Prerow, dessen Ostseezeltplatz unter DDR-Nudisten legendär war. Der Zeltplatz, der sich weit in die Dünen hinein erstreckte, galt als Zentrale des zivilen Ungehorsams gegen die nacktfeindliche Staatsgewalt, denn ab August 1954 herrschte in der ganzen DDR ein Nacktbadeverbot. Die Strategie der Gegner bestand vor allem darin, die DDR-Behörden lächerlich zu machen. Manche Nacktbadende banden sich eine Krawatte um den Hals und erklärten den verblüfften Volkspolizisten bei der Kontrolle, sie seien nun ja nicht mehr nackt. Andere vereinbarten Alarmsignale, wenn eine Kontrolle im Anmarsch war. 1955 wurden in Ahrenshoop zweihundertfünfzig Nacktbadende gezählt, pro Tag. Bußgelder wurden verhängt, doch der letztlich harmlose Protest ging weiter. Was für die Staats- und Parteiführung besonders peinlich war: Unter den Nackten befanden sich auch hochrangige Parteimitglieder. Es half alles nichts: 1956 wurde das Nacktbadeverbot kassiert. Die Nackten hatten der repressiven Staatsführung eine kleine Freiheit abgetrotzt und nahmen sich jetzt immer mehr heraus in einem Land, in dem Freiheiten ansonsten Mangelware waren. Nacktbaden, das war auf einmal die prickelnde Mischung aus Freiheit und subversivem Widerstand – und machte auch noch Spaß. Die Strände in der DDR wurden in der Folge immer nackter. Auch ein letztes Aufbäumen der Prüden in der SED-Führung, das Nacktbaden auf wenige Strandabschnitte zu begrenzen, scheiterte. Anfang 1965 bewarben sich 45.000 DDR-Bürgerinnen und -Bürger für ein Plätzchen auf dem Zeltplatz von Prerow, fast dreimal mehr, als für die ganze Saison zur Verfügung standen.

Als ich fünfundfünfzig Jahre später den Campingplatz besuche, ist vom anarchischen Charme, von dem mir immer wieder erzählt wurde, nicht viel zu spüren. Der Zeltplatz ist geordnet, Verbots- und Gebotsschilder überall, nackt ist niemand. Und auch am fünf Kilometer langen Strand sehe ich nur wenige Nacktbadende, und wo sie doch mal liegen, wirkt es, als würden sie allenfalls toleriert. Die übergroße Mehrheit trägt Bademode, meist knapp und bunt. Den offiziellen Nacktbadestrand von Prerow trennt vom großen Textilstrand der für Hunde, eine Eigenart, die in immer mehr Ostseebädern um sich greift. Warum eigentlich?, frage ich mich. Und mir wird klar, dass Nacktbaden vielleicht kein Mannschaftssport ist, aber doch eine Gruppenaktivität, die gemeinsam Spaß macht. Von hier würde heute jedenfalls wohl niemand schreiben: »Wir sind am FKK-Strand eine dufte Truppe.« Stattdessen werden neben einer Strandbar Surfbretter verliehen und Kurse für Stand-up-Paddler angeboten. Geschäfte, die vermutlich besser laufen, wenn der Kunde Badekleidung oder Neopren trägt – was er im Übrigen in vielen Farben, Formen und Marken gleich hier erstehen kann. Der Nacktbadende dagegen braucht nicht viel und ist entsprechend ökonomisch uninteressant. Außer man ist Karikaturist. Mario Lars, so sein Künstlername, treffe ich am Rande der jährlichen Cartoon-Ausstellung, die in Prerow unter freiem Himmel stattfindet. Er hat gerade ein Buch mit seinen FKK-Cartoons veröffentlicht, *Die nackte Wahrheit* heißt es. Darin sitzt etwa ein nacktes Paar am Strand und blickt gemeinsam in den Sonnenuntergang. Sie sagt: »Imposant«, er antwortet: »Ich auch.« Das Thema FKK sei ihm leichtgefallen, sagt Lars. »In der DDR war Badehose gar kein Thema, jetzt merke ich hier in Prerow schon, dass Badekleidung verbreiteter ist.« Er glaubt, das könne an den Smartphones liegen. Mit denen ließen sich heute viel schneller und unauffälliger Fotos schießen, die dann rund um die Welt und auf alle Ewigkeit zu sehen sind. Trotzdem glaubt er, dass das Nacktbaden nach Prerow zurückkommen wird, »das geht in Wellen, in fünf, zehn Jahren gehen wir alle wieder nackt ins Wasser«. Und bis dahin? Lars schaut verschwörerisch. »Frühmorgens und am Abend, wenn die Einheimischen alleine sind, geht hier auch heute noch jeder nackig baden.«

Und tatsächlich: Morgens um sieben ist am Strandabgang von Hagens Düne die Welt noch in Ordnung. Im goldenen Licht der aufgehenden Sonne joggt eine Familie mit kleinem Hund den Strand entlang, dann bleiben alle vier stehen, streifen die Jogginganzüge ab und waschen sich den Schweiß im Meer ab. Der Hund rennt kläffend in der Brandung hin und her. Nicht weit von mir macht sich ein Mann zum Morgenbad bereit. Er sieht so aus, als pflegte er dieses Ritual schon seit mehr als siebzig Jahren. »Nicht ganz so lange«, lächelt er, als ich ihn frage. »Aber mehr als fünfzig Jahre sind es sicher schon, die ich hier morgens ins Wasser renne, egal, wie warm oder kalt es ist.« Besitzt er eine Badehose? »Nein.« Kurz und knapp. Dann laufe auch ich ins Wasser, in vollem Tempo, und werfe mich in den ersten Brecher, der mir entgegenkommt. Es ist herrlich. Die Luft ist sommerlich angewärmt, das Licht noch sanft, das Meerwasser eiskalt von der Nacht. Ich schwimme zum Horizont, irgendwann sind die anderen Badenden nur noch kleine bronzene Köpfe in einem Meer aus Gold, mit dem ich mit jedem Schwimmzug zu verschmelzen scheine. Ich muss mich fast zwingen, das Wasser wieder zu verlassen.

Später, die Straßen sind belebt und der Strand prall gefüllt, treffe ich Antje Hückstädt, die das kleine Darß-Museum leitet. Die Geschichte von Prerow, und damit auch die des Zeltplatzes, kennt sie so gut wie kaum jemand sonst. »In den 1920er-Jahren haben die Ersten hier gezeltet, ab 1948 ist die Zahl der Gäste dokumentiert«, sagt sie. 1948, der Zweite Weltkrieg war gerade drei Jahre zu Ende, zählte die Gemeinde dreizehn Urlauber. Damals erteilte der Revierförster gegen eine kleine Gebühr die Genehmigung, das Zelt aufzuschlagen. 1953 kamen bereits mehr als 3.000 Camper, sodass die Gemeinde den Zeltplatz übernahm. Die Plätze wurden zentral in Stralsund vergeben. »Vielen ist es nie gelungen, einen Zeltplatz zu bekommen«, weiß Hückstädt, auch weil manche Kombinate feste Kontingente hatten. In den 1950er-Jahren begannen zudem die umstrittenen »Kamerun-Feste«, bei denen nackte Urlauber mit Körperbemalung, Muschelketten und Strohröcken fiktive Stammesfeste am Strand feierten. »Eine Schmähung der Sitten und Gebräuche« schwarzer Völker nannte das damals DDR-Innenminister Karl Maron, der SED war zudem die Anspielung an die koloniale Vergangenheit des deutschen Kaiserreichs höchst unangenehm. Antje Hückstädt dagegen glaubt, dass die tatsächlichen Motive für die Feste, die vor allem junge Urlauber feierten, viel simpler waren: »Die Leute wollten Spaß haben.« Und vielleicht auch der tristen Welt des realen Sozialismus entfliehen. Während die »Kamerun-Feste« bald aufhörten, wuchs der Zeltplatz immer weiter, dabei gab es in Prerow bis 1969 nicht einmal fließend Wasser. Tanklaster mussten die Urlauber versorgen, während die Bewohner bräunliches Wasser (»da war der Tee schon mit drin, hat man gesagt«) aus eigenen Brunnen schöpften. Mit dem Wasser kamen auch der Strom und die deutsche Post. 1973 mussten sich mehr als 22.000 Sommergäste die einzige Telefonzelle teilen. Und trotzdem wollten jedes Jahr mehr Urlauber nach Prerow kommen.

»Die Gäste haben die Freiheit, die Unbeschwertheit und die Lebensfreude geschätzt, es gab praktisch keine Reglementierung«, erinnert sich Hückstädt. Nackt konnten sie nicht zuletzt aus den vielen Arbeitsuniformen fliehen, die die DDR bereithielt. »Wenn der Schlips ausgezogen war, dann stand da der Fließbandarbeiter neben der Verkäuferin oder dem

Betriebsleiter in der Schlange vor dem Eiswagen, da waren alle gleich – und beschwert hat sich niemand.« Heute ist das anders, das sieht auch Hückstädt so. Im Sommer gehe sie kaum noch zum Zeltplatz und dem Strand davor. »Seit den 1990er-Jahren hat es angefangen, dass die Leute mit großen Wohnmobilen oder Anhängern angereist sind – die Ausstattung ist eine andere, man will heute nicht mehr auf den Fernseher oder den Kühlschrank verzichten.« Und auch nicht auf Internet und Handyempfang. »Ich vermute, dass das Gemeinschaftsgefühl nicht mehr so groß ist – damals hat man zusammengehalten, heute blickt jeder für sich auf sein Smartphone.«

Es waren tatsächlich noch andere Zeiten, als DDR-Starreporter Hans-Joachim Wolle einmal pro Jahr, immer im Sommer, nur mit dem Aufnahmegerät bekleidet, an den FFK-Strand ging und den anderen Nackten für die beliebte Sendung *Außenseiter – Spitzenreiter* Fragen stellte. Mal wollte er wissen, wie man sich verhalten solle, wenn man den Chef am Nacktbadestrand treffe, mal, wem eigentlich die Strandburg gehört: dem, der sie gebaut, oder dem, der darin sein Handtuch abgelegt und sie damit erobert hat? Am kultigsten ist vermutlich die Folge von 1978, die erst im Winter ausgestrahlt wurde. Entsprechend wollte Wolle von den Nacktbadenden wissen: »Haben Sie schon Weihnachtsgeschenke eingekauft?« Eine Badende versicherte: »Ich fang bald an«, aber die meisten anderen sagten einfach: »Nö.« Als der ausdauernde Wolle noch eine der Ostsee entsteigende Nackte fragt, ob sie wohl schon etwas für ihren Mann hat, sagt die: »Na klar.« »Geh'n Sie mal weg«, befiehlt Wolle dem Gatten und will dann wissen: »Na was denn?« Und die Frau antwortet: »Wenn Sie mich genau anschauen, dann sehen Sie's.« Und tatsächlich brachte die Dresdnerin kurz vor Weihnachten eine gesunde Tochter zur Welt. Zum Schluss ließ Reporter Wolle die versammelten Nackten vor der Kamera antreten. Sicher zweihundert sangen: »Morgen Kinder, wird's was geben.« Als Wolle den gleichen Coup 2006 noch einmal versuchte, bekam er nach eigenem Bekunden gerade einmal sechs Bekannte zusammen.

In ihrer Studie *Liebe, Sex und Sozialismus* zitiert die Historikerin Josie McLellan aus einer Studie, bei der zwei Sozialwissenschaftler im Sommer 1966 mehr als 1.000 Nacktbadende an den Ostseestränden der DDR nach ihren Motiven befragten. Demnach bezeichneten sich die meisten von ihnen als Sozialisten und fanden sich oft progressiver als die SED-Staats- und Parteiführung, der sie Prüderie vorwarfen. Nur neunzehn Prozent der Männer und elf Prozent der Frauen gaben an, zur Arbeiterklasse zu gehören, gut die Hälfte stammte aber aus Arbeiterfamilien. Die deutliche Mehrheit gab außerdem an, zufällig zum Nacktbaden gekommen und wegen der guten Atmosphäre geblieben zu sein. Und dann gab es womöglich noch einen weiteren, profaneren Grund: Badeanzüge und Badehosen waren in der DDR schwer zu kriegen, und wenn, dann waren sie teuer. Ein Bikini kostete der Studie von einst zufolge um die neunzig, ein Einteiler gar einhundertfünfzig DDR-Mark. Die Alternative, nämlich selbstgestrickte Bademode, war nicht nur unbequem, sondern brauchte Ewigkeiten, um zu trocknen. Besser, man verzichtete darauf.

Museumschefin Hückstädt hingegen glaubt, dass es tatsächlich das Lebensgefühl war, das die Nackedeis im Osten von denen im Westen unterschied. »Es gab nicht diese Vereinskultur wie im Westen, alles war völlig zwanglos.« Als 1989 die Mauer fiel und im Sommer 1990 die ersten Westdeutschen an die Strände von Rügen, Hiddensee oder dem Darß drängten, wurde die Nacktkörperkultur am Strand zum sichtbarsten Unterscheidungsmerkmal zwischen denen von hier und jenen von drüben. Seither ist die Nacktheit an ostdeutschen Stränden und Baggerseen geradezu mystifiziert worden: Im Osten sieht man in ihr den Beweis dafür, dass die ehemaligen DDR-Bürger viel unverklemmter waren als die Bundesdeutschen. Im Westen dagegen gelten die Nacktbadestrände im Osten geradezu als exotisch, und nicht nur dort. Als meine Rügener Freundin Petra in Afrika unterwegs war und erzählte, dass sie von Rügen komme, bekam sie umgehend zurück: »Ah, Rügen – ist das nicht da, wo man nackt badet?« Das wäre, meint Petra, doch ein guter Werbespruch für Deutschlands größte Insel: »Rügen. Da, wo man nackt badet.« Aus ihr und mir unerfindlichen Gründen hat man sich stattdessen für »Wir sind Insel« entschieden. Aber was nicht ist, kann ja noch werden.

Nach einer dreistündigen Autofahrt von Prerow biege ich auf den Parkplatz des FKK-Campingplatzes am Rosenfelder Strand ein. Er ist die letzte Station meiner Ostseetour und auch die einzige im früheren Westen. Kurz vor Lübeck habe ich die Landesgrenze überquert und bin jetzt in Schleswig-Holstein, eine halbe Stunde von Fehmarn und der Fähre aufs dänische Lolland entfernt. 1963 wurde die 165.000 Quadratmeter große Anlage direkt an der Ostsee vom Deutschen Verband für Freikörperkultur, kurz DFK, »DFK-Familiengelände Erhard Wächtler« getauft – nach einem Lebensreformler, der 1927 die »Liga für freie Lebensgestaltung« gründete. Lange waren die fünfhundert Zeltplätze und zwanzig Mietbungalows ausschließlich für Vereinsmitglieder zugänglich, wobei »die Mitgliedschaft auf dem Gelände selbst erworben werden kann«, wie es im bundesdeutschen FKK-Führer von 1974 heißt. Damit war der Zeltplatz quasi das westdeutsche Gegenmodell zum wilden Campen in den Dünen von Prerow. Heute steht der Campingplatz auch Nichtmitgliedern offen, aber die Bande zum Verband der bundesdeutschen Naturisten sind immer noch eng. Deshalb bin ich auch hier: Denn um 13 Uhr wird DFK-Sportwart Rüdiger Feddern den Startschuss zum 11. Internationalen Naturistenlauf geben, unter dem Motto: »1, 2, 3, laufe nackt und fühl dich frei«. Ich wandere etwas orientierungslos über den gepflegten Platz mit seinem kurzgemähten Rasen und wohnwagenbestandenen Sackgassen und muss mich durchfragen, bis ich den Stand für die Startnummernvergabe finde. Das Gelände ist weitläufiger und die beiden Pavillons zur Anmeldung sind kleiner, als ich dachte. Als ich an den Tresen trete, um mir meine Startnummer 718 mit rotem Stift auf die nackte Brust schreiben zu lassen, bin ich schon spät dran. Ausgedruckte Startnummern gibt es nicht, schließlich können die Läuferinnen und Läufer die Sicherheitsnadeln nirgends feststecken, und Startnummernbänder gibt es auch nicht. Den Tracker binde ich mir um die linke Fessel, direkt über die Turnschuhe. Außer Sonnenhüten sind sie die einzigen erwünschten Kleidungsstücke. Schnell stelle ich mich zu den anderen Wartenden hinter dem rot-weiß gestreiften Flatterband vor der Wasserrutsche.

»Das ist nicht direkt der Boston-Marathon«, spricht Julian mich an. Er muss es wissen. Schließlich ist er ihn bereits gelaufen, bevor er für das Studium aus Kanada nach Deutschland gekommen ist. Der hochgewachsene, durchtrainierte Mittzwanziger mit der blonden Kurzhaarfrisur und dem ganz kurz gestutzten Vollbart schaut sich um und lacht. »Sowas gibt es echt nur in Deutschland!« Und damit meint er, dass sich jetzt doch mehrere Dutzend Nackte, unter ihnen ganze Familien, aus allen Himmelsrichtungen nähern, um gleich mitzulaufen. Julian hat schon eine Nacht auf dem Campingplatz verbracht, die familiäre Atmosphäre hat ihm gut gefallen. »Der Deutsche ist gestresst, until he is undressed«, reimt er und grinst. Gestern ist er die 5.000 Meter lange Strecke schon dreimal abgelaufen, dreimal mehr als ich. Ich würde gerne sagen, dass es die Hitze der vergangenen Wochen war, derentwegen ich nicht trainiert habe. Aber mir wäre auch ein anderer Grund eingefallen. Allerdings, heiß ist es schon. Die Sonne brennt vom wolkenlosen Himmel. Ein Start um 13 Uhr Sommerzeit, wenn die Sonne am höchsten steht, erscheint mir nicht ideal. Aber Dabeisein ist ja bekanntlich alles. Ich schaue mich verstohlen um und muss zugeben, dass ich auf ein älteres und deutlich untrainierteres Feld gehofft hatte. Aber die, die sich jetzt warm machen für den Naturistenlauf, sind überwiegend in meinem Alter oder jünger, gut drauf und außerdem allem Anschein nach gut in Form.

Vielleicht hat Wilfried Blaschke ja recht mit seiner These, dass der Sport die FKK-Vereinslandschaft verjüngen kann. Mit dem DFK-Präsidenten unterhalte ich mich am Rande des Laufgeschehens. Sein Heimatclub in Frankfurt am Main hat rund vierhundert Mitglieder, in den vergangenen Jahren sind viele neue dazugekommen. »Andere Vereine haben sich lange verschanzt, die Tore dichtgemacht und niemanden reingelassen«, sagt er. Wenn die Altmitglieder dann irgendwann nicht mehr da seien, sterbe der Verein und damit das Naturistenleben in einer Region. Doch es gebe ein Gegenmittel. »Sport ist der Schlüssel zur Zukunft, das sehen wir gerade in den Städten: Schwimmen, da trainieren wir auf nationaler Ebene schon eine richtige Auswahl für die europäischen Meisterschaften; Pétanque, Ringtennis, Indiaca und vielleicht ja bald auch verstärkt Beachvolleyball.« Ringtennis und Indiaca sind Rückschlagspiele, die im DFK eine lange Tradition haben. Auch Volleyball wurde früher von Naturisten gerne gespielt. Wenn Blaschke von Sport spricht, dann spricht er nicht von Leistungssport, im Gegenteil. »Da gibt es zum Beispiel einen älteren Läufer, der von Beginn an bei uns mitmacht – und alle wissen, dass er eine Stunde länger für die Strecke braucht als alle anderen. Aber das macht nichts, alle akzeptieren ihn so, wie er ist, und feuern ihn an.« Ein wenig sei das wie am Nacktbadestrand: »Der ist immer ruhiger als der Textilstrand, die Leute sind toleranter, nehmen mehr Rücksicht.« Das klingt ganz ähnlich wie das, was ich in Prerow, auf Hiddensee und Rügen gehört habe. Vielleicht ist der größte Unterschied zwischen Naturisten in West und Ost ja doch nur der, dass Vereine in der DDR verboten waren, sodass nacktes Baden fast zwangsläufig zur Volksbewegung werden musste. Im Westen war es weitestgehend umgekehrt: Im Verein war erlaubt, was anderswo nicht geduldet wurde. Für den DFK, der ein gesamtdeutscher Verband sein will, ist das bis heute ein Problem. In Ostdeutschland gibt es ganze drei Vereine.

Julian macht noch ein Foto von mir, dann gehen wir in Position. Gut fünfzig Männer und Frauen warten auf das Startsignal. Und los geht's. Vom Start weg läuft es zunächst gut für mich, ich überhole gleich einmal vier Läufer vor mir. Die wissen schon, was ich erst lernen muss: 5.000 Meter sind keine Sprintdistanz, man muss sich die Kraft einteilen. Während ich versuche, einen Rhythmus für Beine und Atem zu finden, schaue ich mich um. Wir laufen eine Art Parade über den Campingplatz, vorbei an denen, die sich zum Anfeuern an die Strecke gestellt haben, und denen, die in einem Gartenstuhl vor ihrem Camper sitzen und wie zufällig der Gruppe zuwinken. Am Anfang juble ich noch zurück, dann ist vor lauter Schnaufen keine Zeit mehr dafür. Ich schwitze, doch ohne Sportzeug kühlt der Schweiß mich ab. Das allerdings ist die einzige gute Nachricht. Ich atme immer unregelmäßiger, die Sonne brennt mir auf den Schädel, und als ich das erste Etappenschild sehe, bin ich entsetzt, dass erst fünfhundert Meter hinter mir liegen. Am Horizont leuchtet die Ostsee. Die Schafe auf dem Deich schauen etwas verstört, als unsere Herde an ihnen vorbeiläuft. Am Ende schaffen es immerhin vierzig der gut fünfzig Teilnehmer durchs Ziel. Ich gehöre nicht dazu. Nach 3.000 Metern habe ich aufgegeben, mit einem Krampf in der linken Wade und zu viel Sonne auf dem Kopf. Bei der Preisverleihung schaut mich dennoch niemand schief an. Julian, der es unter die ersten fünfundzwanzig geschafft hat, zwinkert mir zu. »Mach's gut, Marc, wir sehen uns dann nächstes Jahr.« Bis dahin werde ich auf jeden Fall trainieren, diesmal wirklich, Ehrensache. Zum Abschied springe ich noch einmal in die Ostsee und schaue zum Horizont. Im nächsten Kapitel werde ich die Küste hinter mir lassen und weit aufs Meer hinaus ziehen. Ich freue mich darauf.

Ísla Roatán, Honduras

Ablegen, bitte!

Noch liegt das Meer bleigrau unter dem mondlosen Nachthimmel, doch am östlichen Horizont schimmert bereits die aufgehende Sonne. Es ist Dienstagfrüh, 6:46 Uhr. Ich kreuze auf einem Schiff durch die Karibik, irgendwo zwischen Key West und der mexikanischen Halbinsel Yucatán. Heute ist Seetag, das heißt: Ich werde den ganzen Tag an Bord und auf dem Meer verbringen, ohne Landgang. Ich und 2.058 andere Nackte.

Als die Sonne acht Minuten später mit ihren ersten Strahlen das Meer türkis färbt, kommt langsam Leben in die zwölf Decks der Carnival Legend. Das 2001 von Judi Dench getaufte Kreuzfahrtschiff ist ausgebucht. Als »Big Nude Boat« fährt die Legend schließlich nur einmal im Jahr, und in diesem feiert der Veranstalter sein 30. Jubiläum. Nicht wenige an Bord sind von Anfang an dabei gewesen. Die ersten Handtücher landen auf den Sonnenliegen, ein Jogger dreht auf dem Sportdeck seine Runden, im Fitnessstudio treten Sportler auf die Stepper. So weit, so üblich. Allerdings trägt der Jogger nur eine Baseballkappe, bei den Fitnessfans sieht man noch Airpods. Im Restaurant lassen Frühaufsteher einen ersten heißen Kaffee in die Kehle rinnen, bevor sie an die Reling treten. Eine junge Frau ordert beim philippinischen Kellner zwei Spiegeleier, *sunny side up*. Er ist blau livriert, trägt eine weiße Haube und lässt die gusseiserne Pfanne auf der Gasflamme tanzen. Sie trägt ein Lächeln im Gesicht. Ihre vollen Brüste wippen im Takt der Musik, bis der Koch die Spiegeleier auf einen Teller gleiten lässt und herüberreicht – mit breitem Servicelächeln, wie der verstorbene Kolumnist David Foster-Wallace den Gesichtsausdruck des Frühstückskochs wohl genannt hätte in seiner Abrechnung mit der Kreuzfahrtindustrie und auch sich selbst, die zum Bestseller wurde. Dieses professionelle Lächeln fällt der – ausnahmslos bekleideten – Crew der gecharterten Carnival Legend scheinbar nie aus dem Gesicht, auch wenn einige verschämt zu Boden schauen bei all dem bloßen Fleisch, das sie von früh bis spät zu sehen kriegen. Gestern sind erst gegen zwei Uhr nachts die letzten Partywütigen aus der Borddisco »Hort der Medusa« zu ihren Kojen hinaufgestiegen. Jetzt sind viele von ihnen schon wieder auf den Beinen, denn Seetage sind die Höhepunkte der Reise. Im Hafen müssen T-Shirts, Wickelröcke oder Bermudas übergeworfen werden, das schreibt die Gesetzeslage vor. In den USA, in Mexiko und in Honduras – den drei Destinationen dieser Kreuzfahrt – gilt Nacktsein in der Öffentlichkeit sogar als strafbar. Aber sobald die Durchsage des Käpt'ns erschallt, die Bekleidung sei ab sofort freiwillig – *clothing optional* –, wird an Bord abgelegt, und zwar ratzfatz. Von optional kann keine Rede sein, auch wenn ein kalter Wind weht und die Karibik sich in diesem Februar unerwartet kühl zeigt. Sogar Regen ist vorhergesagt, doch davon lässt sich niemand schrecken, auch nicht zur frühen

Morgenstunde. Und je höher die Sonne steigt, desto bunter wird die nackte Party.

An dieser Stelle des Buchs wird es die Leserin, den Leser nicht überraschen, dass das »nackt« in Nacktkreuzfahrt mich nicht ganz so sehr geschreckt hat, der zweite Teil des Kompositums – die »Kreuzfahrt« – hingegen schon. Das *Big Nude Boat* ist meine erste Reise dieser Art, bekleidet oder nicht. Die Vorstellung, mit Tausenden anderen an Bord eines schwimmenden Hochhauses mitten auf dem Ozean zu treiben, hat mich nie gereizt. Dabei musste ich schließlich darum kämpfen, an Bord sein zu dürfen, denn als ich mich ein halbes Jahr vor dem Ablegen entschied, jetzt endlich Nägel mit Köpfen zu machen, waren bereits beinahe alle Kabinen ausgebucht. Eine einzige ließ sich noch finden, achtern auf dem vierten Deck, also ganz hinten am Heck des Schiffes. Da hätte ich aber Glück gehabt, bescheidet mir Wilfred, den ich beim Kapitänsempfang kennenlerne. Von der mit silbernen Plastikamphoren geschmückten Empore des Atriums schauen wir zu, wie sich die Nudisten – einige von ihnen sind überraschenderweise gar nicht nackt, sondern ganz klassisch in Schale geworfen – mit dem Kapitän des Schiffs ablichten lassen, der durchaus Ähnlichkeit mit Sascha Hehn hat. »Ich weiß nicht, was das soll, ohne Abendkleider und Fräcke sähen wir doch viel natürlicher aus«, bescheidet Wilfred. Und er meint es buchstäblich und nicht etwa legerer gekleidet.

Wilfred ist Nudist mit Leib und Seele, in seiner Heimat Iowa und den umliegenden Bundesstaaten im streng gläubigen Bibelgürtel der USA kennt er jeden Campingplatz und jeden Club, der *clothing optional* an der Tür stehen hat.

Während er von ihnen erzählt, merke ich, dass die Zahl meine Vorstellung übertrifft. Im Jahr zuvor schritt Wilfred dann zum ersten Mal die Planken des Big Nude Boat entlang, »und jetzt haben die mich für den Rest meines Lebens«, lächelt der schmale und kurzgeschorene Mittfünfziger selig. Fürs nächste Jahr hat er schon gebucht, und zwar am Tag 1, wie er sagt. »Die Innenkabinen im Bauch gehen ganz schnell weg, als Frühbucher habe ich außerdem noch Rabatt bekommen – billiger geht's wirklich nicht.« Ein Bullauge, gar einen Balkon wie ich, das brauche er nicht. »Ich stehe morgens auf, ziehe mich nicht an und bin den ganzen Tag an Bord unterwegs, für die paar Stunden Schlaf brauche ich kein Tageslicht.« Für Wilfred ist das Big Nude Boat die Gelegenheit, die große weite Welt zu sehen und trotzdem nicht bekleidet sein zu müssen. »Ich mag es einfach, nackt zu sein, und das Schiff bringt mich nackt an Orte, an denen ich dann wieder nackt sein kann.« Für den ersten Stopp, das Nudisten gegenüber wenig aufgeschlossene Mexiko, hat er einen Katamarantrip mit Schnorcheln gebucht. »Sobald wir abgelegt haben, reiß ich mir die Klamotten vom Leib und bin wieder ich selbst.« Das T-Shirt, das Wilfred beim Kapitänsempfang trägt, stammt vom Veranstalter und trägt die Aufschrift: *Dieses T-Shirt ist das einzige, das ich eingepackt habe*. Womöglich stimmt das in seinem Fall tatsächlich. Mit Fug und Recht lässt sich auf jeden Fall sagen, dass die Nacktkreuzfahrten Wilfreds Horizont erweitert haben, weit über Iowa hinaus.

Und nicht nur seinen. An Bord sind viele Stammgäste. »Ich habe schon zwei Dutzend solcher Kreuzfahrten hinter mir«, erzählt mir der ergraute Jeffrey aus Kalifornien, während wir in der Schlange auf unsere Omeletts warten. »Ich bin nackt nach Hawaii und durch die Südsee gefahren und schon so oft durch die Karibik, dass sie mich fast langweilt.« Und trotzdem kommt Jeffrey immer wieder, ebenso wie seine Frau Lindsay. »Wir kennen gut fünfzig Leute an Bord, die alleine aus unserer Gegend kommen, dazu kommen noch die Bekanntschaften der letzten Reisen«, fügt sie lächelnd hinzu. Das Big Nude Boat ist für viele ein einziges großes Wiedersehen, auch nach Tagen fallen sich im Treppenhaus noch Paare in die Arme, die sich zuletzt vor einem Jahr am gleichen Ort gesehen haben. Die meisten kommen aus den USA, aber längst nicht alle. Aus Malaysia und Singapur, Brasilien und Australien, Israel und sogar Saudi-Arabien sind die Gäste an Bord geströmt. Auch aus Ländern also, in denen Nacktheit in der Öffentlichkeit bei hohen Geld- oder Haftstrafen verboten ist. Und aus Europa, aus Schweden, Schottland und der Schweiz, aus Frankreich, Litauen und natürlich Deutschland. Die Vereinten Nudisten quasi.

Ich freue mich, als ich später Pat kennenlerne, eine junge New Yorkerin, die wie ich ihre erste Kreuzfahrt macht. Im Sommer will sie mit ihrem aus Chile stammenden Mann nach Cap d'Agde in Frankreich fahren, eine Destination, von der viele an Bord schwärmen. Auch deshalb mache ich in meinem Notizbuch ein dickes Ausrufezeichen hinter den Ort. Nacktresorts in Jamaika hat sie schon besucht und auch in Mexiko, also gibt es auch in der Karibik Oasen für diejenigen, die auf *Nakation* gehen wollen, wie sie sagt – ein Kofferwort aus *naked* – nackt – und *vacation* – Urlaub. Aber ein Kreuzfahrtschiff? »Das ist alles so groß und unübersichtlich, eigentlich hatte ich erwartet, wir bekommen eine Einführung für Dummies – so müssen wir uns wohl selbst zurechtfinden.« Eine halbe Stunde lang schlendern wir gemeinsam über die Decks, vorbei am Whirlpool und den anderen, an der mexikanischen Cantina, dem Burger Joint und der Ladenzeile mit buntem Krimskrams in den Auslagen; quer durch ein nicht enden wollendes Spielcasino mit Roulette- und Baccaratischen sowie einarmigen Banditen, mehrere Bars entlang, vorbei an einem Café und der *Holmes Library* (dem Augenschein nach Sherlock, nicht nach John benannt) und schließlich – hier endet das Schiff – im großen Theatersaal. Dort präsentiert Kreuzfahrtdirektor Frankie gerade das umfangreiche Exkursionsprogramm, von dem allerdings nur ein Bruchteil unbekleidet absolviert werden darf. Ein sanftes Buhen geht durch die Ränge. Manche bleiben da lieber gleich an Bord des Schiffs, das wahnsinnig viel für alle Teilnehmer bietet. Jedenfalls finde ich auch Tage später immer noch neue Ecken, Angebote und Decks, auf denen Minigolf gespielt, Yoga praktiziert oder Achtsamkeit geübt wird.

Vor allem aber wird getrunken, was sich schon daran zeigt, dass das »Prost« genannte Pauschalpaket für alkoholische Getränke trotz der dafür täglich fälligen knapp sechzig Dollar plus fünfzehn Prozent obligatorischem Trinkgeld als Schnäppchen gilt. Auch wenn ein Bier rund sieben Dollar kostet, muss man nach meinen Berechnungen früh mit dem Trinken beginnen, damit sich das auszahlt. An der Poolbar werden wohl auch deshalb schon am Vormittag Cocktails in Serie serviert: solche in Pastellfarben, türkis wie die Karibik oder pink wie der Sonnenuntergang. Dazu obskure Kreationen in neonorangefarbenen Plastikfischen oder ähnlich grellen »Kokosnüssen«. Und natürlich Bier in Dosen oder

Plastikflaschen, Gläser sind aus Sicherheitsgründen nicht gestattet. Wer so früh mit dem Feiern beginnt, zeigt sich vielleicht im späteren Verlauf des Tages spendabler, denke ich mir. Vermutlich denkt das auch die Reederei, und nur Schelme denken sich dabei etwas Böses. An Bord des Big Nude Boats kann man dem nackten Mann und auch der nackten Frau anders als im Sprichwort durchaus in die Tasche greifen, schließlich baumelt die ultimative Zahlkarte jedem Einzelnen über der nackten Brust. Heizdecken habe ich beim Zehn-Dollar-Sale auf dem Lido-Deck zwar keine gesehen, aber das Team um Frankie würde vermutlich auch die an Mann oder Frau bringen, Karibik hin oder her.

Das Essen ist dagegen (von Spezialitäten abgesehen) inklusive, und so schaue nach ein paar Tagen wohl nicht nur ich zweifelnd in den Spiegel. Hatte ich nicht vor ein paar Tagen noch deutlich weniger Masse vor dem Bug? Der checkende Blick am Pool hilft auch nicht weiter: Zierten den weißhaarigen Senior zu Beginn der Reise wirklich schon so runde Bäckchen? Waren die Rundungen der fröhlichen Blonden mit dem türkisfarbenen Stetson schon so kurvig? Egal. Wer seinen Körper in Topform ausstellen möchte, denke ich mir, der ist bei einer Kreuzfahrt mit ständiger Kalorienzufuhr minus Bewegung vermutlich fehl am Platz. Und es scheint auch kaum jemand an Bord zu sein, der das vorhat, ganz im Gegenteil. Alle sind außerordentlich gut gelaunt und mit sich im Reinen, ob adipös oder asketisch, braungebrannt oder blass, gestählt oder schwabblig. Formen, Farben und Körperbau sind so divers wie die Menschen, es bräunen sich die mit Bauch oder ohne, die mit jugendlich hüpfenden oder lebenserfahreneren Brüsten, mit knackigen oder knochigen, ausladenden oder verschwindenden Hinterteilen, mit frisiertem oder rasiertem Geschlecht, wobei Letztere in der Mehrheit sind. Ein bulliger Mann hat sich zwei Kreuze durch die Brustspitzen gestochen, bei einem schmückt ein Stahlring den Penisschaft (und, weil das nicht reichte, den Hodensack noch dazu). Eine Frau in den besten Jahren hat sich ein knallbuntes Korallenriff rund um ihre Hüften tätowieren lassen, einer frisch Vermählten rankt sich eine Kletterpflanze das wachsweiße Rückgrat empor. Diversität ist hier definitiv nicht bloß ein Schlagwort.

Stichwort Diversität: Für meine Jungfernfahrt habe ich diverse Kreuzfahrtführer verschlungen, aber für Nackte hatte keiner der Experten ein gutes Wort übrig. In seinem Kreuzfahrt-Knigge *Ist das Schiff schon mal untergegangen?* warnt etwa Autor Andreas Lukoschik vor den »optischen Schwächen« der Kreuzfahrenden: »Jeder soll sich in seiner Haut wohlfühlen, gar keine Frage. Aber niemand strahlt erfreut, wenn er die ästhetischen Problemzonen anderer nur spärlich bekleidet beim Essen präsentiert bekommt.« Im Kontakt mit anderen Passagieren solle »ansprechend bekleidet sein, was nicht sehenswert ist« (natürlich geht es nicht um Nacktkreuzfahrten). Und bei der Frage, was sehenswert ist, dürfe ruhig ein strenger Maßstab angelegt werden, mahnt Lukoschik – man dürfe schließlich den anderen nicht zwingen, wegschauen zu müssen, damit ihm nicht der Appetit vergeht. Umsicht sei schließlich »auch eine Frage der Ästhetik«. Mir geht es gerade andersherum. All die Plastikdeko, der Rummel, die Jahrmarktstimmen der Animateure (und vor allem vom dauerpräsenten Kreuzfahrtdirektor Frankie) lassen sich erst ertragen, als ich mich nackt an die Reling stelle und der heiße Karibikwind meinen Körper umstreicht. Selbst die gerade live präsentierte Dauerwerbesendung am mittleren Pool wirkt auf einmal weit entfernt und gar nicht mehr so aufdringlich, als ich mich in Sichtweite auf einer Liege in den Schatten verziehe und die anderen Passagiere beobachte. Die Kreuzfahrt erscheint mir angezogen geradezu unerträglich, nackt lässt sie sich ertragen. Es wundert mich selbst. Aber während selbsternannte Ästhetiker nur Modelkörper um sich wünschen – oder zumindest all jene beschämt verhüllt, die diesem Anspruch nicht gerecht werden –, feiern die Passagiere des Big Nude Boat ihre Lebenslust und ihre Körper und sind mit sich im Reinen. Ich finde das äußerst sehenswert, zumal ein gutes Dutzend Reisende schon so gebrechlich sind, dass sie mit Rollstuhl oder Scooter an Bord unterwegs sind. Ihrer natürlichen Lebenslust tut das keinen Abbruch. Und das ist auch gut so, denke ich.

Holly, die eine alte Schulfreundin von mir (selbst eher vollschlank) wohl »mehr Wal als Aal« nennen würde und auf deren Oberarm eintätowiert ein ganzer Rosenstrauß Platz findet, genießt die Kreuzfahrt *au naturelle*, weil »ich mich in Kleidung immer eingezwängt fühle, egal wie weit sie geschnitten ist – und ich habe den Eindruck, dass mich alle anstarren, weil ich so fett bin. Hier ist das nicht so. Ich finde sogar, dass andere viel mehr auf das achten, was in mir steckt, wenn ich nackt bin. Sonst zählt nur das Äußere.« Und wie sieht sie den Punkt mit der Ästhetik? »Ist mir doch egal, ob irgendjemand anderes mich schön findet«, bescheidet Holly. »Die, auf die es ankommt, lieben mich so, wie ich bin.« Gibt es eine moralische Verpflichtung, auf diejenigen Rücksicht zu nehmen, die ihre Augen nicht mit für sie problematischen Zonen belasten wollen? Oder gar ein Recht darauf, nicht sehen zu müssen, was den eigenen Augen nicht hinreichend schmeichelt? Nein! Wer einen Körper unappetitlich findet, der muss wegschauen – oder, besser noch, hinschauen und lernen, tolerant zu sein. Das wäre wohl für alle das Beste. Ansonsten fällt mir auf, dass hier nur wenige den berüchtigten Supersize-Body made in USA besitzen. Offenbar hat es gesundheitliche Vorteile, wenn man als amerikanischer Nudist viel Zeit an der frischen Luft verbringt.

Auffällig sind die vielen Tätowierungen. Es hätte mich nicht wundern sollen, denn der Schriftsteller Bodo Kirchhoff beschreibt Kreuzfahrer in seiner zum Essay ausgearbeiteten Antwort auf eine Einladung als Kreuzfahrt-Gastkünstler grob gesagt als eine Horde Tätowierter, die seine Kunst nicht zu schätzen wissen. Es sind zwar nicht all meine Mitfahrenden tätowiert, aber tatsächlich liegt die Tattooquote bei gut fünfzig Prozent, und zwar an wirklich allen denkbaren Stellen, in allen Formaten, Formen und Farben. Auch wenn Starren an Bord unerwünscht ist, komme ich mir am Pool oft so vor, als besuchte ich eine Kunstausstellung auf Beinen. Manche Tattoos sind auf zwei Körper verteilt, wie der Ritter, der sich vom Rücken des in der Sonne schon rot anlaufenden Mannes zur Jungfrau auf dem Rücken seiner Angebeteten streckt, die sich besser eingecremt hat. Weil die Reederei ausschließlich Doppelkabinen vermietet, sind diejenigen, die nicht als Großgruppe angereist sind, ganz überwiegend mit Partnerin oder Partner hier. Mehr als ein Paar ist auf Hochzeitsreise (darunter die bleiche Braut mit Ranke am Rückgrat), andere feiern ihre silberne oder goldene Hochzeit an Bord. Wieder andere haben die Kinder mitgebracht, die allerdings schon einundzwanzig Jahre alt sein müssen, denn nach US-Recht ist Minderjährigen die Mitfahrt untersagt. Manche Männer sind mit ihren Männern, manche Frauen mit ihren Frauen angereist, der abendliche LGBT-Stammtisch ist gut besucht. Der Vielkreuzfahrer Thomas Blubacher schreibt in seiner *Gebrauchsanweisung für Kreuzfahrten*, dass »Regenbogen-Kreuzfahrten« das aktuell am stärksten wachsende Kreuzfahrtsegment seien. Außerdem gibt es auch einen großen Markt für Swingerkreuzfahrten, bei denen bis zu siebenhundert Paare und Pärchen auf einem Schiff die Qual der Wahl haben. Das Big Nude Boat ist weder das eine noch das andere, doch Schwule und Lesben sind hier ebenso willkommen wie vermutlich auch der eine oder die andere Partnertauschwillige. Ob sich auf unserer Fahrt etwas ergeben hat, lässt sich dagegen schwer sagen. »Ich glaube schon, dass es an Bord sehr viel Sex gibt, wir sind schließlich alle Menschen und im Urlaub«, sagt Christie Meyer, die Tochter der Gründer von *Bare Necessities*, dem Veranstalter der Kreuzfahrt. »Aber was passiert, passiert hinter der Kabinentür, und alle an Bord sind erwachsen.« Zumal der mit Abstand meiste Sex ehelich beziehungsweise partnerschaftlich stattfinden dürfte, so innig, wie sich viele Paare tagsüber geben – auch wenn sie bereits Dutzende Hochzeitstage und fast ebenso viele Nacktkreuzfahrten hinter sich haben.

Mit dem Erfolg der Nacktkreuzfahrten hatten Christie Meyers Eltern nicht gerechnet, als sie dreißig Jahre zuvor eine Jacht für sechsunddreißig Taucher charterten, die die Zeit auf dem Deck und im Ozean ohne Neopren und sonstiges Textil verbringen wollten. Christie war damals noch auf dem College; den Urlaub mit den Eltern hatte sie als Jugendliche am Nacktbadestrand verbracht, auch nackt geschwommen sei sie. Organisierte Nudisten waren die Meyers nicht. Trotzdem: Als die Eltern von ihrem Businessplan erzählten, mit nackten Tauchern durch die Karibik zu cruisen, sagte sie spontan: »Könnt ihr gerne machen, aber haltet mir eine Kabine frei.« Die teilte sie sich dann mit ihrer Schwester. Schon ein Jahr später war das Tauchboot zu klein, die Meyers wurden mit Anfragen überhäuft. »Meine Eltern haben erst kleine Kreuzfahrtschiffe für bis zu vierhundert Passagiere gechartert, 1998 fuhren wir dann zum ersten Mal mit einem großen Schiff der Reederei Carnival, drei Tage auf der Tropical mit mehr als 1.000 Passagieren. Und jetzt sind es mehr als doppelt so viele.« Was Christie selbst überrascht hat, ist der vielfältige Hintergrund, den die Reisenden mitbringen. Die jüngsten Passagiere sind gerade Anfang zwanzig, die ältesten über neunzig Jahre alt. »Die Leute kommen nicht nur aus der ganzen Welt, sie kommen auch aus allen gesellschaftlichen Schichten: Mechaniker und Klempner sind ebenso an Bord wie Truckfahrer oder hochgestellte Politiker wie Lord – nein, das kann ich Ihnen jetzt doch nicht erzählen«, wiegelt sie ab und lacht. Für mich stellt sich wieder einmal heraus: Egal ob man Frack oder Blaumann fallen lässt, nackt sind alle gleich. Vielleicht ist das für einen Lord ja tatsächlich ein Hauptgrund dafür, hier dabei zu sein. Ich will ihn in seiner Anonymität nicht stören. Von einem prominenten Gast erzählt mir Christie Meyer aber dann doch: von Caroll Spinney, den wir wohl alle schon im Fernsehen gesehen haben, allerdings unter seinem Kostüm, dem kanariengelben, überlebensgroßen Vogel mit dickem Bauch und langem Schnabel, den die Amerikaner Big Bird nennen und wir Bibo. Manchmal spielte er auch den Oskar aus der Tonne. Vielleicht lag es an der dauernden Verkleidung, aber privat hatte Spinney für Textilien nicht viel übrig. »Er war sein ganzes Leben lang Nudist, und seine Frau und er waren bei vielen unserer Kreuzfahrten dabei. Seine Lieblingstour war die Mittelmeerkreuzfahrt auf der Royal Clipper, einem Fünfmaster.« Eine neuerliche Tour hatte Caroll Spinney längst gebucht, dann wurde er krank. Zwei Monate bevor er in Tampa an Bord gehen sollte, starb er im Alter von fünfundachtzig Jahren. Seine Frau ist indes wie geplant an Bord gegangen. Bei einem Memorial für ihn schaue ich vorbei und sehe, wie viele Menschen gekommen sind, um seiner zu gedenken. Es stimmt wohl, was Christie sagt: »Er war ein Teil unserer großen Familie, und jetzt ist er eine Legende, die ewig bleiben wird.«

Um Kostüme dreht sich auch heute alles. Denn unser erster Seetag ist zugleich Veilchendienstag: der Tag, der in Teilen der USA (nicht nur in New Orleans) als Mardi Gras gefeiert wird, mit ähnlichem Tamtam wie in meiner Heimat Köln der Rosenmontag. Auch auf dem Big Nude Boat wird Mardi Gras gefeiert, mit einem Kostümball. Genau da ergibt sich das Dilemma: Wie sollen wir Nackten uns verkleiden und trotzdem nackt bleiben? Zumal die Mittel an Bord bescheiden sind, Bodypainting oder größere Körperbemalungen fallen aus. Nur die Amateure (wie ich) greifen an diesem Abend zu den bunten Plastikperlen, die die Reederei mit großem Mengenrabatt gekauft haben muss, sodass sie an jeder Ecke des Schiffs verteilt werden. Wer Leuchtarm- oder Kopfbänder hat, eine Neonperücke oder weitmaschige Netzhosen, -hemden und -röcke (und Letztere haben erstaunlich viele im Gepäck), kombiniert das mit ein bisschen oder auch viel Nichts, und fertig ist das Kostüm. Ein paar Jecken haben sich offenbar besonders viele Gedanken gemacht. Und so wird spontan ein Kostümwettbewerb im Bordtheater angesetzt, wo Frankie den Mund vor lauter Staunen nicht mehr zukriegt – manchmal auch nicht mehr auf, was wunderbar ist. Stattdessen sprechen die Kostüme für sich: Gleich drei Kleopatras schmiegen sich an ihre Marc-Antons, alle sechs wie vom Regisseur von *Gladiator* persönlich verkleidet und natürlich oben ohne. Leslie aus New York hat es scheinbar irgendwie geschafft, einen ganzen Pfau in ihren Koffer zu quetschen, mit dessen Federn sie sich auf dem Rücken einen so prächtigen Fächer gebunden hat, dass sie sich im Theatersaal (und dem Rest des Schiffs) nur noch seitwärts bewegen kann. Da hat Carol aus Louisville es schon einfacher, denn ihr schmetterlingshafter Umhang aus feiner Spitze, der dank ein paar Dutzend LEDs pulsierend leuchtet, legt sich zusammen, wenn sie die Arme gerade nach oben streckt. So wird sie die ganze Nacht die Tanzfläche umschweben und im Schwarzlicht leuchten. Das Paar aus Tulsa, Oklahoma, das an seiner Kabinentür großformatige Selfies (»Wir als nur mit Kopftuch und Säbel bekleidete Piraten!«) befestigt hat, hat für Mardi Gras noch eins draufgelegt: Die große, dünne und langhaarige Blonde trägt ein Rumbatänzerinnen-Kostüm aus blauen und silbernen Pailletten, wie es beim Karneval in Rio umjubelt werden würde – nur großzügiger, sehr viel großzügiger ausgeschnitten. Er, muskulös, kompakt, schwarzhaarig und fast so groß wie sie, trägt einen passenden Paillettenanzug. Funkelnd ziehen die beiden durch den Saal auf die Bühne, werfen Kamelle ins Publikum und gewinnen trotzdem nicht den Preis für das beste Kostüm.

Den erhält die Frau, die ein ganzes Pferd aufs Schiff geschmuggelt hat. Aus Plüsch, versteht sich, aber so geschickt geschneidert, dass sie quasi auf sich selber reitet und die britische Adlige Godiva darstellt. Sie erreichte eine gewisse Berühmtheit, als sie im 13. Jahrhundert nackt durch ihre Heimatstadt Coventry ritt, weil ihr Mann leichtsinnigerweise gewettet hatte, in diesem Fall die brutal hohe Steuerlast der Bevölkerung zu senken. Eine passende Figur für einen nackten Karneval. Denn wer sich den ganzen Tag über nackt zeigt, der zieht abends kein Superman-Kostüm oder einen Minion-Anzug über. Gesucht wird ein Twist, der zum Hinsehen verführt – und verführt ist wörtlich zu nehmen. Wo Karnevalskostüme nur andeuten, was zu sehen wäre, wird die Andeutung auf dem Schiff nur zitiert – nicht die Nacktheit, die Körperbedeckung wird angedeutet. Bei der Karnevalsparty an Deck wackeln entblößte Cowboyhintern und boageschmückte Busen zur Musik. Eine junge Inderin hat den Reißverschluss ihres Ganzkörper-Pinguinkostüms kurzerhand aufgezogen und sich den oberen Teil um die Hüfte gebunden. So tanzt sie durch die Nacht. Ich fahre mit der Hand durch meine Ketten und nehme mir vor, beim nächsten Mal vorab ein passendes Kostüm zu überlegen. Moment, sage ich mir: Was meine ich damit, nächstes Mal? Lady Godiva jedenfalls ist Veteranin, die Idee sei ihr schon zwei Kreuzfahrten zuvor gekommen, erzählt sie mir. Diesmal habe sie vorher endlich die Zeit gefunden, ihr Kostüm zu schneidern. Je später die Stunde, desto lästiger werden die Kostüme allerdings, und irgendwann liegen Perücken, Netzstrümpfe und das Pinguinkostüm in irgendwelchen Ecken, und alles hüpft und singt zum Technosound von der Bühne. Es wird eine lange Nacht.

Es gibt aber auch diejenigen, die stets bekleidet sind: die Crew. Ihr ist es nicht nur untersagt, sich auszuziehen, ihr wäre vermutlich auch nicht danach zumute. Und so laufen die mehr als 2.000 Nackten an Bord zwischen den mehr als achthundert und damit fast überall präsenten Bekleideten herum, was sich manchmal befremdlich anfühlt. Ich bin deshalb oft versucht, mir im Treppenhaus oder den Passagen mein über den Schultern hängendes Kikoy-Tuch aus Kenia um meine Hüften zu verknoten (ein solches oder ähnliches Tuch hat jeder von uns dabei, damit er etwas hat, worauf er sitzen kann – das ist schon aus hygienischen Gründen vorgeschrieben). Die Masse an Besatzung braucht es, um vom Maschinenraum bis zum Frühstücksbüfett alles in Gang zu halten. Das Big Nude Boat ist ein schwimmendes Hotel mit vollem Personalbedarf für beides, Schiff und Gastbetrieb. »Stimmt schon, es sind nicht alle glücklich über diese Charter«, lacht Tatiana, die die Leitung des Spa unter sich hat und uns Nackte nach eigenem Bekunden mag. »Im Spa sind wir Nackte natürlich eher gewohnt, und ich habe schon alle möglichen Gruppen an Bord gehabt: ganze Firmenbelegschaften, LGBT-Cruises und reguläre Fahrten, aber ihr seid alle so gut gelaunt und locker, das mag ich sehr.« Tatiana stammt allerdings auch aus Kroatien, einem Land, das seit Jahrzehnten als eine Hochburg des Nackturlaubs gilt. Auf der Insel Krk etwa reiht sich ein FKK-Resort neben das nächste. Für Filipinos, Thais, Südafrikaner und viele andere Nationalitäten sei das schon ungewohnter, räumt Tatiana ein. »Aber ihr tut ja nichts.« Mir fällt auf, dass ich jetzt schon zu einem Teil der Gemeinschaft geworden bin, was so gar nicht geplant war. Aber tatsächlich fühle ich mich nach ein paar Tagen schon überraschend aufgenommen in einer Gruppe, die sich zu großen Teilen schon so lange kennt. Siebzig Prozent der Gäste kommen wieder, hat Christie Meyer gesagt. Viele ihr Leben lang.

Am nächsten Morgen wird angelegt. Und es ist das eine, mehr als 2.000 Nackte an Bord eines Kreuzfahrtschiffs zu unterhalten. Das Gleiche in Honduras zu schaffen, wo Papst Franziskus manch einem nicht katholisch genug ist, ist eine ganz andere Herausforderung. Die Damen und Herren vom Team Frankie müssen sich die Finger wund getippt und Fransen an die Lippen telefoniert haben, bis sie auf der honduranischen Ferieninsel Roatán genügend willige Touranbieter fanden. Und so fände auch der von mir gebuchte Tauchgang mit Unterwasserscootern natürlich im Normalfall voll bekleidet statt, heute aber nackt. Der junge Tauchlehrer, der an Bord unseres Katamarans gerade noch hoch eloquent und mehrsprachig die Sicherheitshinweise verkündet und das Tauchgebiet beschrieben hat, kommt am Ende seines Vortrags ins Stottern. »Also, uns wurde ja gesagt, dass das eine besondere Tour ist, und – na ja, also, wir sind jetzt weit genug vom Ufer entfernt, jetzt können Sie also tun, was Sie gerne tun.« Vielleicht stellt er sich vor, dass wir uns jetzt die Kleider vom Leib reißen wie Clark Kent, wenn er in Bruchteilen von Sekunden zu Superman mutieren muss. Doch stattdessen geht ein Lachen durch unsere Gruppe von vierzig Tauchanwärtern, und es passiert – nichts. Ich bin selber unsicher, ob ich den Tabubruch wagen soll. Schließlich ist offensichtlich, dass Jorge – so heißt der Tauchlehrer – schon die Idee, nackt ins Meer zu springen, so unvorstellbar findet, dass es ihm nicht über die Lippen kommt. Doch als wir am Tauchgrund ankommen, zieht sich ausgerechnet der von uns als Erster aus, der seine Eichel mit einem riesigen silbernen Ring gepierct hat. Einem Ring, der – ich schaue es später im Internet nach – Prinz Albert, dem Gatten von Queen Victoria, zugeschrieben wird. Die harmlose Selbstverständlichkeit, mit der er breitbeinig auf dem Deck steht und passende Flossen aus einer Kiste kramt, lässt auch bei uns nicht derart Geadelten die Hemmungen und dann die Hüllen fallen. Und als wir nacheinander ins Wasser springen, die einen zu den Scootern schwimmen, während die anderen sich mit Schnorcheln am Riff von Roatán die Wartezeit vertreiben, ist auch bei Jorge und seinen Kollegen Gelassenheit eingekehrt.

Mit den Scootern, leuchtend gelbe (so geht keiner verloren) und ein wenig klobige Gefährte, steckt der Kopf in einer Blase aus Luft, die aus einer Druckflasche zugeführt wird. Die kleine Schraube, die uns wirklich nur sehr langsam vorwärtskommen lässt, kann händisch eingestellt werden, wobei alles andere als Vollgas einem Stillstand gleichkommt. So tuckern wir unter Wasser durch das Meer, bestaunen Fische, Anemonen und Korallen, die sich unter den nackten Fußsohlen der Voraustauchenden im klaren Wasser abzeichnen. Nach Jorges Zögern hatte ich mich zunächst gefragt, ob wir hier als kulturelle Trampeltiere auftreten – zumal ich auch niemanden missionieren möchte (ich würde nicht garantieren, dass das bei allen anderen auch so ist). Doch nach und nach verfliegen meine Gewissensbisse. Letztlich, denke ich mir, geht es für beide Seiten um Toleranz. Und da wir Jorge zu nichts zwingen als dazu, etwas Ungewohntes zu erleben (er und seine Kollegen sind natürlich voll in Neopren verpackt), fühle ich mich sogar leicht im Recht – und als ich nach der Scooterfahrt noch einmal ohne Badehose in die wunderbare Karibik eintauche, voll und ganz im Glück. Schnorcheln ist noch viel befreiender als das befremdliche Unterwassergefährt: vor und hinter mir das Meer, das in alle Richtungen türkis leuchtet, unten, rechts und links die schillernde Wunderwelt aus Schwärmen bunter Fische, geheimnisvollen Unterwasserwäldern und Gebirgen aus Kalk. Und dazwischen nichts als Wärme, Licht und Nass. Ich fühle mich, als wäre ich ein Teil des Ganzen. Deshalb bin ich hierhergekommen, habe diese Kreuzfahrt und keine andere gebucht. Als am Abend die Kellner im Restaurant auf ein Flackern der Lichter und ein gehauchtes »Showtime« hin vor den Schlemmenden den Ententanz aufführen müssen, berührt mich das jedenfalls deutlich unangenehmer als Jorges Fremdeln mit uns Nackten. Vielleicht wird er sich ja eines Tages aus Neugierde selbst einmal nackt ins oder unter Wasser trauen – ganz privat, versteht sich – und es dann sogar mögen. Beim Ententanz ist eine solche Wandlung meines Wissens noch niemandem widerfahren.

Viele der Kreuzfahrenden haben mit dem Nacktsein selbst klein angefangen, weiß Christie Meyer. »Die meisten sonnen sich erst mal nackt, schließlich mag jeder nahtlose Bräune – und dann springen sie das erste Mal nackt ins Wasser und wollen nie wieder Badekleidung tragen.« Gerade für die jungen Gäste sei es dann der Thrill, der sie zum Buchen einer Nacktkreuzfahrt verleite. »Vielen Millennials kommt es darauf an, ihre Komfortzone zu verlassen und etwas zu machen, was sie sich vorher nie hätten vorstellen können.« Das hat auch Christie getan. In den dreißig Jahren gab es einige Kreuzfahrten, die ihr besonders in Erinnerung geblieben sind. »Wir haben eine Kreuzfahrt durch Alaska gemacht, und eigentlich haben wir befürchtet, dass die nackten Stunden ziemlich gezählt sein werden – aber dann hatten wir tagelang Sonnenschein. Nur wenn der Wind zu kalt blies, musste man schnell einen Bademantel überziehen.« Die Nacktkreuzfahrt über den Millenniumswechsel, wo vor allem gefeiert, gefeiert und gefeiert wurde. Oder das Nude Boat, das genau dort die Motoren stoppte, wo eine totale Sonnenfinsternis zu sehen war. »Ich mag den Südpazifik am liebsten, wo die Welt noch so unberührt scheint – das ist für mich der Kern von Naturismus, dass du eins wirst mit der Natur, einfach ins Wasser springst und dich danach irgendwo in die Sonne legst und genießt.« Nach Thailand würde Christie Meyer gerne einmal cruisen, viele Gäste an Bord fragen nach Südamerika. »Afrika wäre auch unglaublich.« Doch bei allen eigenen Träumen müssen Christie Meyer und ihr Team vor allem garantieren, dass die der Gäste wahr werden. In Afrika und Südamerika wäre es vermutlich noch schwieriger als in Honduras, irgendwelche Nacktbadestrände oder -aktivitäten zu finden. An manchem karibischen Ziel ist man die Nackedeis aus dem Norden inzwischen schon fast gewohnt. »Es gibt aber keinen einzigen legalen Nacktbadestrand in der Karibik, also müssen wir private Inseln oder zumindest private Ferienanlagen finden, die unsere Gäste dann nackt nutzen können.« Leicht ist das nicht.

Darum, dass die Besatzung sich an die Nackten gewöhnt, kümmern sich die Kreuzfahrenden vor allem selbst. Im Frühstücksraum bekomme ich mit, wie sich ein durchtrainierter Weißhaariger im Adamskostüm mit einer Putzkraft aus Thailand unterhält. »Und, ist das Ihre erste Nacktkreuzfahrt?«, fragt er die Frau, die mit breitem Lächeln nickt und sich ein Kichern gerade noch verkneifen kann. »Ach, das wird schon«, tröstet sie der Best Ager. »Kein Grund, zu Boden zu schauen, wir sind alles nette Leute.« Als ich Jeff, so stellt er sich mir vor, später frage, woher sein Selbst- und Sendungsbewusstsein rührt, sagt er mir: »Ich nehme mir einfach das Recht heraus, hier nackt zu sein – nicht weil ich dafür bezahlt habe oder ich auf Prinzipien bestehe, sondern weil das ein Ort ist, an dem ich dieses Recht endlich einmal habe.« In Wyoming, wo er lebt, gibt es solche Orte kaum. Kaum vorstellbar für uns Europäer, wie er selber einräumt. »Ihr könnt ja überall nackt an den Strand gehen.«

In den USA sei Nacktheit verpönt, ja stigmatisiert, bestätigt Christie Meyer, die uns gesehen hat und dazutritt. »Wenn man erzählt, man sei Nudist, dann denken die sofort: Da geht es nur um Sex, dabei sind wir keine Swinger. Aber das lässt sich den Amerikanern nur schwer beibringen.« In manchen Bundesstaaten droht für Nacktheit sogar eine Gefängnisstrafe, selbst in für europäische Ohren absurden Fällen. Tilli Buchanan etwa hatte gemeinsam mit ihrem Mann gerade Dämmmaterial an den Wänden ihres Hauses im US-Bundesstaat Utah montiert. Sie wollte ihr verstaubtes T-Shirt wechseln, zog es aus und lief auf dem Weg zum Kleiderschrank durch ihr eigenes Wohnzimmer. Dort sahen die drei Kinder des Vaters (neun, elf und dreizehn Jahre alt) ihre Stiefmutter oben ohne, weshalb die leibliche Mutter Buchanan verklagte. Einem Jahr Gefängnis plus einer Geldstrafe von 2.500 US-Dollar entging sie Anfang 2020 nur, indem sie einem Vergleich zustimmte. Andernfalls wäre sie außerdem für zehn Jahre auf einer Liste als Sexualstraftäterin geführt worden. Dass das der »Straftat« zugrunde liegende Gesetz verfassungswidrig sei, wie Buchanan zu beweisen suchte, wiesen die Richter zurück. Auch weil er viele solcher und ähnlicher Geschichten kennt, genießt Jeff die Freiheit auf dem Kreuzfahrtschiff und will sie sich um keinen Preis nehmen lassen. Ich verstehe, was er meint. Und nehme mir deshalb vor, unseren letzten Tag an Bord – den zweiten reinen Seetag – so zu verbringen wie er: von morgens bis abends nackt, ohne Tuch, Netz oder doppelten Boden. Das Recht nehme ich mir.

Eigentlich will ich diesen letzten Tag mit einer Yogastunde beginnen, doch als der Wecker um halb sieben klingelt, drehe ich mich lieber noch einmal um. Viel zu spät stehe ich auf und frühstücke nach dem Duschen auf dem Lido-Deck, denn für das Frühstücksrestaurant müsste ich mich anziehen – so will es die Bordetikette. Doch vom Anstehen am Büfett abgesehen, merke ich, wie anders die Atmosphäre unter den Frühstückenden ist. Wenn sie ihren letzten Kaffee ausgetrunken haben, stehen sie auf und gehen die wenigen Schritte zu einer Sonnenliege oder einem der drei Pools. Für sie wird sich ein Großteil des Tages, oftmals bis zur Dämmerung, neun Decks über dem Meeresspiegel abspielen. Ich beende mein Frühstück und gehe in den Fitnessraum, um das verpasste Yoga nachzuholen. Als ich an der Theke vorbeigehe, grüßt mich die hochaufgeschlossene Tatiana, und für einen Moment ist es mir peinlich, dass sie meinen wackelnden Pobacken hinterhersehen kann. Doch vermutlich tut sie das gar nicht, und hinter mir folgt schon der nächste nackte Fitnesssuchende. Also gehe ich einfach weiter ins Gym, das ja schon vom Namen her für Nackte gemacht ist. Das griechische

Gymnos bedeutet schließlich nackt, und im Gymnasium lernten die alten Griechen nicht nur Ringen, Laufen und andere Leibesertüchtigungen, sondern auch Philosophie und die Wissenschaften textilfrei, dafür zusätzlich eingerieben in samtiges Öl. Also sollte es mir gar nicht seltsam vorkommen, dass ich ohne Sporthose (die ich ohnehin nicht besitze) auf ein Laufband steige und die nächsten zwanzig Minuten stationär im Dauerlauf verbringe.

Mein Blick geht durch die Panoramascheiben über den Bug auf den offenen und heute stürmischen Ozean hinaus. Immerhin strahlt die Sonne am wolkenlosen Himmel. Dennoch: Als ich nach Dusche, Dampfbad und Whirlpool schließlich wieder an Deck trete, pustet der Nordwind so eisig, dass ich fast so weit bin, meinen Plan wieder aufzugeben. Doch rund um den Pool tummeln sich so viele Nackte, dass ich jetzt nicht kneifen will. Kälter als an der Ostsee im Sommer ist es definitiv nicht, nur die Erwartungshaltung – ich dachte, in der Karibik ist es immer heiß – verstärkt mein Frösteln. Im Lauf des Tages hake ich weitere Premieren ab: nackt Pizza essen – check (wobei nacktes Essen dem Genuss keine neue Facette hinzufügt – mich hat es jedenfalls nicht gewundert, dass Frankreichs einziges Nacktrestaurant *O'Naturel* wenige Monate vor meiner Jungfernfahrt Pleite machte, aber dazu später mehr). Der wirkliche Vorteil besteht darin, dass ich mich nicht anziehen muss, um ins Restaurant gehen zu dürfen. Während ich durch die Ladenzeile in einem der unteren Decks schlendere, habe ich meine Nacktheit schon verinnerlicht. Als mir mein Zimmersteward Tori entgegenkommt und freundlich grüßt, grüße ich zurück und merke erst im Nachhinein, dass es mir hätte peinlich sein können, nichts anzuhaben. War es aber nicht. Und so besuche ich mit nichts als einem Handtuch unter dem Hintern die Talentshow im Theater, bei der nackt Lieder geträllert, Tänze vorgeführt und mit den Händen Furzgeräusche imitiert werden – vergleichbar mit ähnlichen Shows an Bord von Kreuzfahrtschiffen, denke ich mir. Ich stehe nackt im Casino Royale an einem Roulettetisch (spielen tun die anderen, und die Frauen hätten James Bond in ihrer Offenheit gefallen) und schaue danach bei der Achtzigerjahreparty vorbei, bei der ich zu meinem eigenen Erschrecken völlig textsicher die Popsongs von Wham!, Bryan Adams und Rick Springfield mitsinge.

Und dann stehe ich nackt in meiner Kabine und packe meinen Koffer, der bis 23 Uhr vor der Tür stehen muss. Ich habe mich so daran gewöhnt, keine Kleidung am Leib zu tragen, dass ich den Koffer noch einmal ins Zimmer holen muss, um die Garnitur für den nächsten Tag aus dem Koffer zu nehmen. Sonst hätte ich nackt von Bord gehen und zum Gepäckband laufen müssen, und irgendetwas sagt mir, dass nicht nur Frankie das nicht zugelassen hätte. So geht alles glatt, auch wenn es seltsam ist, die ganzen Kreuzfahrtgäste in der Schlange vor dem Zoll in mehr oder weniger gut sitzenden Klamotten wiederzusehen. Erst am Flughafen von Tampa zucke ich auf dem Weg zum Gate noch einmal zusammen. Hektisch schaue ich an mir herunter, greife an den Hosenbund – alles da. Doch, ich bin angezogen. Gerade hatte ich mich noch gewundert, dass alle um mich herum bekleidet sind, bis mir auffiel, dass ich nicht mehr an Bord bin. Wäre ich nur meinen Erfahrungen der letzten Woche gefolgt, dann wäre der sprichwörtliche Albtraum, in dem man auf einmal nackt in der Öffentlichkeit steht, wahr geworden. Noch bleiben mir ein paar Monate Gnadenfrist, bis mir das tatsächlich geschieht. Aber das ist eine andere Geschichte, die ich später im Buch erzählen werde. Zunächst wechsle ich die Kontinente: von Amerika nach Afrika.

Marrakesch, Marokko

Unverhüllt in der Medina

Die Medina von Marrakesch am frühen Morgen ist ein Frontalangriff auf alle Sinne. Vom Norden der Altstadt kommend fällt zunächst der feine Staub in der Luft auf, den die Frauen mit dem Geruch von Bratfett und abgestandener Luft durch die weit geöffneten Türen aus dem schweren Mauerwerk fegen. Je näher ich dem Geschäftsviertel, dem Souk im Herzen der Medina komme, umso vielfältiger wird das Feuerwerk in meinen Augen und Ohren. Der eine Händler formt mit routinierten Bewegungen blassgelbes Kurkumagewürz aus einem Sack zu einem hohen Kegel. Nicht weit entfernt hat ein anderer leuchtend rote Granatäpfel aufgetürmt, der erste liegt appetitlich aufgebrochen obenauf, die Kerne springen mich mit ihrem süßlichen Duft förmlich an. Knatternd und hupend drängt sich ein Mofafahrer zwischen mir und einem Eselskarren hindurch. Auf den Gepäckträger hat er ein Bündel frisch gegerbten Leders geschnallt, der Gestank der Gerbsäure vermischt mit Abgasschwaden lässt meinen Atem stocken. Und dann strahlt auf einmal die ganze Passage in Gold und Silber, als hätte jemand das Licht eingeschaltet: Hier haben die Goldschmiede ihre Stände. Der sephardische

Schriftsteller und Literaturnobelpreisträger Elias Canetti, der sich in den 1950er-Jahren mit einem Filmteam längere Zeit in der Stadt am Fuß des Atlas aufhielt, liebte den Souk mit seinem prächtigen und überbordenden Warenangebot. In ihnen, so schrieb er, machten sich die Marokkaner bildlich nackt: »In einer Gesellschaft, die so viel Verborgenes hat, die das Innere ihrer Häuser, Gestalt und Gesicht ihrer Frauen und selbst ihre Gotteshäuser vor Fremden eifersüchtig verbirgt, ist diese gesteigerte Offenheit dessen, was erzeugt und verkauft wird, doppelt anziehend.«

Verborgenheit ist bis heute das Attribut, das den arabisch wie muslimisch geprägten Gesellschaften Nordafrikas zugeschrieben wird. Auf den Körper übertragen bedeutet das: Verhüllung. Und tatsächlich begegnen mir im Souk viele Frauen, die den Hidschab tragen, das Kopftuch, das Haar, Schulter und Brustbereich bedeckt. Nicht wenige tragen dazu die Abaya, ein lose herabfallendes Kleid, das zusätzlich verhüllt. Die Ganzkörperschleier, Burka und Niqab, die in Europa für große Diskussionen sorgten und sorgen, dürfen in Marokko seit 2017 weder hergestellt noch verkauft werden. Anders der Burkini, der an Marokkos Stränden zum Alltag gehört. An der Côte d'Azur ist der haarbedeckende Ganzkörperbadeanzug dagegen verboten: Mal, weil er als religiöses Symbol angeblich gegen die laizistische Verfassung verstößt, mal, weil er eine »Uniform des extremistischen Islamismus« sei, wie der Bürgermeister von Cannes, David Lisnard, das Verbot im Sommer 2016 begründete; es war eben jener Bürgermeister, der im Jahr zuvor der Familie des saudischen Königs einen ganzen Strandabschnitt zur Exklusivnutzung überlassen hatte – freie Wahl der Bademode selbstverständlich inklusive. Der von Cannes über Genf bis nach Deutschland reichende Streit um die Verhüllung von Musliminnen hat gemeinsam, dass es ganz überwiegend Männer sind, die über die Verhüllung der Frauen entscheiden wollen. Dabei argumentieren sie meist damit, dass Frauen nicht von Männern gezwungen werden dürften, sich zu verschleiern. Ich ziehe daraus die Lehre, mich als Mann aus der Debatte weitgehend herauszuhalten. In Marokko bestaune ich die oft bunte Vielfalt an Hidschabs und Abayas und das Selbstbewusstsein, mit dem sich die marokkanischen Frauen darin durch die Massen schieben, dabei lachen, schwatzen und ja, auch flirten. Die Alltagsszenen im Souk decken sich überhaupt nicht mit dem Zerrbild, das Burka- und Burkini-Debatten auch in deutschen Schwimmbädern aus meiner Sicht hinterlassen haben: das der Muslima als neutrales, nahezu willenloses und komplett verhülltes Objekt.

Von »tiefsitzenden Vorurteilen gegen muslimische Frauen als unbekannte Andere« spricht dann auch die amerikanische Fotografin Yumna Al-Arashi. Musliminnen seien lange als sprachlose Opfer von Unterdrückung dargestellt worden, was sie für eine Fehldarstellung hält. Al-Arashi zufolge genießen Musliminnen eine im Westen geradezu unbekannte Freiheit als Frauen, und zwar gerade dann, wenn sie nackt sind. Darüber werde ich mich mit ihr noch ausführlicher unterhalten. Zunächst folge ich den Spuren der Nacktheit, die für Frauen – und Männer – in Marokko eine nahezu unbekannte, aber wichtige Rolle spielt. Ähnliches gilt für große Teile der muslimisch-arabischen Welt, die von der westlichen Spitze des afrikanischen Sahel bis in den Fernen Osten der arabischen Halbinsel reicht und in der mehr als 400 Millionen Menschen mit höchst unterschiedlichen Traditionen leben. Die Suche nach den nackten Traditionen Marokkos führt mich an diesem Morgen einmal quer durch den Souk von Marrakesch.

Dessen Labyrinth verführt mich in alle Himmelsrichtungen. Auch das Navi meines Smartphones, das sich auf irgendwelche Satelliten weit über diesem Durcheinander stützt, verliert den Überblick. Ich lasse mich treiben, vorbei an den bunten Lederschuhen, den prächtigen Seilen, dem billigen Kitsch. Trete durch einen Torbogen und stehe unverhofft dort, wo ich hinwollte: vor einer orangerot gestrichenen Fassade, in die ein weißes Tor mit Zackenmuster eingelassen wurde. Ich marschiere hindurch und einen kurzen, düsteren Gang entlang zu einem zweiten Tor mit einer schweren Holztür. Dahinter betrete ich einen hell gekachelten, hohen Raum, der nach dem Zwielicht des Durchgangs so hell leuchtet, dass ich meine Augen zukneife. Als ich sie wieder öffne, sehe ich orangefarbene Plastikbänke an den Wänden, auf denen sich Männer ausziehen. Schon drückt mir ein freundlich nickender Angestellter einen geflochtenen Bastkorb in die Hand und zeigt auf die Bank. Ich setze mich und mache es den anderen nach. Der letzte Strumpf ist noch nicht im Korb gelandet, da reicht mir der Portier schon ein strahlend weißes Handtuch und ein Stück der schmierigen schwarzen Olivenseife, die als *savon noir* oder *beldi* überall im Souk verkauft wird. Ich binde das Handtuch um, öffne eine weitere Tür und betrete ein Reich permanenten Zwielichts.

Den Hammam Mouassine gibt es seit bald vierhundertsechzig Jahren. Sultan Abdallah Al-Ghalib gab 1562 den Befehl, das Badehaus mit den hohen Bögen und den Stuckverzierungen zu errichten. Der inzwischen älteste Hammam von Marrakesch solle dem schnell wachsenden Viertel Mouassine nicht nur als Badehaus, sondern auch als Stätte kulturellen Lebens dienen. Und während die Plastikbänke eine Ergänzung aus jüngerer Zeit sein müssen, hat sich im nur von einer Funzel beleuchteten Reich hinter der zweiten Tür wenig verändert. Fenster gibt es nicht, schließlich sollen die dicken Wände die feuchte Hitze möglichst gut halten. Ein kleiner, stämmiger Mann mit Glatze und einem beeindruckend ausladenden, weißen Schnäuzer kommt zielstrebig auf mich zu. Dank seiner fahlweißen Haut sieht er aus, als lebe er dauerhaft im Hammam und habe die Sonne seit Jahren nicht gesehen. Mit seiner Rechten winkt er mich durch den ersten Raum hindurch in den letzten, größeren der beiden. Dort zeigt er auf einen Stapel blauer Plastikeimer, händigt mir eine dazu passende Schnabeltasse aus und weist mir eine der dünnen Plastikmatten zu. Die darauf gedruckten Sonnenblumen sind kaum noch zu erkennen. Ich warte ein paar Minuten, bis sich die Poren öffnen und ich in der feuchten Wärme zu schwitzen beginne. Dann nehme ich den Eimer und stehe auf. Vor dem Wasserhahn, dessen Leitung über dem bröckelnden Putz verlegt ist, warte ich hinter einem älteren, gebeugten Mann, der mir im Umdrehen ein zahnloses Lächeln zeigt. Mit erstaunlicher Kraft für sein hohes Alter hebt er den randvollen Eimer in einem Ruck hoch und kehrt festen Schrittes zu seiner Matte zurück. Ich öffne den Hahn, fülle meinen Eimer mit dem dampfenden Wasser und tue es ihm gleich. Dann beginnt das Großreinemachen.

Während ich mich mit der öligen schwarzen Seife einschmiere, schaue ich mich in dem zwielichtigen Raum genauer um. Die sicher vier Meter hohe, tonnenförmige Decke ist nur noch matt weiß durch den warmen, leichten Dampf zu erkennen, der uns umgibt. Den Wänden dagegen scheint die ständige feuchte Hitze stärker zuzusetzen. An vielen Stellen sind sie schwarz angelaufen, anderswo bröckelt der Putz. Der Raum ist gut gefüllt. Gut ein Dutzend Männer sitzen auf ihren Matten, waschen und unterhalten sich mit ihren Nachbarn. Eine Atmosphäre, die dem Souk nicht unähnlich ist. Beim erneuten Wasserholen sehe ich mir die Männer genauer an: Die meisten sind erstaunlich jung und ziemlich muskulös. Vielleicht haben sie seit der Nacht Wagen beladen und bis eben Waren im Souk ausgefahren? Die Statur dafür hätten sie. Oder sind sie Ladeninhaber und Verkäufer, die sich vor dem Ansturm der Touristen noch eine letzte Entspannung gönnen? Zwei reichen sich die Hand, es sieht aus, als hätten sie gerade eine Vereinbarung getroffen. Dann reden sie weiter, was, kann ich nicht verstehen. Ein anderer ruft etwas zu ihnen hinüber, sie nicken ernst. Möglicherweise bin ich in die morgendliche Infobörse geraten, die Schlagzeilen, Stellenanzeigen und aktuelle Preislisten für Waren und Dienstleistungen ersetzt.

Ich kehre zu meiner Matte zurück und lege mich hin, um die schwarze Seife einziehen zu lassen. Nach wenigen Minuten weicht der modrige Geruch des feuchten Steins einer schweren Süße. Es ist, als ergreife die *savon noir* Besitz von mir. Ihr Geruch umhüllt mich. Und ich kann jede Umhüllung gebrauchen, denn durch die dünne Matte fühle ich den harten, warmen Steinboden in jedem Knochen. Doch das ist gut so, denn an Bequemlichkeit sollte ich mich gar nicht erst gewöhnen. Mein Bademeister erscheint, scheucht mich auf und schiebt mich in einen kleineren Raum, in dem schon ein junger, durchtrainierter Mann mit schickem Bärtchen und Badeshorts auf mich wartet. Seine Hände sind es, die mir Angst machen: Sie sind groß, massig und knacken laut vernehmlich, als er sie gegeneinanderdrückt. Er zeigt auf die Matte, ich lege mich hin, und dann beginnt er damit, mir die Haut in groben Fetzen vom Leib zu reißen. So fühlt es sich jedenfalls an. In Wirklichkeit reißt er mir die Haut in kleinen Fetzen vom Leib, mithilfe eines *kiis*, einem groben Handschuh, der aus Ziegenhaar geflochten ist. Die Folter hat einen Namen: *Gommage*. Mit ihr werden die Durchblutung angeregt und alte Hautschichten entfernt. Und auch als nach meinem Dafürhalten nicht mehr viel Haut übrig sein kann, rubbelt er fleißig weiter. Zwischen zwei Wogen des Schmerzes denke ich mir, dass so wenigstens auch mal meine Knochen poliert werden. Als er mich unvermittelt hochzieht und mir Sekunden später einen Eimer Wasser über den Körper schüttet, atme ich auf. Es folgt ein zweiter Eimer und noch einer. Matt lasse ich mich auf die Matte fallen, und die Hände ergreifen erneut Besitz von mir. Die nächsten zwanzig Minuten massiert der schweigende Muskelprotz, was von meinem Körper noch übrig ist. Zum großen Finale verbiegt er mir mit vollem Einsatz seines Körpers die Gliedmaßen. Ich bin fertig. Die Zeit zur Entspannung danach genieße ich wie ein Bewusstloser, die angebotene Wasserflasche stürze ich auf ex hinunter. Als ich mich schließlich so weit hergestellt fühle, dass ich in den Vorraum zurückkehren kann, um mich anzuziehen, leuchtet meine nackte Haut mit den Granatäpfeln im Souk um die Wette. Doch so lebendig und fit wie den Rest des Tages habe ich mich schon lange nicht gefühlt. Ich hüpfe förmlich durch den Souk und denke schon darüber nach, morgen früh nochmals in den Hammam Mouassine zurückzukehren.

Das arabische Wort Hammam bedeutet übersetzt in etwa »Wärmespender« oder schlicht »warmes Wasser«, das unter dem Hammam in großen Kesseln aufgeheizt und durch ein Geflecht von Rohren unter die Böden und in die Wände geleitet wird. Der Bedarf an Energie ist so groß, dass sich Hammams ihren Ofen oftmals mit einer Bäckerei teilen. Weil Hammams außerdem die Orte waren, um die herum oftmals ganze Stadtviertel entstanden, wurden sie schnell soziale Treffpunkte. Bis heute gehört ein Besuch im Hammam zum Alltag der Marokkanerinnen und Marokkaner – besonders donnerstags und freitags vor dem großen Gebet sind die Hammams prall gefüllt. Einen Pool sucht man im Badehaus vergeblich: Stehendes Wasser gilt im Islam als unrein. Ausreichend Zeit gehört dagegen unbedingt zum Besuch des Hammam dazu, der oft eine gesellige und immer eine soziale Angelegenheit ist. Natürlich hilft man dem Nachbarn bei der Gommage, wenn er danach fragt. Und unter Frauen, die den Hammam entweder zeitlich oder räumlich getrennt von den Männern besuchen, ist die Gemeinschaft legendär. Schließlich war der Hammam lange Zeit neben Souk und Moschee der einzige Ort, den Frauen ohne Begleitung eines Mannes aufsuchen durften. Der Hammam war ihnen zu einem guten Teil das Teehaus, in dem Männer stundenlang reden und verhandeln. Im Hammam hatten Frauen Zeit, mit anderen Frauen offen zu reden, auch über heikle Angelegenheiten. Während die Frauen einander gegenseitig Hennatattoos auftrugen, die Haare flochten oder die Rücken schrubbten, sprachen sie über den eigenen Mann (oder andere Männer), über Ehe, Sex und Alltagsprobleme. Jungen und Mädchen, die zwischen den nackten Frauen hin und her liefen, sahen ihre Mütter (und andere Frauen) hier ganz selbstverständlich zum ersten Mal unverhüllt.

Es sind Szenen wie diese, die Yumna Al-Arashi als Künstlerin in Szene setzt. Die Frauen, die auf ihren Fotografien miteinander in einem prächtig gekachelten Hammam sitzen, wirken entspannt. Die jüngsten Freiwilligen, die das ausschließlich weibliche Team von Al-Arashi für das Shooting in einem Hammam in Beirut gewonnen hat, sind Anfang zwanzig, die ältesten über sechzig. Manche sind schlank, andere mollig, die eine trägt ein Tattoo, die andere ein Piercing. Mal ist das Haar hochgesteckt, mal fällt es wallend über die Schultern. Gemeinsam haben alle Frauen nur, dass sie so aussehen, als fühlten sie sich wohl. »Im Hammam geht es nicht darum, wie viele Speckrollen du hast oder wie behaart deine Beine sind, zwischen schön und hässlich gibt es keinen Unterschied«, sagt mir die Fotografin bei einem ihrer Besuche in meiner Wahlheimat, der Schweiz. »Es sind Orte, wo Menschen lachen und über alles reden. Es ist wundervoll und hat etwas sehr Egalitäres.« Für Al-Arashi ist der Hammam damit eine Art Rückzugsort von den übersteigerten Erwartungen, die aus dem Osten und dem Westen, aus Familien, Tradition und orientalistischen Klischees an Frauen herangetragen werden. Im Hammam sind Frauen zuallererst Frauen – ihre Rollen als Mutter, Frau, Schwester lassen sie mit Hidschab, Abaya und der restlichen Kleidung am Eingang zurück. Das ist es wohl, was Al-Arashi meint, wenn sie von der »im Westen geradezu unbekannten Freiheit«

der Frauen als Frauen spricht. Das drücken auch die Fotos aus dem Hammam aus, die sie in New York und in Los Angeles ausgestellt hat. »Manche, die die Ausstellung besuchen, sehen vor allem dieses eine: Solidarität zwischen Frauen.«

Doch das ist nicht die einzige Perspektive, die Al-Arashis Bilder zulassen. In ihnen ist auch eine zweite, tiefer liegende Ebene verborgen. Denn die Fotos der in sanftem Licht ausgeleuchteten nackten Frauen im Hammam hat sie bewusst so inszeniert wie einige alte Meister, die im Hammam vor allem den westlichen Blick auf den Orient zeigen. *Das große Becken im Frauenbad von Bursa* ist so ein Bild, das der Franzose Jean-Léon Gérôme 1885 malte. Es zeigt eine ähnliche Szenerie: wie bei einem Picknick verteilte Grüppchen von Frauen, die sich im Schatten von prächtigen Bögen und Kuppeln splitternackt am und im Wasser vergnügen. Eine Frau hält das Mundstück einer Shisha in der Hand, einige lehnen vor goldenen Bechern, wieder zwei andere laufen eng umschlungen am Beckenrand entlang. Es ist eine Szenerie, die vor allem der Fantasie entsprungen ist, denn gesehen hat Gérôme das Frauenbad nie. Dessen ungeachtet prägen orientalistische Bilder wie seine unseren Blick auf die arabische Welt bis heute. Diesen Effekt wollte Al-Arashi in ihrer Ausstellung »Shedding Skin«, zu Deutsch Häutung, entlarven. »Die Fotografien spiegeln unseren romantischen Blick auf den Hammam wider, in Wirklichkeit aber ist der Hammam ein wilder, chaotischer Ort. Jeder macht überall sein eigenes Ding. Das ist wenig romantisch und schon gar nicht sexuell aufgeladen, und auch das Licht ist nie so hyperromantisch.« Ich denke an meinen Besuch im düsteren Hammam Moussine zurück und gebe ihr recht. Ein Film, den Al-Arashi ihren riesenhaft vergrößerten Bildern (manche sind mehr als drei Meter breit) zur Seite gestellt hat, stellt Klischees über arabische Frauen infrage. »Es gibt nicht diese eine muslimische Identität, und überhaupt halte ich es für das Problem der Welt nach 9/11, dass alle Araberinnen automatisch für Musliminnen, am besten noch verschleiert, gehalten werden.« Al-Arashi, Tochter eines Jemeniten und einer Ägypterin, ist in Washington aufgewachsen. Als die Terroranschläge am 11. September 2001 die Welt erschütterten, war sie gerade Teenagerin und erlebte, wie Muslime in den USA pauschal verteufelt wurden. Stereotypen sind ihr, die selbst Muslima ist, vielleicht auch deshalb verhasst. In einer ihrer frühen Serien hat Yumna Al-Arashi Frauen im Jemen fotografiert, die im Hidschab vollkommen verhüllt waren. »Das waren unheimlich starke und in vielerlei Hinsicht eigenständige Frauen. Diese Vorstellung, dass unsere Körper irgendeinem Schema genügen müssen oder so aussehen, wie andere es erwarten, das ist einfach ein Weg, um Frauen zu kontrollieren. Es macht keinen Unterschied, ob man ihnen sagt, sie müssen nackt sein, oder ob man ihnen befiehlt, den Hidschab zu tragen. Warum muss man die Körper von Frauen überwachen und ihnen sagen, auf welche Weise sie ihre Freiheit demonstrieren sollen? Das können Frauen doch sehr gut selber entscheiden.« Entsprechend lehnt Al-Arashi beides ab: sowohl den Zwang, dass Frauen verhüllt sein müssen, ebenso wie den, nicht verhüllt sein zu dürfen. Damit macht sie sich bei Konservativen im Orient wie im Okzident unbeliebt. Dass der Hammam ein Ort weiblicher Solidarität ist, das hat Al-Arashi selbst erfahren. Alleine schon als die Frauen in Beirut Schlange standen, um bei ihrem Projekt mitzumachen. Wie sie da so warteten, entsprachen sie so gar keinem orientalischen Klischee: Sie tippten auf ihren Smartphones, zogen zwischen zwei Schlucken Tee an einer Zigarette oder waren in Small Talk vertieft. »Zum Schluss mussten wir leider Frauen nach Hause schicken, weil es einfach zu viele waren, der Enthusiasmus war riesig.« Keine der Frauen hatte Probleme damit, sich nackt auszuziehen und von einer Kamera aufnehmen zu lassen, wohl wissend, dass die Bilder von ihnen später öffentlich ausgestellt würden.

Dass nackte Haut in der arabischen Welt tabu ist, ist ein Mythos, den nicht nur Yumna Al-Arashi hinterfragt. Der Ethnologe und Kulturhistoriker Hans-Peter Duerr beschreibt den Islam in seiner Studie *Nacktheit und Scham* jedenfalls als offenherziger als das frühe Christentum, in dem es Frauen verboten war, selbst kleine Kinder mit ins Badehaus zu nehmen – etwas, was in sämtlichen muslimischen Ländern toleriert wurde und bis heute wird, wie Duerr ausführt. Zugleich zitiert er aber einen Hadith, demzufolge der Prophet Mohammed öffentlichen Bädern äußerst skeptisch gegenüberstand und verfügte: »Wenn einer von euch es betritt, soll er sich bedecken.« Angeblich sei Nacktheit selbst dann eine Sünde, wenn man allein sei: »Steigt niemals ohne Lendentuch ins Wasser, denn das Wasser hat Augen«, schreibt der türkische Poet Lâmiî Çelebi und verweist damit nicht nur auf den omnipräsenten Allah, sondern auch auf die Dschinn, die in den Badehäusern umgehen. In Marokko geht die Sage vom Jnun um, der Männer im Hammam zu verführen droht. Trotzdem kommt Duerr zu dem Schluss, dass »das Zentrum des hüllenlosen Badens der Männer in den Städten Ägyptens und des Zweistromlandes gelegen haben muss« und dass es sehr wohl Sitte unter Muslimen war, vollkommen unbedeckt zu baden, Dschinn hin oder her. Das galt vor allem dann, wenn man zur Arbeiterklasse gehörte wie die meisten. Nur wer vornehm war, der bedeckte sich auch mal mit einem seidenen Tuch oder Holzsandalen. Das deckt sich weitestgehend mit meiner Erfahrung im Hammam von heute.

Vielleicht waren die Maßstäbe aber auch schlicht andere, je nachdem wohin man kam. Ibn Battuta, der im 14. Jahrhundert vom marokkanischen Tanger aus siebenundzwanzig Jahre lang durch die islamische Welt reiste, erreichte 1351 das sagenumwobene Mali, das vielleicht größte Reich der damaligen Zeit, auf jeden Fall aber das reichste. Als Malis Herrscher Mansa Musa 1324 auf dem Hadsch nach Mekka reiste, begleiteten ihn der Legende nach nicht nur Tausende Sklaven und Soldaten, sondern auch hundert Kamele, jedes einzelne beladen mit Hunderten Pfund Gold. Mansa Musa schmiss mit Gold derart um sich, dass der Goldpreis in der bekannten Welt in der Folge stark sank. Ibn Battuta war selbst kein Kind von Traurigkeit: Im Jemen beschrieb er zwischen Palmen und Gärten »äußerst schöne Frauen«, die eine Schwäche für Fremde hätten und bereit seien, diese zu heiraten. Aus Marokko kannte er das nicht, was ihn nicht davon abhielt, fünf Kinder mit ebenso vielen verschiedenen Frauen zu zeugen. Aber was er im sagenumwobenen Mali sieht, das geht ihm entschieden zu weit: Dass Frauen sich »splitternackt in der Öffentlichkeit« bewegen – gemeint ist vermutlich mit bloßem Oberkörper –, das gehöre zu den schlechten Eigenschaften des malischen Volks, beschied der Reisende. Sich mit dem nackten Körper und selbst der Erotik zu beschäftigen war allerdings zu Ibn Battutas Zeiten keineswegs unschicklich oder gar unislamisch. Abdallah Al-Tidschani, zu Battutas Zeiten Sekretär des damaligen Herrschers von Tunesien, hielt in seinen Schriften nicht nur das Schönheitsideal der Frauen seiner Zeit fest (ihm zufolge schwarze, lange Haare, lange Wimpern, spitze Nase, füllige Beine, dicker Bauch und Hintern), sondern war auch ein bekannter Religionsgelehrter. Der marokkanische Theologe Ali Ghandour kommt aus solchen und ähnlichen Quellen zu dem Schluss, dass es keinen Widerspruch zwischen sexuellen Genüssen und muslimischer Gläubigkeit gegeben habe.

Tausendundeine Nacht ist nicht nur eines der bekanntesten Werke der Weltliteratur. In den im Lauf von Jahrhunderten ständig ergänzten und veränderten Erzählungen steckt auch ein gutes Stück arabischer Kulturgeschichte. Das gilt auch für die Geschichte, die Scheherazade eines Nachts über Hassan erzählt, der einen bösen Magier überwindet und dem sich schließlich die Tür in ein wahres Paradies öffnet. Dort sieht er aus einem Versteck heraus zehn Vögel, die sich ihres Federkleids entledigen und sich als nackte Jungfrauen entpuppen, »schöner als der Mond. Sie stiegen alle in den See, badeten sich, spielten und lachten ... Er betrachtete das schöne Mädchen, das alle Menschen an Schönheit übertraf. Ihr Mund war wie Salomos Siegelring, ihre Haare wie die finsterste Nacht, ihre Augen bezaubernd wie die der Gazelle, ihre Nase wie die eines Adlers. Sie hatte Wangen wie Anemonen, Lippen wie Rubine, Zähne wie Perlen in Korallen gereiht, eine Zunge voll Süßigkeiten wie ein königlicher Tisch, einen herrlichen Busen, kurz, alle ihre Reize waren vollkommen.« Das Märchen geht noch weiter und nimmt manche Wendung, doch die Tatsache, dass Hassan – ein devoter

Muslim, wie in dieser und den folgenden Nächten immer wieder betont wird – die nackten Jungfrauen ungestraft beobachtet und detailreich beschreibt, spricht nicht dafür, dass Nacktheit verpönt gewesen wäre. In einer späteren Nacht übrigens landet Abusir, ein unglücklicher Badheizer, in einer Stadt, in der es kein Badehaus zu geben scheint. Prompt begibt er sich zum König und fordert ihn auf, ein solches zu eröffnen. Die Vorstellung einer Stadt ohne Hammam muss den Lesern des arabischen Mittelalters so absurd erschienen sein, als käme ein heutiger Reisender in eine Stadt ohne Strom. Der König lässt Abusir ein Bad bauen, spendet 10.000 Dinar, um es ordentlich auszustaffieren, und lehrt zehn junge Männer, wie sie die Gäste zu waschen, einzuseifen und abzutrocknen haben. Schon am ersten Tag besuchen der König und vierhundert vornehme Leute das Bad, und als die Königin kommen will, teilt Abusir das Bad in zwei Hälften, sodass fortan Männer und Frauen das Bad besuchen können. Von Vorbehalten, gar von höchster Stelle, ist in der Geschichte nichts zu lesen.

Woher stammt also die Überzeugung, dass Nacktheit nicht zur arabischen Welt gehört? Ein Brief aus dem Frauenbad von Sofia gibt einen Hinweis. Geschrieben hat ihn die britische Lady Mary Wortley Montague im Jahr 1717. Die Frauen im Bad hätten »im Naturzustand« gebadet, schreibt sie und erkennt immerhin an, dass diese sich dennoch »niemals lasziv oder ungehörig bewegt« hätten. Sie selbst will vom Naturzustande allerdings nichts wissen. Die britische Lady weigert sich standhaft, ihre eigene Kleidung abzulegen. Zwar wurde Lady Montague schließlich genötigt, ihren Rock zu öffnen. Doch das darunterliegende Korsett hielt man für eine Art Keuschheitsgürtel, sodass ihr weitere Entblößungen erspart blieben – was sie zweifellos begrüßte. Wenn jemand prüde war, dann sie. Und Briten wie Lady Montague schickten sich Ende des 18. Jahrhunderts an, zum zweiten Mal die Welt zu beherrschen. In Großbritanniens »imperialem Jahrhundert« zwischen 1815 und Beginn des Ersten Weltkriegs exportierte London seine prüden Ansichten in die Kolonien. Und zum Empire gehörten auch arabische Staaten wie Ägypten, Libanon, der Sudan, Somaliland, Jemen, der Irak, Palästina, das heutige Jordanien und der Oman. Deren Elite übernahm ganz überwiegend die moralischen Vorstellungen der Kolonialisten, Sexualmoral inklusive; vor allem aber übernahm sie das viktorianische Vokabular, mit dem die bisherige Moral beschrieben wurde. Für den marokkanischen Theologen Ali Ghandour zeigt sich das unter anderem darin, dass Worte wie Degeneration oder Abnormalität in der arabischen Sprache Lehnworte sind, die in der Kolonialzeit aus dem Englischen übernommen wurden. Was angemessen war und was beschämend, etwa: ob man nackt baden durfte oder nicht, das entschieden die Kolonialisten gleich auf doppelte Weise. Für die Feministin Angie Willey steht fest: »Eine Geschichte der Sexualität ist immer auch eine Geschichte des Kolonialismus.«

Die Kolonialisten kamen mit festen Vorstellungen in den Orient: einer Mischung aus Vorurteilen und Rassismus, die im 19. Jahrhundert von Orientalisten »verwissenschaftlicht« wurden. Gerade das sexuelle Leben im Orient galt als pervers, barbarisch, anormal, quasi als Gegenwelt zum viktorianischen England, was auf dessen Bewohner (wie auch auf die anderer europäischer Nationen) gleichermaßen abstoßend wie faszinierend wirkte. Nicht nur die Badehaus-Bilder eines Gérôme, sondern Dutzende literarische Werke spiegeln das wider. Gustave Flauberts inzwischen berüchtigte, zu seiner Zeit aber viel rezipierte *Reise in den Orient* liest sich wie eine Reise in den Puff, in der der Franzose über »rasierte Möschen« und »bronzefarbene Ärsche« der Ägypterinnen fabuliert und »zu Bildungszwecken«, wie er schreibt, auch mit Männern verkehrt, was »hier weitestgehend akzeptiert« sei. Kaum eine Seite in seinem Konvolut, auf der sich Flaubert nicht mit Sex beschäftigt. Wenn er ihn nicht selber hat, beobachtet er ihn (etwa bei den Eseln auf Ägyptens Straßen) oder erfindet ihn dazu. Damit sieht Flaubert, was er zu sehen erwartet, und es ist heute kaum zu glauben, dass er damit auch den Vorstellungen seiner Landsleute gerecht wurde, die Fantasien aller Art auf den so exotisch anderen Orient projizierten. »Der Orient war ein Ort, an dem man nach sexuellen Erfahrungen suchen konnte, die in Europa unerreichbar waren«, fasst der palästinensische Philosoph Edward Said zusammen. Die Darstellungen eines Flaubert hätten den Orient mit der »Freiheit des zügellosen Sexes« verbunden und damit das Bild des vollkommen fiktiven Orients geprägt, dem dann mit der kolonialen Keule begegnet wurde: Der angeblich überlegene Kolonialherr (es waren fast immer Männer) »zivilisierte« den Kolonisierten und heilte ihn so von den Übeln, die er ihm vorher angedichtet hatte. So wurden in den meisten britischen Kolonien Afrikas Gesetze gegen bis dahin akzeptierte homosexuelle Akte erlassen, von denen viele noch heute gelten. Und nicht nur das: Die koloniale Indoktrination funktionierte so gut, dass viele Afrikaner heute behaupten, Homosexualität sei unafrikanisch und von den

Kolonialisten auf den Kontinent gebracht worden. Tatsächlich brachten diese ihre Ablehnung von Homosexualität mit, die überall auf der Welt existierte.

Hinter dicken Mauern sind alte Traditionen wohl am besten geschützt. Vielleicht ist das der Grund, warum sich koloniale Moral- und Kleidungsstandards im Hammam nicht durchgesetzt haben. Zumindest nicht in Marrakesch, einer Stadt, die mehr als tausend Jahre lang allen Übernahmeversuchen standgehalten hat. Als ich am frühen Morgen das Frühstück auf dem Dach meines Riad genieße, einem der mehr als 1.500 traditionellen, palastähnlichen Häuser, die Gästen alleine in Marrakesch offen stehen, blicke ich von oben auf das Labyrinth von Gassen und Häusern, Treppen und irdenen Zinnen, auf die hinter Mauern verborgenen Gärten und die Moscheen, von deren Türmen mich am Morgen der von knisternden Lautsprechern verstärkte Ruf der Muezzins geweckt hat. Ich entscheide mich, diesen wunderbaren Ort heute nicht zu verlassen und stattdessen den hauseigenen Hammam zu testen. Wie die meisten Riads, so bietet auch meiner seinen Gästen ein eigenes Wellnessprogramm an, das einer Luxusversion der Stadtteilhammams wie des Mouassine gleicht. Und tatsächlich leiten mich sanft leuchtende Laternen die Treppe hinunter in den Hammam, den ich an diesem Morgen ganz für mich allein habe. Der angenehm warme Raum ist in einem Muster aus grünen und schwarzen Kacheln gefliest. Zwischen den zwei in die Wand eingelassenen Bänken befindet sich ein Bassin, in das aus einem goldenen Hahn ein stetiger Strom heißen Wassers fließt. Ein hölzerner Bottich steht daneben, bereit, mir die Dusche zu ersetzen. Die *beldi* liegt auf einem Tellerchen daneben. Nach dem Aufwärmen beginnt Ramadan damit, mich mit der schwarzen Seife einzuschäumen. Ramadan ist vor gut zwanzig Jahren von Nigeria nach Marokko gekommen. Längst ist er ein erfahrener Hammamji, der die marokkanischen Traditionen aus dem Effeff beherrscht. Nach der Gommage, die mir kaum sanfter scheint als am Vortag (vielleicht haben ich und meine verbliebenen Hautschichten uns aber auch nur noch nicht daran gewöhnt), mischt er den Saft einer in einem goldenen Schälchen bereitstehenden Orange mit Ghassoul, der Lavaerde aus dem nahen Atlasgebirge. Die Paste soll helfen, die Haut zu regenerieren, was ich eine großartige Idee finde. Und es scheint auch zu wirken, bis Ramadan mit der Massage beginnt. Ich beiße die Zähne zusammen und beginne ein Gespräch über seine Heimat Nigeria, um mich vom Ziehen und Zerren in meinen Gliedmaßen abzulenken.

Ramadan stammt aus einem Dorf in Osun im Südwesten Nigerias. Er ist Yoruba und gehört damit zu einem Volk, das schon in unserem Mittelalter für die Gründung prächtiger Städte berühmt war. Nach ihrem Mythos soll sogar die Menschheit in der heiligen Stadt Ile-Ife geboren sein. Als Ramadan erfährt, dass ich auf der Suche nach der Nacktheit nach Marrakesch gekommen bin, erzählt er mir von einem Erlebnis, das er als Heranwachsender hatte: Auf der Suche nach seinem Vater, der im Palast des örtlichen Herrschers arbeitete, gelangte er in einen Raum, der der Fruchtbarkeitsgöttin Oshun geweiht war. »Der Raum war voller Statuen aus dunklem, glänzendem Holz, und die Bildnisse raubten einem vielleicht Elfjährigen wie mir den Atem: Jedes Abbild war wunderschön, mit vollen Brüsten, perfekten Rundungen, Kussmund und Mandelaugen – ich war hingerissen.«

Manche Statuen zeigten eine hockende Oshun, wie sie ein Kind gebar. »Als mich ein Angestellter entdeckte, warf er mich gleich aus dem Raum und schloss die schwere Holztür hinter uns – diese freizügigen Statuen waren absichtlich in einen Nebenraum gebracht worden, damit man sie nicht zufällig sah.«

Heute weiß Ramadan, dass die Vorfahren seiner Mutter noch so barbusig durch die Straßen liefen, wie Oshun es in den hölzernen Statuen ist. »Die Yoruba waren immer schon ein sehr gottesfürchtiges Volk, und es gab auch immer einen höchsten Gott unter den vielen – was heute anders ist, das ist der Puritanismus.« Dass es in seiner nigerianischen Heimat heute praktisch keine nackten Abbilder mehr in der Öffentlichkeit gibt, führt er auf zwei Einflüsse zurück: »Die Ausbreitung des Islams von Arabien aus in den Norden und die der Briten mit ihren Missionaren von der Küste im Süden. Die waren sich in praktisch nichts einig außer in einem, nämlich darin, dass Nacktheit das Werk des Teufels ist.« In der Sprache der Yoruba, erzählt mir Ramadan mit einem schallenden Lachen, ist »des Teufels« ein besonderer Wortwitz. Denn als die Unterdrücker aus Nord und Süd für die Yoruba nach einem Wort suchten, das dem bis dahin unbekannten Satan am nächsten kam, landeten sie bei »Èshù« – einem heimtückischen Yoruba-Gott, der seine Gestalt wandeln kann und als Gott von Wandel, Zufall und Gefahr Wandernde an Wegkreuzungen in die Irre führt. Einer seiner Spitznamen lautet, ich schaute es später nach, »A-báni-wá-òràn-bá-ò-rí-dá« – der, der den Unschuldigen Probleme bereitet. Für seine Hochstapelei setzt er der Sage nach ein ganz besonderes Instrument ein: seinen Penis. »Es wird erzählt, dass Èshù einmal seinen Penis in eine Brücke verwandelte, über die Wanderer einen reißenden Fluss überquerten. Und als sie das taten, brach er den Penis entzwei.« Tatsächlich sei Èshù nicht nur ein Mann, sondern in vielen Abbildern auch als Mann und Frau zugleich abgebildet, in manchen Geschichten ist er mal Mann, mal Frau. Den Yoruba war dabei offenbar bewusst, dass sich der Wandel nicht nur im Körper, sondern vor allem im Geist abspielt. Darauf lässt jedenfalls ein Sprichwort schließen, von dem Ramadan mir berichtete: »Wenn etwas den Geist verwirrt, dann sagen wir in Yoruba: Da hat Èshù jemandem seinen Phallus ins Gehirn gestoßen.«

Egal, ob Èshù mit erigiertem Phallus oder als Mannfrau abgebildet wird: Seine Statuen sind im heutigen Nigeria genauso selten öffentlich zu sehen wie die Abbilder der Fruchtbarkeitsgöttin Oshun. Doch nicht überall auf der Welt ist es so, dass der Glaube puritanisiert und Kulturen alles Nackte ausgetrieben wurde. An manchen Orten ist das Nackte heilig, und jahrhundertealte Traditionen sind bis heute erhalten geblieben. So etwa in Japan.

Konomiya, Japan

Hüllenlos durch die Nacht

Von den schneebedeckten Bergen her bläst ein eisiger Wind, das Thermometer zeigt null Grad im Schatten. Es ist Februar. Neben mir springt ein rasender Japaner mit pinkem Irokesenschnitt auf und ab und schreit mir seit einer gefühlten Ewigkeit die Worte »Wassoi, wassoi, wassoi« ins Ohr – wenn er nicht gerade in eine schrille Trillerpfeife bläst, die um seinen Hals hängt. Von vorne schütten Schreinwächter eisiges Wasser aus Holzkübeln in die Menge, und das heißt: auch auf mich. Von unten hat der Schlamm sich längst durch die Schlappen aus dünnem Baumwollstoff gesaugt, und von hinten drücken mich ein paar Hundert andere unaufhaltsam meinem Schicksal entgegen. »Wassoi, wassoi, wassoi.« Ich schreie mit. Schließlich bin ich hierher nach Konomiya im Westen der japanischen Hauptinsel Honshu gekommen, um zusammen mit gut 9.000 anderen nackten Männern mein Glück zu suchen. Um ehrlich zu sein: Bis jetzt sieht es nicht gut aus.

Dabei habe ich die Tage in Japan bereits genutzt, mich einzugewöhnen. Die Straßen von Konomiya sind nicht der erste Ort, an dem ich mich in Japan öffentlich ausgezogen habe.

Das erste Mal passierte es in Tokio, unweit der Einkaufsmeile Ginza, wo die Neontafeln und Werbungen ganze Hausfassaden füllen und im Zwielicht des hereinbrechenden Abends eine unwirkliche Atmosphäre verbreiten. Doch in den Hochhausschluchten einer Seitenstraße, die ich bis zum Ende durchgelaufen war, erleuchtete nur eine funzlige Glühbirne die drei weißen, winzigen Schriftzeichen auf schwarzem Grund. War ich hier wirklich richtig? Zwei Trittstufen führten von der Straße weg in einen engen Gang zwischen zwei Häuserblocks. Nur wenig Licht drang durch Glastüren nach draußen, die von außen mit zwei Stoffbahnen abgehängt waren: die eine rot, die andere blau. Das musste er sein, der Eingang zum Sentō Ginza-Yu. Unschlüssig stand ich davor. Dann schob ich den blauen Stoff zur Seite und öffnete die Schiebetür.

Das Aluminium glitt leicht und beinahe geräuschlos auf, aber die Kassiererin hatte mich trotzdem gehört. Sie thronte einen halben Meter über mir hinter einem hölzernen Tresen. Ihr »Bandai«, wie der Ausguck in Japan genannt wird, war so hoch, dass Besucherinnen und Besucher einander nicht sehen konnten. Das konnte nur die Kassiererin, die jetzt stumm vierhundertsechzig Yen von mir verlangte, knapp fünf Euro. Der Preis für die Benutzung des Sentō, des japanischen öffentlichen Bads, ist festgelegt: Er entspricht exakt dem, was eine Schale Soba-Nudeln kostet. Die Nudeln aus Buchweizenmehl können eine Delikatesse sein, aber ohne alles gleichen sie einer Armenspeisung; damit sich auch die weniger Betuchten ein Bad leisten können, orientiert sich der Preis an ihrer Kost. Die Kassiererin gibt mir Wechselgeld und einen Schließfachschlüssel. Die Schuhe lasse ich am Fuß der Treppe in einem Fach aus orangefarbenem Plexiglas stehen, nach oben ins eigentliche Bad darf ich nur barfuß. Früher, gerade in der Nachkriegszeit, trafen sich in den Sentōs ganze Nachbarschaften. Dann war Zeit fürs Großreinemachen, schließlich besaßen die wenigsten Wohnungen ein Bad. Das ist heute anders. Selbst die kleinsten Unterkünfte sind mit einem »Toto Washlet« ausgestattet, einer Mischung aus Hightechtoilette und Waschbecken. Viele haben außerdem noch eine Dusche, aber eine Badewanne ist bis heute Luxus. Auch deshalb gibt es noch sechshundert Sentōs in der Metropole Tokio mit ihren 35 Millionen Einwohnerinnen und Einwohnern. Sentōs sind außerdem auch Orte zum Entspannen und Abschalten. In Japan, wo sonst von früh bis nachts gearbeitet wird, eine Seltenheit.

In der Umkleide schaue ich mich um: ein Raum für alle. In der Ecke steht der in Japan ubiquitäre Getränkeautomat, davor zwei Reihen mit knapp fünfzig halbhohen Schließfächern. Zum Ausziehen bleiben nur die engen Gänge dazwischen. Im Vergleich zu Tokioter Badezimmern mögen die Sentōs luxuriös groß sein, im Vergleich zu deutschen Schwimmbädern oder auch nur Fitnesszentren sind sie winzig. Ich schließe mein Schließfach auf und halte noch einmal inne. Ich bin nervös, so nervös, dass ich zunächst mein Handtuch im Hotel vergessen hatte – ich musste noch einmal zurücklaufen. Denn bei der Vorbereitung auf meinen Besuch im Sentō habe ich im Internet so viele Regeln gefunden, dass ich fürchte, sie nicht alle gleichzeitig behalten und befolgen zu können. Sich an Regeln zu halten aber, so lehrt jeder Japan-Reiseführer, ist essenzieller Teil der Landeskultur. Sechs Regeln hängen gleich vor mir an der Wand, mit süßen Mangafiguren illustriert und als Einziges im Sentō auch auf Englisch verfasst. Erste Regel: Unterwäsche ausziehen, bevor es ins Bad geht. Ich nicke. Deshalb bin ich hier. Gut waschen, bevor du ins Schwimmbecken steigst. Handtuch nicht ins Becken fallen lassen. Die süßen Mangafiguren haben ihre auf den Köpfen abgelegt. Die Dusche nur im Sitzen benutzen, keinesfalls beim Duschen aufstehen. Das erstaunt mich schon eher. Im Bad nicht die Unterwäsche waschen – okay, leuchtet ein. Und schließlich: Erst abtrocknen, dann wieder in die Umkleide. Dazu kommen noch die Regeln, die angebliche Experten im Internet verbreiten. Keine Tattoos heißt es da etwa, denn die tragen in Japan vor allem die Kriminellen der Yakuza. Wer auch nur eine kleine Tätowierung sein Eigen nenne, könne den Sentō-Besuch vergessen. Zum Glück bin ich nicht tätowiert. Doch das ist nicht alles. Unbeschnittene Männer sollen darauf achten, die Vorhaut zurückzuziehen, denn alles andere sei unglaublich unhöflich, heißt es. In Japan übten das schon kleine Jungs; irgendwann bleibe die Vorhaut dann automatisch oben. Bei Europäern, denen ein paar Jahrzehnte Übung fehlen – tja, ich werde sehen.

Nackt und auf alle geschriebenen und ungeschriebenen Regeln zugleich konzentriert öffne ich die Schiebetür aus Aluminium, die diesmal vernehmlich quietscht. Ein Schwall heißer, feuchter Luft empfängt mich. Keiner der sechs Badenden schaut auf. Freitagabend, 19 Uhr. Ich hatte angenommen, Japaner hätten jetzt etwas Besseres zu tun, als ins Sentō zu gehen. Aber der kleine Raum ist schon zur Hälfte gefüllt. Ich nehme mir einen babyblauen Hocker aus Weichplastik und eine der neongelben Schüsseln, die hinter der Schiebetür gestapelt sind. Dann schaue ich zum ersten Mal bewusst in den schlichten Raum, an dessen beigen Kacheln Tropfen herunterlaufen. An der Stirnseite sind zwei Becken eingelassen, über ihnen prangt eine Szene aus der Ginza mit Bürotürmen und Neonreklamen aus Mosaiksteinen. Ich suche die beiden Reihen aus Duschen und Wasserhähnen nach einem freien Platz ab. Vorsichtig versuche ich, den Platz mit dem größten Abstand zum Nachbarn zu finden. Da räumt einer seine Dusche, ich lasse mich mit Hocker und Schüssel nieder. Und stoße mit den Knien gegen die Wasserhähne, das rechte gegen das Heiß-, das linke gegen das Kaltwasser. Unwillkürlich zucke ich nach vorne und schlage mein Kinn auf den Duschkopf. Immerhin verstehe ich jetzt, warum man nicht im Stehen duschen soll. Die Duschen sind dafür gemacht, sich im Sitzen zu reinigen. Zwischen den Armaturen verläuft ein Spiegel, den ich erst kaum bemerke, so beschlagen ist er vom Wasserdampf. Und jetzt?

Mein Nachbar zur Linken sitzt unbewegt auf seinem Hocker und lässt den Kopf nach unten hängen, als würde er seinen mächtigen Bauch von oben begutachten. Mein Nachbar zur Rechten ist unter dem Schaum auf seinem Körper verschwunden. Er seift sich ein, als hätte er den Tag zwischen mehreren Fritteusen verbracht, aber vielleicht ist das ja tatsächlich der Fall. Also klemme ich mein Handtuch hinter die Dusche, spritze mich ab und nehme dann doch lieber den Eimer, um das Wasser im eigenen Tempo über meinem Körper zu verteilen. Dann inspiziere ich die riesigen Spender, die vor uns auf der Kante stehen, und seife mich mit dem Inhalt des neongrünen ein. Jetzt verstehe ich, warum mein Nachbar aussieht wie eine Wolke. Der Schaum macht seinem Namen alle Ehre. Ihn mit Eimerduschen wieder zu entfernen, ist gar nicht so einfach. Mehrfach möchte ich aufstehen, um ihn einfach abzuduschen, doch genau das soll man ja nicht. Und so vollführe ich gymnastische Übungen, bis ich nach einer gefühlten Ewigkeit sauber bin. So sauber wie noch nie, glaube ich. Ich lege mir das Handtuch auf den Kopf und gehe vorsichtig zum Beckenrand.

Das Becken ist blau gekachelt, so wie das öffentliche Schwimmbad zu Hause. Da hören die Ähnlichkeiten dann aber auch schon auf. Am ehesten erinnern die Becken an große Eisbäder, wie manche Saunen sie vorhalten. Zusammen passt vielleicht ein halbes Dutzend Gäste ins Bassin, gut, dass man zwischendurch immer wieder rausgeht. Der Umlauf aus schwarzem Marmor fühlt sich angenehm kühl an. Ich steige möglichst schnell ins Wasser – und muss die Zähne zusammenbeißen, um nicht zu schreien. Es ist heiß! Ich schaue auf die vom Kalk weiß angelaufene Anzeige, die ich für ein antikes Druckmessgerät gehalten hatte. Tatsächlich ist es ein Thermometer, und das zeigt über 40 Grad Celsius. Dazu wird Luft ins Becken gepumpt, was das Wasser auf der Haut noch heißer scheinen lässt. Eine Art flüssige Sauna. Das hatte ich nicht erwartet, und ich bin vielleicht nicht der Einzige. Der ergraute Japaner, der nach mir ins Becken steigt, macht laute Geräusche wie ein Teekessel kurz vor dem Pfiff. Zweimal, dreimal. Dann schnauft er noch einmal, und es wird wieder still. Zumindest in diesem Sentō scheint Baden eine ruhige Angelegenheit zu sein, es wird nicht einmal getuschelt. Die Gäste kennen sich offensichtlich nicht, was sich auch nicht ändert, als es immer voller wird. Die Klientel ist gemischt: junge Männer, solche in den besten

Jahren und ein paar Senioren. Manche von ihnen bevorzugen den Besuch im Fitnessstudio, andere offenbar lieber jenen in Restaurants. Mein in seinen Bauch vertiefter Nachbar von der Dusche hat jetzt seinen Kopf erhoben und rasiert sich konzentriert mit einem der Einwegrasierer, die die Kassiererin verkauft. Mir ist schleierhaft, wie er im Dunst sein Kinn, geschweige denn Stoppeln erkennen kann. Nachdem ich fünf Minuten im vielleicht ein Meter tiefen Becken gesessen habe, gleicht meine Hautfarbe der der Garnelen, die ich gestern Abend gegessen habe. Ich stehe auf, mir wird schwindlig. Ich greife auf meinen Kopf, das Handtuch ist wie durch ein Wunder noch da, und steige aus dem Becken. Auf meinem Plastikhocker lasse ich als Erstes erschöpft den Kopf hängen. Ich betrachte meinen Bauch von oben. Jetzt verstehe ich meinen Nachbarn. Er war mir einfach eine Runde voraus.

Voraus sind die Japaner mir auch sonst, vor allem bei den angeblichen Regeln. Mein neuer Nachbar ist am halben Körper tätowiert, es schert ihn nicht und auch sonst niemanden. Als ich mich zum zweiten Mal ins Wasser traue, schnappt sich ein schlecht rasierter, schlaksiger Halbwüchsiger meinen Hocker und meine Schüssel. Dass da noch welche hinter der Tür stehen, interessiert ihn nicht. Überhaupt, fällt mir auf, habe ich als Einziger mein Handtuch auf dem Kopf. Erst als ein älterer Herr im Becken neben mir Platz nimmt und sein Handtuch ebenso auf den Kopf legt, atme ich auf: Es handelt sich also doch nicht um einen Scherz, um sich über Ausländer lustig zu machen. Die Vorhaut der Japaner, die ich gesehen habe, war dagegen tatsächlich zurückgezogen. Wenn Sie wissen wollen, ob der Trick bei denen klappt, die das nicht seit früher Jugend üben: Probieren Sie es aus, lieber

Leser, oder, liebe Leserin, fragen Sie einen Mann Ihres Vertrauens. Vielleicht traut er sich, Ihnen davon zu erzählen. Unterwäsche wäscht hingegen niemand, und Badehose trägt auch keiner. Diese Aufforderung wendet sich vermutlich ausschließlich an Zugereiste. Dass man im Sentō nackt seinen Körper pflegt, badet und abkocht, ist Konsens, allerdings nach Geschlechtern getrennt, seit Japan sich vor gut hundertsechzig Jahren dem Westen geöffnet hat. Mit den Amerikanern, die Japan mit Kriegsschiffen zur Öffnung gezwungen hatten, kam auch die Prüderie nach Japan. Siebzehn Jahre nach ihrer Ankunft ließen sie die Becken nach Geschlechtern trennen und stellten Badeinspektoren ein, die über die Einhaltung des neuen Gesetzes wachen sollten. Weil die Familien, die die meisten Sentōs betrieben und betreiben, wie ihre Kunden keine Lust hatten, sich diesen seltsamen Regeln zu beugen, erfanden sie zunächst schwimmende Barrieren, die immer dann hastig aufgezogen wurden, wenn der Inspektor nahte. Danach wurden sie wieder entfernt. Das heiße Wasser soll angeblich den Stoffwechsel anregen, das Immunsystem stärken und einiges mehr. Früher erkannte man Sentōs an den riesigen Fabrikschornsteinen, mit denen der Qualm von den Holzöfen hoch über den Wohnvierteln verteilt wurde, denn das Wasser muss erhitzt werden – heiße Quellen gibt es in Tokio nicht. Inzwischen werden Sentōs mit modernen Gasthermen beheizt, aber die Schornsteine stehen meistens noch. Mit einem Blick Richtung Himmel lässt sich dadurch leicht der nächste Sentō finden.

Die ersten Sentōs wurden in Tokio gebaut, als die Stadt noch Edo hieß und ein Shogun namens Tokugawa das verschlafene Fischerdorf zur neuen Hauptstadt machte, um den Einfluss des Kaisers in Kioto einzudämmen. Das war 1603. Rund dreihundert Jahre später sorgte die junge Abe Sada bereits für einen handfesten Skandal, als sie nackt und ungerührt das Männerbad eines Sentōs besuchte. In einem Manga lässt der italienische Comiczeichner Igort die Frau im Rausgehen den versammelten Männern zurufen: »Was gibt's da zu glotzen, ihr perversen alten Säcke?« Sada wurde in den Jahren und Jahrzehnten darauf als eine Art japanische Christiane Grey berühmt und berüchtigt, die ihren Geliebten nach mindestens fünfzig Shades of Grey schließlich strangulierte und entmannte. Der Stoff wurde in Dutzenden Büchern und Filmen aufgegriffen, am bekanntesten wahrscheinlich *Im Reich der Sinne* von Nagisa Oshima. In einer bis heute von Männern dominierten Gesellschaft, die Frauen immer noch eine passive Rolle zuweist, gilt Abe Sada vielen Männern immer noch als rätselhafte Ausnahmeerscheinung, manchen Frauen aber auch als Heldin.

Davon abgesehen sind Sentōs aber kein Ort für Erotik und waren es wohl auch nicht, als sie noch gemischt waren. Eher sind sie Orte des gesellschaftlichen Nacktseins, ein sozialer Treffpunkt. Schon wer sich früher im Sentō traf, tratschte hemmungslos. Manche Samurai bestanden auf ihre eigenen Badehäuser, aber meistens mischten sich hier – und nur hier – alle Klassen und Geschlechter. Eine einmalige Börse für Nachrichten, Gerüchte und auch ernste Gespräche. »Hadaka to hadaka no tsukiai« heißt ein japanisches Sprichwort: Freunde, die gemeinsam nackt baden, sind die besten Freunde. Wer nackt badet, der reinigt nicht zuletzt auch seine Seele: Sowohl im Shintoismus als auch im Buddhismus ist das Eintauchen im heißen Wasser ein Reinigungsritual, das dem buddhistischen Badenden siebenfaches Glück verheißt. Kaisergattin Komyo badete in der von ihr errichteten Tempelanlage von Hokke-ji in Nara vor 1.200 Jahren Bettler und begründete damit die jahrhundertelang fortgeführte Tradition des »Wohltätigkeitsbadens«. Sie wird bis heute dafür verehrt.

Noch älter ist die Tradition des Hadaka Matsuri, jenes Festes, bei dem ich wenige Tage nach dem Sentō-Besuch bei Temperaturen um null in der Menge um das Glück und vielleicht auch um mein Leben kämpfe. Das Hadaka Matsuri – wörtlich übersetzt: Nacktfest – wird, so versichert mir Tanaka, seit mehr als 1.300 Jahren begangen. Tanaka muss es wissen, siebenunddreißig davon war er immerhin dabei. Und es sieht nicht so aus, als würde er bald aufgeben. Der Endfünfziger ist gedrungen, aber durchtrainiert, er strahlt Kraft und Wagemut aus. Beides wird er heute noch brauchen. Sein langes graues Haar trägt Tanaka als Künstlermähne, unter seinem dünnen weißen Bärtchen leuchtet ein freundliches Lächeln. Tanaka hat zugestimmt, mich durch diesen Tag zu führen, und das ist auch nötig, wie sich gleich zu Beginn zeigt.

Wir treffen uns in einem Schrein nicht weit von Konomiyas Zentrum entfernt, Tanaka, ich und gut vierzig andere. Es ist noch früh. Gemeinsam werden wir, so erklärt es Tanaka, als *hadaka Otoko*, nackte Männer, einen *Naoi-zasa* durch die Straßen tragen und zum Shintō-Schrein von Konomiya bringen. Dann warten wir darauf, dass der *Shinotoko* erscheint, ein junger Mann, der seit Tagen auf diesen Moment vorbereitet wird: Er fastet, wird am ganzen Körper rasiert und darf den Schrein erst am Nachmittag des großen Festtages wieder verlassen – genau dreizehn Tage nach

Beginn des neuen Mondjahres, das auch in China als Neujahrsfest gefeiert wird. Irgendwann am Nachmittag wird der *Shin-otoko* in die tobende Menge entlassen, und dann beginnt ein regelrechter Krieg: Die Menge der nackten Männer drängt zum *Shin-otoko*, um ihn zu berühren und ihm damit vorsorglich alles für das kommende Jahr drohende Unglück zuzuschustern. Mächtige Wächter versuchen, den *Shin-otoko* zu schützen, und Schreinwächter schütten zusätzlich Eiswasser in die Menge, die dadurch nur noch rasender wird. Wer Glück hat, kommt mit Schürf- oder Platzwunden davon. Vor einigen Jahren soll ein *Shin-otoko* von der Menge erdrückt worden sein, sagt Tanaka. Auf jeden Fall rät er uns: »Wenn ihr fallt, schreit nicht, euch hört sowieso niemand – greift irgendjemanden, an dem ihr euch hochziehen könnt, und zur größten Not rollt euch in eine Fötusposition zusammen und hofft das Beste.« Zustimmendes Grunzen aus der Menge, jedenfalls von denen, die zum zweiten Mal hier sind. Ich hingegen frage mich zum ersten Mal, ob ich das Glück nicht zu sehr herausfordere.

Das zweite Mal lässt nicht lange auf sich warten. Ganz nackt dürfen wir in Konomiya nicht auf die Straße. Zur Bedeckung des Geschlechts gibt es den Sarashi, eine drei Meter lange und einen halben Meter breite Art Riesenwindel aus durchscheinender weißer Baumwolle. Nachdem ich sie sorgsam aufgerollt habe, stelle ich mich nackt auf die Reisstrohmatten des Schreins. Und sofort machen sich drei Japaner unter Tanakas Anleitung daran, mir den Sarashi so anzulegen, dass er sich im Lauf des Tages nicht lockert und herunterfällt. Diese Aufgabe nehmen sie sehr, sehr ernst. Ich halte gerade wie befohlen das eine Ende des Sarashi vor meiner Brust fest, als die drei Männer die Stoffbahn zwischen meinen Beinen mit vereinter Kraft über meinen Hintern nach oben ziehen. Mir bleibt die Luft weg. Doch das ist den dreien nur recht, so können sie als Nächstes meinen Bauch einschnüren, der sich jetzt so anfühlt, als trüge ich ein Stahlkorsett. Noch während meine inneren Organe sich zwanghaft neu sortieren, ziehen die drei den Stoff wieder zwischen meinen Beinen nach oben und zurren alle dort hoffentlich noch vorhandenen Körperteile so fest, dass sich bis zum Abend garantiert nichts mehr bewegen wird. Ich hoffe, dass die Blutzirkulation noch funktioniert, und versuche zu atmen. Nicht leicht. Ich versuche, in die Hocke zu gehen. Ein stechender Schmerz zieht sich von unten nach oben. Tanaka schlägt mit seiner Pranke fest auf meine Schulter und lacht. »Gelungen, der fällt dir sicher nicht runter.«

Bei mir als Gast haben sich die drei besondere Mühe gegeben, andere Männer sind eher schief gewickelt. Doch selbst für die lockersten Versionen, die zuweilen tiefe Einblicke gewähren, braucht es beim Binden mindestens zwei starke Männer. Wer besonders gestählt ist, steht wie eine Statue im Raum und spannt die Muskeln an, während die Stoffbahn stramm gezogen wird. Dann stemmt einer der Wickelnden seinen rechten Fuß in die Seite seines Opfers und zieht so lange, bis einer von beiden vor Anstrengung stöhnt. Und weiter geht's. Erstaunlicherweise scheint der Stoff nie zu reißen. Da er ziemlich durchsichtig ist, bietet eine Art Lendenschurz vorne ein wenig Sichtschutz. Die Pobacken dagegen liegen bloß, nur zwischen ihnen garantiert der straff nach oben gezurrte Stoff maximale Unbeweglichkeit. Das Ganze ist eine Männerangelegenheit: Frauen sind beim Hadaka Matsuri nicht zugelassen.

Kikuko hat es trotzdem irgendwie geschafft, sich in den Schrein zu schmuggeln. Mit unbewegter Miene sieht sie den Männern zu, wie sie zu atemlosen Bündeln verschnürt werden. Ab und an hebt sie ihr Smartphone für ein Foto. Die winzige Hausfrau aus Nagoya ist mindestens schon so lange dabei wie Tanaka, sie ermöglicht *Geijin*, also Ausländern wie mir, die Teilnahme am Fest. Jetzt lächelt sie zufrieden, als sie das Ergebnis von Tanakas Bemühungen an mir sieht, und hängt mir ein hölzernes Amulett um den Hals. »Aber später in der Menge musst du das wieder abnehmen«, rät sie mir. »Sonst reißt jemand daran, um dich aus dem Weg zu bekommen.« Ein Krieg, kein Zweifel.

Dabei beginnt unser Tempelsturm zunächst noch friedlich. Wir müssen nämlich zuallererst den *Naoi-zasa* herstellen, und das geht so: Man nehme drei jeweils zwölf Meter lange Bambusstämme und umwickle sie mit einer scheinbar endlosen Menge von Stofffetzen, auf denen Menschen ihren Namen und ihre Wünsche festgehalten haben. So weiß der Shintō-Gott von Konomiya genau, was von wem erhofft oder erwartet wird. Einige Veteranen verknoten die aneinandergeknoteten Wünsche, die *Naoi-gire*, an den Bambusstämmen. Und dann geht es auf den Trillerpfiff los: Wir heben gemeinsam die Stämme in die Höhe und drehen sie bei jedem neuen Pfiff einmal gegen den Uhrzeigersinn. So wickeln sich die Leinen mit den Wünschen langsam um die Stämme, bis das Holz nicht mehr zu sehen ist. Um dafür genügend Kraft zu sammeln – die Stämme sind schwer –, stoßen wir zeitgleich eine Art Urschrei aus: »Wassoi!«

Die Sonne scheint, der Eiswind bläst, doch die Anstrengung wärmt uns auf. Wassoi! Das Wickeln nimmt kein

Ende. Ständig werden neue Leinen an den Stämmen befestigt. Wassoi! Ein Altgedienter, eine Art japanischer Jack Sparrow mit grauem Pferdeschwanz und Ziegenbart, geht mit einem Zwei-Liter-Kanister Sake die Reihen ab und schüttet jedem von uns den Reiswein in den Hals. Wassoi! Dass ausgerechnet nackte Männer das Glück suchen und ein vollkommen nackter, von jedem Körperhaar befreiter Mann das Glück bringen soll, hat mit dem japanischen Ideal von Reinheit zu tun, hat Tanaka mir erklärt. Nur der Nackte ist vollkommen rein und unbefleckt von jedem Makel. Wassoi! Unsere Gruppe ist eine Mischung unterschiedlichster Typen. Manche sind so klein, dass sie die Stämme eher symbolisch berühren, während andere unverzichtbare Stützen sind. Manche tragen den Bauch über ihrem Sarashi mit Stolz, andere ihre Muskelmasse, einige wie ein babygesichtiger Jugendlicher ihre Ganzkörpertattoos. Die meisten aber sind drahtig und dürr. Wo der Sarashi tief einschneidet, sind die Pobacken kaum zu erahnen. Wassoi! Gemeinsam haben wir, dass wir durchhalten und das Glück finden wollen. Doch werden wir es schaffen? Jack Sparrow hat einen neuen Sake-Container aufgetrieben und macht erneut die Runde. Gierig schlürfen alle den Reiswein herunter, der von innen wärmen und noch mehr Kraft verleihen soll. Und natürlich soll er von innen reinigen, lacht Tanaka. Echte Reinigung findet von außen und von innen statt. Wassoi! Und dann sind die Stämme unter der Masse an Stoff verschwunden, und unser *Naoi-zasa* ist fertig.

Damit geht es richtig los. Wir sind gleichermaßen aufgedreht und vorgeglüht und können es kaum noch erwarten. Unter dem Jubel der Zuschauer, die sich in der letzten halben Stunde um uns versammelt haben, machen wir uns auf in Richtung Schrein. Max, ein Student aus Florida, der als Austauschschüler in Konomiya gelebt hat, ist extra für den Matsuri zurückgekehrt. Er hat mich darauf vorbereitet, dass die gut drei Kilometer sehr lang werden können. Denn nicht nur wir drängen zum Schrein, sondern Hunderte Grüppchen aus allen Himmelsrichtungen und Entfernungen. Manche tragen ihren *Naoi-zasa* seit Sonnenaufgang, und schon nach einer halben Stunde kann ich ermessen, was das bedeutet. Denn die Stämme sind schwer, der Stoff hat sie noch schwerer gemacht, und wessen Kraft ihn wirklich trägt, ist schwer zu sagen. Unser *Naoi-zasa* und wir entwickeln uns zu einem eigenen Organismus, der sich in weiten Schlangenbewegungen schneckenartig vorwärtsbewegt. Auf dem Weg atmet er den vom Straßenrand oder von Captain Jack gereichten Sake ein und stößt ihn als brüllendes »Wassoi« aus allen Kehlen wieder aus, umgeben von einer Korona derjenigen, die kein Stück des Stamms mehr zu fassen bekommen haben und die dafür umso eifriger in Trillerpfeifen blasen, die mir noch Wochen später im Ohr klingeln werden. Manchmal werden die Pfeifen eindringlicher, die zwei vorauslaufenden Fahnenträger schreien einen Befehl, und der *Naoi-zasa* wird ratzfatz gen Himmel aufgerichtet, notdürftig gestützt an vier langen Seilen, die an seiner Spitze befestigt sind. Dann springt ein Mann den anderen förmlich auf die Schulter und zieht sich am Stamm empor, umarmt den *Naoi-zasa* auf halber Höhe und brüllt sein Glück in die Welt hinaus: Wassoi! Die, die da klettern, sind *Yakodoshi*: Sie haben das Pech, dass allein ihr Alter Unglück verheißt. Sie sind 25, 42 oder 61 und können diesen Makel nun dadurch ausgleichen, dass sie den Himmelssturm auf den

Naoi-zasa unternehmen. An diesem Tag schaffen es alle – die einen kommen höher hinaus als die anderen, und wer am Boden bleibt, muss kräftig stützen, damit der Stamm nicht zu früh fällt. Und wenn er fällt, dann fangen wir ihn auf wie Balsaholz, und es ist wirklich erstaunlich, dass an diesem Tag weder Schädel noch Arme zu Bruch gehen.

Doch wir sind noch steigerungsfähig, denn als wir auf die abgesperrte Allee vor dem Schrein einbiegen, auf der sich eine Gruppe nach der anderen einreiht und Tausende dick eingemummelte Zuschauer jubeln und schreien, da wird aus dem Götzendienst schiere Raserei. Der *Naoi-zasa* wird jetzt in rhythmischen Bewegungen in die Luft geworfen und wieder aufgefangen, darunter tänzeln wir, die Träger, bis wir ihn gekonnt mit einer Hand wieder auffangen. Auf ein Pfeifkommando dreht sich auf einmal der ganze Stamm im Kreis, erst mit, dann gegen den Uhrzeigersinn. Öfter bewegt der Stamm mich, nicht ich den Stamm, ich muss darauf achten, auf den Beinen zu bleiben. Die Kälte ist vergessen. Und als wir vor dem Tor zum Schrein stehen, halten wir alle inne. Max ruft mir eine Warnung zu, die ich nicht verstehe. Schon rasen wir auf einen plötzlichen Impuls hin durch das Tor, so wie es früher Samurai mit Rammböcken getan haben müssen, wir hasten und schreien und rennen und bleiben erst wieder stehen, als auf der anderen Seite des Shintō-Tors die Schreinwächter unsere Gabe für den *Shin-otoko* in Empfang genommen haben. Danach liegen wir uns in den Armen, gratulieren uns und prosten uns mit noch mehr Sake zu. Dann versuchen wir, wieder regelmäßig zu atmen. Und warten.

Denn erst wenn alle Gruppen ihren *Naoi-zasa* übergeben haben, beginnt im Inneren des Schreins die Vorbereitung auf den letzten Akt des Tages: das Erscheinen des *Shin-otoko*, der – wenn man ihn berührt – das Glück für uns und diejenigen bedeutet, die uns ihre Wünsche mitgegeben haben. Niemand weiß, wann genau der *Shin-otoko* sich zeigt, jedes Jahr ist das anders. Fest steht dagegen: Der für diese Rolle auserwählte junge Mann übernimmt eine ehrenvolle Aufgabe. Es heißt, man reiße sich darum, was aber nicht heißt, dass der *Shin-otoko* furchtlos in die Menge tritt. Ich jedenfalls würde angesichts der brüllenden Menge zittern vor Angst, aber so zittere ich nur vor Kälte. Während der Wartezeit heizt die Menge sich derart auf, dass viele in der Menge nach mehr Eiswasser rufen. Der sandige Boden ist längst so matschig wie der von Wacken gegen Festivalende. Die Tabi, das sind Strümpfe aus dünnem Baumwollstoff mit Gummisohle, haben wir uns mit Paketband an den Beinen festgeklebt, damit die Nachbarn sie uns nicht von den Füßen treten.

Und dann geht ein Zug durch die Menge, und das bedeutet, dass der *Shin-otoko* gekommen ist. Wie vorher unser Baumstamm, so hat auch die brodelnde Masse ein Eigenleben. Ich rage gut einen Kopf über die meisten anderen hinaus, doch das macht kaum einen Unterschied. Ich sehe nur Körper, bin mir nicht sicher, ob meine Füße überhaupt den Boden berühren. Aber ich werde in eine Richtung gespült, und das muss die zum *Shin-otoko* hin sein. Die Menge brüllt, ich brülle mit, den unübersetzbaren Urschrei »Wassoi!«. Das Eiswasser spritzt jetzt ohne Pause, vermischt sich mit dem heißen Schweiß der Nachbarn. Ich spüre die Wächter rund um den *Shin-otoko* mehr, als dass ich sie sehe. Ich strecke meine Hand aus und berühre eine glatte, warme, schlüpfrige Haut, nur für den Bruchteil von Sekunden – dann werde ich wieder rausgespült und muss kämpfen, um gegen die Strömung zum Rand des tobenden Menschenmeers zu gelangen. Und dann sind die Menschen plötzlich weg, und ich stehe alleine auf dem matschigen Sand, während hinter mir die Menge wogt und tobt. Ich sehe an mir herunter und weiß nicht recht, wo ich bin und wo ich war. Habe ich den *Shin-otoko* berührt? Mein Glück gefunden? Oder war es doch nur die Pobacke eines Nebenmannes, der Bizeps eines Wächters? Max taucht aus der Menge auf, und an ihm erkenne ich, wie wüst auch ich aussehen muss. Schrammen und Kratzer am ganzen Körper, aber der Sarashi sitzt. Andere, die aus der Menge kommen, tragen nur noch zwei Arme voller Stoff vor sich her, andere sind vollkommen nackt. Niemand stört sich daran. Jetzt bin ich mir sicher: Wir haben das Glück gefunden. Wir liegen uns noch einmal in den Armen, dann machen wir uns auf den Rückweg. Frauen am Straßenrand berühren uns, um einen Anteil unseres Glücks abzubekommen. In der Nacht wird der *Shin-otoko* all das Unglück, das er absorbiert hat, einem Kuchen aus Lehm übergeben und diesen dann vergraben. So kann es nicht mehr entwischen. Ich wünschte mir, dass er meinen Sarashi gleich mit vergräbt. Als ich meinen Unterkörper von der Strangulation des Baumwollstoffs befreie, atme ich zum ersten Mal seit diesem Morgen wieder befreit ein und aus. Jetzt brauche ich Erholung.

Doch wie erholt man sich von einem Erlebnis wie dem Hadaka Matsuri? Noch während auf dem Handy Glückwünsche, Fotos und Videos meiner Mitstreiter eintreffen, mache ich mich auf den Weg in die Berge. Ein Onsen, eins der Naturbäder, die sich aus heißen Quellen speisen, scheint mir genau das Richtige zu sein, um die Kälte aus meinem

Körper zu kriegen. Mehr als 3.000 Onsen gibt es im ganzen Land, denn weil unter Japan gleich vier Kontinentalplatten zusammenstoßen – die eurasische, die nordamerikanische, die philippinische und die pazifische –, gibt es nicht nur reichlich Erdbeben, sondern auch heiße und mit Mineralien versetzte Thermalquellen, die aus dem Erdinnern gespeist werden. In den großen Becken, die das Thermalwasser auffangen, sitzt man quasi mit dem nackten Hintern auf einem Vulkan. Dafür fühlt es sich verdammt gut an. Ein kühler Wind wirbelt Schnee von den Ästen auf. Die Kristalle brechen die Strahlen der noch tief stehenden Sonne, bevor sie sich mit dem aufsteigenden Wasserdampf vermischen. Ich sitze in dem heißen Bad und schaue dem Schauspiel zu, das eine fast meditative Wirkung entfaltet. Gut, nicht auf jeden. Die beiden japanischen Paare, die sich gegenüber von mir häuslich eingerichtet haben, sind in Plauderlaune. Der Gesprächsstoff geht ihnen ebenso wenig aus wie der Nachschub an Sapporo-Bier. Einer holt zuverlässig Dose um Dose und stellt sie auf den Findlingen ab, die über das schwarze Natursteinbecken verteilt sind. Gemeinsames Baden ist in Japan eben doch eine kommunikative Angelegenheit, denke ich, bevor ich für einen Moment einschlummere.

Die Quellen von Takaragawa sind im ganzen Land berühmt. Viele Tokioter kommen mit dem Shinkansen für einen Tag hierher in die Berge, um sich zu erholen. Für mehr Wellness bleibt im harten Arbeitsalltag keine Zeit. Früher, vor Jahrhunderten, zogen Bauern und kleine Beamte alle paar Jahre einmal mit ihren Familien für ein paar Tage über Land, um es bis zu den heißen Quellen zu schaffen, denen diverse Heilkräfte nachgesagt werden. Klar, dass solch wertvolles Wasser dem ganzen Körper zugutekommen soll. Im Onsen wird traditionell nackt gebadet, auch damit der Körper das Wasser richtig spüren kann. In manchen Onsen sprudelt kohlensäurehaltiges Wasser leicht auf der Haut. Schwefelhaltiges Wasser ist trotz seines Geruchs nach faulen Eiern beliebt, weil es die Haut besonders weich macht, säurehaltiges Wasser, weil es viele Hautinfektionen heilen soll. Die Quellen von Takaragawa gehören zu den leicht alkalischen, die zur Reinigung und Erneuerung der Haut beitragen. Getrunken heilt das Wasser angeblich auch Magen- oder Darmbeschwerden. Angesichts des fantastischen Essens, das im traditionellen Hotel, dem Ryōkan aus Holz, gleich nebenan serviert wird, kann ich das selbst nicht ausprobieren. Wenn ich mich nachts zum Schlafen auf den Futon lege, der jeden Abend auf den Reismatten ausgerollt wird, plagt mich gar nichts.

Das Wort *hadaka*, nackt, hat im Japanischen eine natürliche Unschuld eigen. Im alten Japan war es – gerade in den schwülen Sommermonaten – für die Landbevölkerung am einfachsten, sich durch das Ablegen der Kleidung abzukühlen. Oft erledigten Bauern die Feldarbeit mit nicht mehr als einem Lendenschurz am Leib, sodass der Schweiß schnell an der Luft trocknen konnte. Der Staub des Tages wurde dann am Abend abgespült; wo es heiße Quellen gab, auch dort. *Hadaka* wird in der japanischen Poesie deshalb als *kigo*, wörtlich übersetzt Jahreszeitenwort, dem Sommer zugerechnet. Das bedeutet: Jede Japanerin, jeder Japaner denkt bei *hadaka* unweigerlich an Sonnenstrahlen, blauen Himmel ... Sommer eben. Der in der zweiten Hälfte des 19. Jahrhunderts lebende Dichter Masaoka Shiki beschreibt das nackte Bad in den heißen Quellen in einem seiner Haiku als geradezu spirituelles Erlebnis:

Yama no yu ya
hadaka no ue no
amanogawa

Übersetzt bedeutet es in etwa: Heiße Quellen in den Bergen, hoch über den nackten Badenden, der Fluss des Himmels. Ich schaue hoch in den Himmel und träume vom Sommer.

Was das jahrhundertelang so selbstverständliche nackte Baden im Onsen angeht, kam zu eben der Zeit, als Masaoka Shiki dichtete, der Kaiser dazwischen. Unter wachsendem Einfluss vor allem amerikanischer Handelspartner, die dem nackten Umtreiben ein Ende setzen wollten, setzten die Beamten von Kaiser Meiji in den meisten Onsens eine Geschlechtertrennung durch. *Konyoku*, gemischtes Baden, ist seither selten geworden. Nicht in Takaragawa allerdings, einem der Orte, an denen Männer und Frauen bis heute gemeinsam baden dürfen. Was Kaiser Meiji nicht schaffte, gelang einhundertfünfzig Jahre später Touristen aus dem Ausland. Nachdem YouTuber, Instagrammer und Influencer aller Art die Quellen für sich entdeckt hatten, änderte der Eigentümer des Onsen wenige Wochen vor meinem Besuch die Regeln: Männer müssen jetzt einen Lendenschurz, Frauen ein Badekleid tragen, selbst in dem Pool, der einzig den Frauen vorbehalten ist. Ob sich Gäste beschwert haben, will mir die freundlich lächelnde Rezeptionistin nicht verraten. Das wäre für japanische Verhältnisse wohl auch zu unhöflich. Doch warum sonst sollte eine Tradition wie diese auf einmal beendet sein? Klar ist: Nicht alle Japaner halten sich an das neue Nacktverbot. Das finde ich bald selbst heraus.

Der japanische Schriftsteller Tanizaki Jun'ichirō sagte Frauen die Kunst nach, Zuneigung und Verlangen unbewusst in Gesten und Worten gerade nur so sehr anzudeuten, dass sie einen »unaussprechlichen Zauber« wirken, wie er schreibt. Auch wenn Jun'ichirōs vor fast einem Jahrhundert verfasster Text *Liebe und Sinnlichkeit* heute in vielerlei Hinsicht als frauenfeindlich empfunden werden kann, so beschwört er doch die Sublimität des Körpers herauf und sieht diese verblassen, wenn der nackte Körper kein Geheimnis mehr birgt: »Eine noch so schöne Frau hat, wenn sie einmal völlig nackt dasteht, nichts mehr, was sie enthüllen könnte.« An so profane Gelegenheiten wie das Bad dachte Jun'ichirō dabei freilich nicht. Dort setzte er, wie bis heute fast alle Japaner, die Nacktheit als völlig normal voraus. Die Aura einer Frau, die dem Bad entsteigt, bezeichnen Japaner als *iki*. Es ist einer der vielen Begriffe, die es im Japanischen für Facetten der Schönheit gibt, ein ästhetisches Ideal, das auch besonders talentierten Geishas zugesprochen wurde, die Lebenserfahrung und Weltgewandtheit, Unschuld und Esprit und vieles mehr in sich vereinten. Es ist schwer, mit deutschen Worten zu beschreiben, was alles in dem Begriff steckt. Das Verführerische im *iki* der Gebadeten jedenfalls liegt, so wird es mir erklärt, in der Erinnerung an die Nacktheit, die selbst im angekleideten Körper noch nachscheint. In seinen Farbholzschnitten porträtierte der Maler Kitagawa Utamaro im 18. Jahrhundert viele Frauen, die gerade dem Wasser entstiegen waren, wobei er versuchte, ihr *iki* für die Ewigkeit festzuhalten.

Am ruhigsten sind die Bäder von Takaragawa in der Schwärze der Nacht. Der Mond ist hinter Wolken verborgen, Sterne sind keine zu sehen. Nur dort, wo grob behauene Stufen ins Naturbecken führen, ist es hell. Das Licht vereinzelter Laternen am Beckenrand verschwimmt im Nebel des aufsteigenden heißen Wasserdampfs. Stille. Offenbar bin ich allein. Ich lege meine Yukata, den japanischen Bademantel aus Baumwolle, auf einem Stein ab und bewege mich mit den Füßen tastend durch die Nebelsuppe. Erst bin ich vollkommen orientierungslos. Dann erkenne ich im fahlen Schein einer Laterne am Beckenrand die Buddhastatue, die den Einlass des heißen Quellwassers markiert. Ich setze mich auf den Steinboden und fühle die wohlige Hitze in mir aufsteigen. Der Schnee leuchtet matt, hinter mir rauscht ein Bergfluss. Ich schließe die Augen und höre nach Minuten absoluter Stille ein sanftes Platschen, das, erst kaum zu hören, langsam lauter wird. Sind das Schritte? Ich schaue in den Nebel. Und sehe eine verschwommene Gestalt auf mich zukommen, die in einem hinteren Teil des großen Beckens verborgen gewesen sein muss. Erst ist es nur ein Schemen, doch mit jedem sanften Platschen kommt er näher, werden die Umrisse schärfer. Aus dem Nebel tritt wie ein Geist eine Japanerin, im Licht der Laterne leuchtet ihre Haut wie das Reispapier, das auf die Wände meines Zimmers gespannt ist. Tropfen laufen über ihre nackte Brust und den Bauch hinunter. Von einem Badekleid keine Spur. Als sie mich entdeckt, steht sie nur noch wenige Schritte von mir entfernt. Sie lächelt und verneigt sich höflich. Dann geht sie unbeirrten Schrittes an mir vorbei in Richtung der Stufen, die aus dem Bad hinausführen. Als die Wolken aufreißen, beleuchtet das

Mondlicht kurz die Wasserperlen auf ihrem Rücken. Dann ist die Gestalt verschwunden. Ich staune ihrem geisterhaften Wesen noch Minuten hinterher, versuche, die Schritte im Wasser zu erlauschen. Doch der Nebel schluckt jedes Geräusch.

Zurück bleibt ihr *iki*.

Wipperfürth, Deutschland

Das Wandern ist des Nackten Lust

Eigentlich hätten es die Karpaten werden sollen: eine Wanderung durch den wilden Gebirgszug in Rumänien, an der Grenze zur Walachei. »Wir haben die Fagaras-Berge in Betracht gezogen, nicht nur weil sie die höchsten Berge der Karpaten sind, sondern auch weil sie herrliche Landschaften und Abwechslung bieten«, schrieb mir Anna, die die Wanderung von Bukarest aus organisierte. »Wir wollen eine Hütte mieten und dann jeden Tag auf verschiedenen Wanderwegen durch die Berge ziehen«, schrieb sie mir. Die Fagaras-Berge gehören zu den einsamsten Regionen der ohnehin schon entlegenen Karpaten. Das dürfte auch ein Grund für die Ortswahl gewesen sein, denn Anna und ihre Freunde wollten nackt durch die Karpaten wandern. Und ich natürlich auch. In Gedanken sah ich mich bereits die dunklen Wälder durchstreifen, nicht weit vom Schloss Fürst Draculs entfernt, jenes Fürsten, der in seiner literarischen Form als Dracula weltberühmt wurde. Doch dann machte uns ein Anstieg der Corona-Infektionen einen Strich durch die Rechnung. Anna sagte die Reise ab. Und statt in den Karpaten stand ich eines Morgens auf einem Parkplatz am Rand von Wipperfürth im

Bergischen Land, wo ich als Kind am Wochenende mit meinen Eltern Waffeln essen ging. Ordentlich angezogen natürlich.

Als ich den Wagen parke, bin ich das auch. Helmut und zwei seiner Bekannten unterhalten sich bereits, auch sie noch in voller Montur. Ich steige aus und begrüße die kleine Runde. Einer ist aus Frankfurt, der andere aus Osnabrück angereist. Wir unterhalten uns. Bis zum verabredeten Start bleibt noch etwas Zeit. Ulrich aus Frankfurt ist ein Nacktwanderer mit jahrelanger Erfahrung, für Peter aus Osnabrück ist die ganze Chose noch etwas neuer. Die Sonne scheint kräftig vom Himmel, obwohl es schon September ist. Zumindest kalt sollte es uns also nicht werden. Kalte Füße habe ich trotzdem, bildlich. Nach zehn Minuten hält ein weiterer Wagen, Richard steigt aus. Ihn hat Helmut mir schon angekündigt: ein eiserner Barfußwanderer, seit achtzehn Jahren barfuß bis zum Hals. »Ein einziges Mal habe ich gesehen, wie er aufgeben musste«, erzählt Helmut. »Da lag frischer, spitzer Split auf einem Weg im Sauerland.« Das war selbst für Richards gestählte Hornhaut an den Fußsohlen zu viel. Ein Motorrad fährt vor, ein weiterer Mitwanderer steigt ab und grüßt uns. Er legt den Helm in den Kofferraum von Richards Auto und dann ab. Man kennt sich. Als Letzter fährt Friedrich, ein weiterer Stammgast, auf den Parkplatz. Wir sind vollzählig. Und dann, auf ein stilles Kommando hin, ziehen alle ihre Kleidung aus. Nur die Wanderschuhe behalten wir an, mit Ausnahme von Richard, versteht sich. In den Rucksack habe ich Wasser gepackt, eine Brotzeit, ein Handtuch und ein paar Shorts. Darauf hat Helmut bestanden, warum, werde ich noch erfahren.

Erst einmal gibt er den Startschuss. »Es ist Viertel nach zwölf, ich glaube, dann können wir mal los.« Mit mir sind wir sieben, von zwölf, die sich angemeldet haben. Helmut, der zu seinem Nichts einen kleinen Rucksack und einen Strohhut mit breiter Krempe trägt, wirkt ein bisschen enttäuscht, aber nicht entmutigt. Mir steht die erste Mutprobe dagegen gleich bevor: Vom mit Büschen blickgeschützten Wanderparkplatz geht es auf die Dorfstraße, am Ausflugscafé (noch geschlossen) und einigen Wohnhäusern vorbei. Der Postbote kommt uns entgegen, Helmut hebt die Hand zum Gruß. Überhaupt wird er und werden wir heute viele Menschen grüßen: das Paar, das auf einer Bank am See sitzt, ihren Collie (er sieht aus wie Lassie) zu Füßen. Mehrere Radfahrer, die den Stausee entlangbrettern. Und die beiden Frauen, die uns zweimal begegnen und die uns eine Frage stellen werden. Aber der Reihe nach. Der Postbote schaut starr nach vorne, als bemerke er uns nicht. Einige Wanderer, denen wir später begegnen, werden es ähnlich halten.

Helmut ficht das nicht an. Er ruht in sich. Sein Hobby hat er nie verschwiegen. Als er noch gearbeitet hat, war er beruflich in Kernkraftwerken unterwegs, deren Belegschaft nicht unbedingt als die Hippies unter den Berufsgruppen gilt. Irgendwann, als Helmuts Chef mitbekam, dass er an den Wochenenden nackt wandern ging, fragte er in einer Abteilungsleiterversammlung: »Leute, ich habe Nacktwanderer immer für Spinner gehalten, jetzt ist einer von meinen Leuten einer davon. Was haltet ihr denn davon?« Und tatsächlich habe niemand etwas eingewendet, sagt Helmut und klingt noch immer überrascht. Viele hätten gut verstehen können, was er am Wandern ohne Hüllen so liebt: den Körper direkt mit Luft und Sonne in Kontakt treten zu lassen, den Schweiß an der frischen Luft trocknen lassen zu können, Teil der Natur zu sein. Als ihn später einmal Kunden darauf ansprachen, ob er das sei, der da in einer Fernsehsendung nackt gewandert sei, verleugnete er sein Hobby nie, sondern stand dazu. Und er habe dafür nur positive Reaktionen geerntet, sagt er. Ins Gespräch vertieft haben wir die Häuser am Rand der Neyetalsperre schon hinter uns gelassen. Ob uns jemand von seinem Garten aus gesehen hat, habe ich gar nicht mitbekommen. Jetzt ist es mir auch schon nicht mehr so wichtig. Wer es denn eigentlich ist, der oder die nackt wandert, will ich wissen. Und lerne, dass es keine Ausnahme ist, dass wir heute eine reine Männergruppe sind. »Frauen kommen meistens nicht alleine, sondern mit einem Partner oder einer Begleiterin«, hat Helmut beobachtet. »Männer kommen auch alleine. Einmal hatte ich eine Gruppe mit sechs Paaren und sechs Männern, da lag der Frauenanteil dann wenigstens bei einem Drittel: Das war Rekord.« Woran das liegt? Frauen machen sich vermutlich mehr Gedanken um ihren Körper, glaubt Helmut. Männer seien da sorgloser. Es ist eine Einschätzung, die so ähnlich auch Sabine Görmar teilt, die selber Nacktwandergruppen führt und mit der ich mich noch unterhalten werde. Auf Helmuts Wanderungen sind überwiegend ältere Semester dabei, was auch daran liegen mag, dass viele seiner und jetzt auch meiner Mitwanderer sich über Jahre hinweg kennengelernt haben und immer wieder sehen. Mit Ende vierzig gehöre ich zu den Jüngsten. In anderen Gruppen würde ich hingegen zu den Älteren gehören, denn Helmuts Hobby ist über alle Generationen hinweg verbreitet, wie ich erfahre.

Wir unterhalten uns so angeregt, dass mir unsere erste Begegnung gar nicht auffällt. Eine Frau mit ihrem kleinen Hund kommt uns entgegen, schaut uns an und schmunzelt, als einer nach dem anderen von uns ihr ein »Guten Tag« entgegenschmettert. Immer freundlich grüßen, lautet Helmuts Motto und das von vielen anderen Nacktwanderern auch. Meine Hypothese: Wer freundlich grüßt, kann schließlich nicht ganz verrückt sein. So schafft man wohl Vertrauen. Wenn er alleine unterwegs sei, verwickle er Entgegenkommende öfter mal in ein kurzes Gespräch. »Ich frage nach dem Hund, dem Weg oder auch dem Wetter.« Manchmal fragen auch die anderen ihn, etwa dann, wenn er bis auf sein Navigationsgerät nichts am Leib trägt. Dann wollten Wanderer von ihm schon den Weg wissen, und er half gerne aus. »Wir wollen ja auch für unser schönes Hobby werben«, betont er immer wieder. »Und nicht abgestempelt werden, sondern akzeptiert für das, was wir gerne tun: wandern mit allen Sinnen.«

Wer regelmäßig nackt wandert, wird nicht nur zum Naturliebhaber, sondern irgendwann auch zum Juristen, so scheint es. Richard erzählt, dass er immer eine Art Notfallzettel bei sich trägt, auf dem er neben einschlägigen Paragrafen auch das Zitat eines Polizeichefs aus dem Münsterland notiert hat: »Wenn das nackte Wandern keiner sexuellen Absicht folgt«, und das tut es per Definition nicht, wie Richard sagt, »dann ist es nicht verboten«, so der Ordnungshüter. In diesem Jahr hat Richard schon zwei Polizisten mit seinem Zettel überzeugen müssen: einmal am Ostersonntag in seiner münsterländischen Heimat. Da wollten ihn zwei junge Ordnungshüter aufhalten, als er nackt wie ein ausgewickelter

Schokohase in den Wald zum Osterspaziergang wollte. Und ein zweites Mal in der Lüneburger Heide, wo eine Försterin ihn stoppte. Eine Försterin entspricht im Wald einer Kapitänin auf einem Schiff: Sie ist unbedingte Chefin, ihr Wort ist Gesetz. »Deshalb haben wir Notkleidung im Rucksack, falls wir entsprechende Order von einem Förster oder einer Försterin erhalten.« Jetzt weiß ich also, warum ich Shorts im Rucksack trage. Auf Anordnung anziehen musste sich Helmut allerdings noch nie. Richard dagegen hatte es schon mit eifrigen Polizisten zu tun, die unbedingt die Personalien einer internationalen Nacktwandergruppe aufnehmen wollten. Schließlich erhielten sie aus dem Präsidium den Befehl: weiterwandern lassen. Die zweiundzwanzig Betroffenen hätten andernfalls wohl mit einem Bus zur Polizeiwache gekarrt werden müssen. Zwar hatten alle Ausweise in der Tasche, nur war die Tasche eben in der Kleidung, die ja niemand trug ...

Doch es kann auch anders kommen. Nach einer nackten Wanderung durchs Münsterland, es war ein heißer Tag, kehrte Richard mit einer größeren Gruppe in einem Kartoffelhaus in einer kleinen Ortschaft ein. Die Gruppe nahm in einem Nebenraum Platz, in dem es trotz offener Fenster und Türen extrem heiß war. Da fragte eine Mitwandernde die Kellnerin: »Wir sind Naturisten, dürfen wir uns ausziehen?« Und weil weder die Kellnerin noch der Wirt etwas dagegen hatten, war nach zwei Minuten jeder und jede im Raum nackt. Am Tag danach wusste das ganze Dorf Bescheid, schließlich hatten ja Fenster und Türen offen gestanden. Und als Richard drei Wochen später im Umland eine Tour an einem Windrad starten ließ und der Großbauer auftauchte, um ihm zu sagen, dass dort nun wirklich niemand parken dürfe – da kannte der die Gruppe schon vom Hörensagen und sprach eine Ausnahmegenehmigung aus. Ein paar Tage später bedankte sich Richard bei ihm mit einer Flasche fassgereiften Korns. Jetzt kennt ihn, den nackten Barfußwanderer, endgültig jeder in der Gegend. Als er anfing vor zehn Jahren, da war Nacktwandern noch ungewöhnlich, erinnert sich Helmut. Es sei ihm passiert, dass er auf einem Parkplatz angeschrien wurde: »Eure Mütter würden sich schämen.« Worauf Helmut zurückschrie: »Bis vor einem Jahr ist meine Mutter noch mitgewandert!« Heute sei Nacktwandern schon gar nicht mehr so ungewöhnlich, glaubt er. Nur wissen das vielleicht nicht alle, füge ich in Gedanken hinzu. Auf 1.000 bis 2.000 schätzt Helmut die Zahl der deutschen Nacktwanderer, und als Webmaster eines Internetportals, auf dem Termine wie der heutige erscheinen, hat er sicher einen guten Überblick. Genaue Zahlen gibt es nicht. »Es sind genug, um die Namen zu vergessen«, sagt Richard und grinst. Zwar gibt es viele übliche Verdächtige, aber es kommen auch immer wieder Novizen dazu.

So wie ich heute. Seit einer halben Stunde sind wir unterwegs, und ich empfinde Wind und Sonne auf der Haut tatsächlich als sehr angenehm. Normalerweise wäre jetzt wohl schon mein T-Shirt unter dem Rucksack durchgeschwitzt, würde der Wind den Schweiß kühlen und ich mich unwohl fühlen. Das ist jetzt ganz anders, und auch unsicher fühle ich mich nicht mehr. Mir kommt es vor, als sei ich schon immer so gewandert. Das mag an dem Selbstbewusstsein liegen, mit dem meine Mitwandernden Wald und Wiesen durchstreifen. Auch anderen Ärgernissen begegne ich jetzt schon lässiger. Am Anfang habe ich aus den Augenwinkeln immer wieder ängstlich die am Wegrand wachsenden Brennnesselsträucher beäugt und bin ihnen in großem Bogen ausgewichen. Doch Brennnesseln seien selbst bei Querfeldeinwanderungen nicht das größte Problem, versichern mir die anderen. Eher die Zecken, wobei die für Nacktwanderer viel ungefährlicher seien als für die angezogenen: »Für Zecken ist die Bekleidung, die wir ja gar nicht anhaben, ein optimales Versteck – und wenn dann doch mal eine Zecke an dir hochkrabbelt, dann sieht der Wanderer hinter dir das ziemlich schnell, und man kann sie rechtzeitig entfernen.«

Ich atme tief ein. Selbst der Geruch des Waldes scheint mir heute intensiver. Inzwischen sind uns schon einige Wanderer entgegengekommen, vor allem die, die Hunde ausführen. Der Wind rauscht in den Kiefern, Vögel singen. Manchmal raschelt es im Laub. Es ist noch spätsommerlich warm. 24 Grad im Schatten sollen es heute werden, und seit Sonnenaufgang hat die Luft sich schon gut aufwärmen können. Ein Grund, warum Nacktwanderungen nicht am frühen Morgen starten, wenn die Luft noch kalt und feucht von der Nacht ist. Richard allerdings ist auch schon bei deutlich niedrigeren Temperaturen nackt gewandert, natürlich vom Scheitel bis zur Sohle. Die Kleidung verwirre den inneren Thermostat des Körpers, glaubt er. »Weil manche Körperpartien warm sind, frösteln andere.« Wer hingegen nackt wandere, werde gleichmäßig gewärmt. »Den Rest gleicht der Kreislauf aus.« So hat Richard auch schon eine Wanderung bei fünf Grad durchgehalten. Es sei aber windstill und sonnig gewesen, gesteht er ein.

Zwei junge Frauen kommen uns entgegen, sie lachen und schauen erst sich und dann wieder uns an, als ob sie etwas sagen wollten. Wir werden sie bei der Talsperre wiedersehen, und dann werden sie sich trauen. Zunächst aber laufen sie weiter, und wir machen Rast: Die Talsperre ist halb umrundet, jeder weitere Schritt ist nun Teil des Rückwegs. Wir setzen uns auf unseren mitgebrachten Handtüchern auf zwei Bänke vor einem Holzschuppen. Peter aus Osnabrück sitzt mir gegenüber, er wirkt entspannt und mit der Welt im Reinen. »Die ganze Woche über sitze ich vor dem Computer, jetzt kann ich mich endlich strecken, bewegen und vor allem diese Bürokleidung abwerfen.« Es ist noch gar nicht so lang her, dass Peter mit dem Nacktwandern begonnen hat, knapp zwei Jahre. Ein Freund nahm ihn zu seiner ersten Wanderung mit, und er genoss es dermaßen, dass er dabeigeblieben ist. Seither hat Peter auch schon erste Nacktwanderungen alleine unternommen. »Das hat mich dann doch etwas mehr Überwindung gekostet.« Das verstehe ich gut. In der Gruppe fällt mir nach inzwischen anderthalb Stunden wirklich nicht mehr auf, dass wir nackt sind. Ich fühle mich geborgen, sicher. Aber alleine käme ich mir vermutlich vor wie ein Sittenstrolch, auch wenn ich das nicht bin. »Erregung öffentlichen Ärgernisses nehmen manche schon mal wörtlich«, sagt Richard dazu. »Einer ist mir mal auf dem Wanderweg begegnet, als ich nackt war, und der hat sich derart geärgert und erregt, dass er die Polizei rief.« Die kam, sah und zog wieder ab, nicht ohne Richard eine gute Wanderung zu wünschen. Das ist nicht immer so. In anderen Ländern müssen Nacktwanderer damit rechnen, vor Gericht zu landen. In der Schweiz etwa erlaubte das höchste Bundesgericht es 2011 den Kantonen ausdrücklich, Nacktwandern unter Strafe zu stellen. Damit bestätigten die Richter eine Geldbuße, die der Kanton Appenzell Ausserrhoden 2009 gegen einen Mann verhängt hatte, der den Nieschberg nackt erwandern wollte. Einhundert Franken musste der Wanderer berappen, nachdem eine Passantin ihn angezeigt hatte. Der Straftatbestand: grob unanständiges Benehmen. Eine Firma in der Schweiz ließ nach dem Urteil Verbotsschilder anfertigen, die eine offensichtlich nackte Frau auf einem Wanderweg zeigten, umgeben von einem roten Kreis, wie bei Verboten üblich. Die Schilder wurden allerdings Ladenhüter. Ausdrücklich verboten ist das Nacktwandern schließlich nicht einmal in Appenzell Ausserrhoden. Deshalb hatten die Behörden dort sich bei der Verhängung des Strafgelds ja auf die »grobe Verletzung von Sitte und Anstand« berufen, deren Maßstäbe sich freilich jederzeit ändern können.

Jetzt bin ich fast schon froh, dass ich nicht nach Rumänien gefahren bin. Wer weiß, wie großzügig Gerichte und Behörden in Transsylvanien das nackte Wandern beurteilen. Doch da müsse ich mir keine Gedanken machen, meint Richard ernst. Deutschland sei nun wirklich nicht das einzige Land, in dem man nackt durch die Wälder laufe. Richard etwa ist schon mit einem US-Amerikaner nackt durch Neuseeland und Australien gewandert. Kennengelernt hatte er ihn bei der NEWT, der Naked European Walking Tour, die jährlich immer irgendwo in den österreichischen Alpen veranstaltet wird. Ein Bekannter von Helmut wanderte sogar auf 2.600 Meter Höhe durch Tibet und begegnete dort nicht nur einem Schneeleoparden, sondern auch seinem nackten Ich. Ein gutes Stück streifte er in der menschenleeren Landschaft nackt umher, es gibt Beweisfotos. In seiner Heimat hätte er sich das vielleicht nicht getraut. Der Mann ist schließlich Schweizer.

Regelmäßige Nacktwanderwochen gibt es auch in Sachsen, in Thüringen, in Westfalen. Dazu kommen Tageswanderungen praktisch überall im Bundesgebiet. Deutschlandweit gibt es zwei offiziell ausgewiesene Nacktwanderwege: einen in Undeloh in der Lüneburger Heide, der regelmäßig von einer Hamburger Nacktwandergruppe besucht wird, aber eben auch von denen, die das Nacktwandern vielleicht zum ersten Mal alleine ausprobieren wollen. Der noch ältere »Naturistenstieg« im Harz, der westlich von Wippra durch das Mittelgebirge führt, war 2008 auf Anregung eines Campingplatzbetreibers aus Dankerode angelegt worden. Am Beginn des Wanderwegs steht immer noch das Schild: *Willst du keine Nackten sehen, darfst du hier nicht weitergehen*. Der einstige Initiator, so heißt es, zog sich früh zurück, weil manch einem seiner Dauergäste die Nackten im Wald zu viel wurden. Ganz anders ist das am Rätzsee in der Mecklenburgischen Seenplatte, wo der Besitzer eines FKK-Campingplatzes eines Tages die Naturführerin Sabine Görmar ansprach: Ob sie nicht Lust habe, für die Gäste eine Wanderung zu organisieren? Weil es sich um einen FKK-Campingplatz handelte, natürlich vorzugsweise nackt. »Na ja, und da ich, wenn ich alleine im Paddelboot unterwegs bin oder am See bade, das nackig mache oder zumindest oben ohne, hatte ich damit kein Problem.«

Und so kam es, dass Sabine Görmar eines Freitagmorgens um zehn auf dem Campingplatz am Rätzsee stand und von einer Gruppe Nackter umgeben war, die sie erwartungsvoll anschaute. »Es waren total viele Leute da, die kamen von sonst woher, um nackt zu wandern«, wundert sie sich heute noch. Sie selbst stellte das Auto ab und zog sich aus. »Für mich war das total normal, nicht anstößig oder komisch – zu Hause oder in meinem Garten bewege ich mich schließlich auch oft nackt.« Um die Stimmung aufzulockern, erzählte Sabine Görmar von ihrem einen oder anderen Nacktwandererlebnis. Einmal, als sie an einem sonnigen Tag um einen See spazierte, tauchte plötzlich eine nackte Frau vor ihr auf dem Weg auf, die weglief, als sie Görmar bemerkte. Dann aber sah die Frau, dass Görmar ebenfalls oben ohne unterwegs war. »Dann haben wir uns angegrinst, und alles war wieder gut.« So etwas geschieht der Gruppe am Rätzsee auf ihrer ersten Wanderung nicht. Aber mit jedem Schritt, erinnert sich Sabine Görmar, sei es allen zunehmend gewöhnlich erschienen, nackt durch die Gegend zu streifen, auch mal in den See zu springen und sich danach beim Weiterwandern von der Luft trocknen zu lassen. »Am Anfang hat da vielleicht noch mal einer geguckt: Wie ist der andere gebaut, hat er einen dicken Bauch oder was auch immer – aber es sind ja alle unbekleidet, da gibt's dann letztlich gar nichts zu gucken, und irgendwann haben sich alle vollkommen ungezwungen bewegt.« So wurde aus dem Probetag in der Saison ein regelmäßiger Termin. »Ich denke mal, viele möchten gerne nackt wandern, trauen sich aber nicht, das alleine zu machen. Und sie kennen auch nicht wie ich die Wege, wo man nackig gehen kann, wo man kaum jemandem begegnet – ich kenne die, und die Gruppe ist dann auch so ein kleiner Schutz, wo die Wandernden sich sicher fühlen und gut aufgehoben.«

Zu einer Nacktwanderung mit Sabine Görmar gehört auch das, was sie Wahrnehmungsübungen nennt. Für viele sei ein solcher Ausflug die erste Gelegenheit, nackt auf dem Erdboden zu liegen und die Natur, aber auch sich selber zu spüren. »Das Gefühl, nackt auf einer Wiese zu liegen, im Wind zu laufen oder auch den Regen auf der nackten Haut zu spüren, das ist uns seit vielen Generationen kaum noch bekannt«, sagt sie. Selbst kalt baden im Winter sei kein Bestandteil des Alltags mehr. »Sogar das Barfußgehen über die Wiese ist für viele Menschen herausfordernd, da könnten ja Wespen, Bienen oder Brennnesseln lauern – und sich dann auf den Boden zu legen, wo es pikt und irgendwie wild ist, das trauen sich nicht alle.« Gerade wenn das Wetter mal schlechter ist, der Wind peitscht oder kalte Tropfen auf die Körper fallen, sei es wichtig, sich nicht gleich in eine Regenjacke oder einen Windbreaker zu werfen. Sich nackt den Elementen auszusetzen sei eine Möglichkeit, die Entfremdung von der Natur zu überwinden, die für uns zum Alltag gehört. »Wir leben in Häusern mit Heizungen, wir müssen uns nicht durch Bewegung aufwärmen, sondern ziehen uns dick an oder setzen uns, wenn's kalt ist, zu Hause vor den Ofen – wir sind also weit weg von der Natur, die uns umgibt, vom Klima und vom Wetter.« Durch diese gestörte Verbindung zur Natur habe der Mensch sich auch von seinen Ursprüngen entfernt, nehme sich nicht einmal mehr unbedingt als Teil der Natur wahr. Und das will Sabine Görmar ändern. »Es gibt Studien, die zeigen, dass regelmäßige Waldspaziergänge unser Immunsystem stärken, uns eine bessere mentale Entspannung ermöglichen, dass wir wieder zu uns finden und uns selber spüren.« Das könne man zwar auch angezogen erleben, sagt sie. »Aber wenn ich nackt bin, dann wird diese Verbindung noch mal vertieft, vielleicht weil ich auch ungeschützter bin, mit diesem felllosen Körper der Natur voll und ganz ausgeliefert.« Görmar taucht dann ganz intuitiv in die Natur ein, wird mehr als sonst gefühlt ein Teil von ihr. »Kleidung hat ja auch eine Schutzfunktion, man kann sich in ihr zurückziehen – das geht dann nicht mehr. Wenn man durch eine Schonung geht und einen die Tannennadeln piksen, dann ist das eine andere Art, die Natur zu spüren, als in der dicken Jacke, in der man das nicht wahrnimmt.«

Görmar will mit ihren Wanderungen auch gesellschaftliche Konventionen überwinden, etwa die, dass auf den ersten Blick das Äußerliche zählt: die teure Kleidung, der edle Schmuck, das große Auto. So seltsam es klingt: Sobald alle nackt sind, spielen Äußerlichkeiten schnell gar keine Rolle mehr. Mit der Kleidung würden außerdem oft Hemmungen abgelegt, die teils noch aus der Kindheit herrührten. »Meine Mutter zum Beispiel habe ich nie nackt gesehen, ihre Generation war extrem spießig«, sagt Görmar – und widerspricht damit auch pauschalen Darstellungen über die in Sachen Nacktheit so offene DDR. Zumindest in der ersten Nachkriegsgeneration, zu der ihre Eltern zählen, sei das nicht so gewesen. »Nacktheit und Sexualität waren tabuisiert, da wurde gar nicht drüber gesprochen – so sind die allermeisten damals aufgewachsen.« Auf ihren Wanderungen merkt Görmar, wie sich über vier, fünf Stunden bei vielen das Verhältnis zum Nacktsein und auch zum eigenen Körper verändert. »Der eine oder die andere hat vielleicht gedacht, da kommen nur Leute, die aussehen wie Venus und Adonis – und dann sehen die, die sind alle ganz normal, und können sich entspannen und den Optimierungswahn vergessen, der heute ja auch den Körper umfasst.« Für Frauen, glaubt Görmar, ist das vielleicht noch schwerer als für Männer. »Natürlich gibt es in unserem Land Sexismus, und viele Frauen haben in ihrem Leben negative Erfahrungen mit Männern gemacht, mit blödem Gequatsche, Angetatsche oder schlimmer, und das sind Dinge, die ich als Frau schwer ablegen kann.« Wie bei Helmut, so wandern auch bei Sabine Görmar die wenigsten Frauen alleine mit. Vielleicht, denkt sie laut, wäre es eine gute Idee, auch mal in einer reinen Frauengruppe nacktwandern zu gehen, um Ängste vor gaffenden Männern abzubauen. Wobei ihr wichtig ist, dass es während ihrer Wanderungen noch nie Probleme gegeben hat. »Da starrt keiner deine Brüste an, und es gibt auch keine anzüglichen Bemerkungen oder irgendetwas in der Richtung.« Trotzdem sei der gesellschaftliche Druck, nachdem Frauen gut gebaut und möglichst schlank sein müssten, schwer zu überwinden. »Und das ist schade, denn ich habe festgestellt, dass Männer auch nicht alle gut gebaut sind«, fügt sie lachend an. »Im Ernst: Männer akzeptierten ihre Wölbungen und anderen Alterserscheinungen selbstverständlicher.« Vermutlich auch, weil es ihnen gesellschaftlich eher zugestanden wird. Görmars Wanderungen könnten ein Weg sein, die Akzeptanz des eigenen Körpers zu lernen – egal, ob Mann oder Frau. »Wir vergessen einfach, dass wir nackt sind, aber das geht nicht bei jedem unbedingt von heute auf morgen – das muss ich als Frau dann erst mal hinkriegen, dass diese Schranken im Kopf verschwinden.«

Viele der Fragen, die auf Nacktwanderungen aufgeworfen werden, sind hochaktuell: das Verhältnis zum eigenen Körper, die Sinnhaftigkeit des Optimierungswahns, die Neujustierung des Verhältnisses vom Menschen zur Natur. Vielleicht ist das der Grund dafür, dass es Sabine Görmar um die Zukunft der Nacktwanderungen nicht bange ist, im Gegenteil. »Da sind junge Leute mit dabei, die jetzt dazustoßen, auch aus der ökologischen Bewegung – Leute, die sich mehr mit der Natur, mit Heilkräutern und so etwas beschäftigen oder die auch über ihr Verhältnis zu Tieren nachdenken, kein Fleisch mehr essen. Da gibt es eine völlig neue Generation und viele, die völlig entspannt damit umgehen können, sich nackt zu zeigen, ohne Vorurteile und Komplexe zu haben, und ganz unkompliziert sind.« In ihrer Ausbildung zur Naturmentorin wurden sie und die anderen lang Lernenden einen halben Tag nackt und ohne Verpflegung in den Wald geschickt, wobei sie sich möglichst nicht sehen lassen durften. Das Ziel: erleben, wie Tiere den Wald wahrnehmen – im Hintergrund, vom Menschen oftmals unbemerkt, mit allen Sinnen mit der Natur verbunden. »Es ging auch ums Schweigen, still zu sein, um in sich und in die Natur reinzufühlen.« Und tatsächlich hörte, spürte, sah Sabine Görmar an diesem halben Tag den Wald ganz anders als sonst. Ein Stück davon meine ich auch als Nacktwanderer wahrzunehmen, selbst wenn ich nur einen etwas naturnäheren Spazierweg rund um einen Stausee im Bergischen Land entlanglaufe.

Unsere Pause ist vorbei. Zwei Radler passieren uns und rufen: »Hey, macht ihr Sauna im Freien?« Zeit weiterzugehen. Helmut hat für die zweite Hälfte eine Überraschung parat: Wir laufen jetzt auf der Sonnenseite des Sees, mein Körper badet im Licht. Angezogen habe ich das noch nie so intensiv erlebt. Es ist später geworden, nach zwei Uhr nachmittags, und es kommen uns jetzt immer mehr Spaziergänger entgegen. Wir grüßen weiter geflissentlich und bekommen die Grüße meist erwidert. Helmut erinnert sich an eine Wandertour in der Sächsischen Schweiz, wo er nach dem ersten Kletterabschnitt aufgab und alleine weiterlief. Dort machte er sich einen Spaß daraus, Wanderer anzusprechen: »Entschuldigung, ich habe meine Nacktwandergruppe verloren, haben Sie eine gesehen?« Und die Wanderer seien tatsächlich sehr entgegenkommend und hilfsbereit gewesen, sagt er und lacht. Solche Späße sparen wir uns heute. Stattdessen frage ich ihn, wie er zum Nacktwandern gekommen ist. Schon als junger Mann, nach einem Ausflug an den See, war für ihn klar, dass er in seinem Leben keine Badehose mehr brauchen würde. Zum Nacktjoggen kam er dann, weil er einen Bericht über Peter Niehenke im Fernsehen gesehen hatte: Der Freiburger drehte über Jahre hinweg nackt seine Runden durch die Stadt im Breisgau und nahm eine Menge Ärger mit der Polizei in Kauf, um sein »Grundrecht« aufs Nacktlaufen zu erstreiten. Schließlich sei der Anblick eines nackten menschlichen Körpers eindeutig zumutbar, betonte er immer wieder. Ein Gericht entschied schließlich, dass der als »Nacktläufer von Freiburg« längst bundesweit bekannt gewordene Psychologe weiterhin nackt durch Freiburg joggen durfte. Nur seinen Penis müsse er bedecken, andernfalls drohe ein Zwangsgeld von 4.000 Mark. Also bedeckte Niehenke sein Geschlecht mit einem recht durchsichtigen Damenstrumpf aus Nylon. Für so viel Chuzpe applaudierten die Freiburger ihm auch schon mal, wenn er an ihnen vorbeilief.

Und auch Helmut imponierte Niehenkes Rückgrat, im übertragenen Sinne, versteht sich. In seiner Heimat, dem Sauerland, konnte Helmut sich jedenfalls genügend einsame Waldgegenden vorstellen, wo er es ihm zunächst einmal nachtun könnte. Als Helmut älter wurde, schien ihm Wandern besser für den Körper geeignet als Joggen. Als Auftakt schloss er sich einer Tageswanderung in der Pfalz an, und die gefiel ihm auch. Allein: Die Anfahrt war zu weit. Also lud er selbst zu einer Nacktwanderung im Sauerland, und schon beim ersten Mal kamen zwanzig Teilnehmer dieser Einladung nach. Inzwischen organisiert er zwanzig, dreißig Wanderungen im Jahr, mal läuft er einen Nachmittag allein nicht weit von seinem Haus entfernt, dann wieder länger anderswo. Welche Wege sich zum Nacktwandern besonders eignen, will ich wissen. »Alle«, sagt Helmut. Wer sich ordentlich verhalte und andere Wanderer respektvoll grüße, der brauche keine speziellen Wege, ist er sich sicher. Je wärmer es wird im Jahr, desto größer wird die Auswahl an Gruppenwanderungen. Inzwischen könne man sich im Sommer quasi täglich irgendwo einer Nacktwanderung anschließen, weiß Richard. Zwischen Mecklenburgischer Seenplatte und Garmisch-Partenkirchen sei immer eine nackte Gruppe unterwegs. Nur müsse man eben aufpassen, dass man nicht mehr Zeit im Auto als auf der Wanderung verbringe.

Unsere eigene Wanderung ist fast vorbei: Wir erreichen die Staumauer, die sechs Millionen Kubikmeter Wasser hält. Als wir sie betreten, um den Stausee von hier aus zu betrachten, wirkt die Talsperre noch größer als vom Ufer aus. Während wir staunen, treffen wir alte Bekannte. Die beiden jungen Frauen kommen uns entgegen, die sich beim ersten Mal nicht getraut hatten, uns anzusprechen. Diesmal fasst sich die eine von ihnen ein Herz. »Demonstriert ihr gegen Pelze?«, fragt sie, und ich muss lachen. »Nein, wir machen das nur aus Spaß«, antwortet Peter, und dann lachen auch die Frauen und gehen weiter. Viele andere, denen wir auf unserem Rundkurs begegnet sind, sehen wir später wieder: nämlich, als wir auf dem Weg in Richtung Parkplatz nackt das Ausflugslokal passieren, das inzwischen geöffnet hat. An den Tischen bricht Gelächter los, gefolgt von Geschnatter, das hinter uns verhallt. Als wir – angezogen, wie der Wirt es bevorzugt – ins Lokal zurückkehren, um Kaffee und Kuchen zu bestellen, schauen noch einmal alle – aber dann ist es schnell ruhig. An unserem Tisch werden noch letzte Anekdoten ausgetauscht wie die von Richard, der im vorigen Herbst durchs Venner Moor wanderte, wo ihm – wohl des ungewöhnlich heißen Wetters wegen – gut dreihundert Wanderer entgegenkamen, die er alle brav grüßte. Die Saison muss also noch lange nicht vorbei sein. Und so wird gleich die nächste Wanderung geplant, die man vielleicht im Sauerland machen will, solange es noch warm genug ist. Und ich sitze dabei und denke mir: Vielleicht laufe ich dann ja wieder mit. Ich habe eine Wanderung erlebt, die so entspannend war wie wenig andere zuvor. Jetzt trage ich eine frische Hose, die normalerweise schweißnass und dreckig wäre, und fühle mich komplett erholt. Ich kann mich nicht erinnern, heute überhaupt geschwitzt zu haben, was natürlich auch daran liegen könnte, dass wir auf dieser Wanderung gerade einmal achtzig Höhenmeter überwunden haben. Nicht einmal die habe ich gemerkt. In den Karpaten dagegen wäre ich vermutlich ordentlich ins Schnaufen gekommen. Doch der Schweiß hätte sich eben nicht in der Funktionsschicht meiner Bekleidung gesammelt, sondern wäre von meiner eigenen Funktionsschicht, der Haut, verdunstet und hätte mich gekühlt. So stelle ich es mir jedenfalls vor. Ich ahne: Das wird nicht meine letzte Nacktwanderung gewesen sein. Im nächsten Jahr rufen die Karpaten. Wollen wir doch mal sehen, wie es Gerichte und Behörden in Rumänien mit Nacktwanderern handhaben.

Bodø, Norwegen

Nackt im Wind

Was eigentlich bringt einhundertfünfzig Menschen dazu, bei Sturm und strömendem Regen einen steilen, matschigen Pfad hinaufzuklettern und sich auf dem Gipfel gemeinsam zu entkleiden – nördlich des Polarkreises, bei unter zehn Grad Lufttemperatur? Und vor allem: Was hat mich dazu gebracht, einer von ihnen zu sein?

Am Anfang war eine E-Mail. *Gratulation, Sie gehören zu den Auserwählten*, hieß es da, und weil die Mail von den Veranstaltern der Bodø Biennale stammte, wusste ich, dass es sich nicht um Spam handelte. Ich war also auserwählt, dabei zu sein: bei einer Fotoinstallation, die der amerikanische Fotograf Spencer Tunick mit Hunderten nackten Menschen inszenieren würde, und zwar erstmals nördlich des Polarkreises. Ich kannte die großen, bekannten Aufnahmen Tunicks: Tausende Nackte vor der Oper von Sydney, ein Meer von 18.000 Körpern auf dem Zócalo in Mexiko oder ein Arrangement von Körpern in den Grachten Amsterdams. Im Toten Meer, in New York und München hat Tunick schon seine Bodyscapes inszeniert, in denen aus vielen Nackten eine Landschaft entsteht, die sich idealerweise in die natürliche Umgebung einbettet. Beeindruckende Kunstwerke. Und jetzt würde ich ein Teil von einem dieser Bilder sein.

Zunächst aber musste ich für diese Etappe meiner Reise um die Welt packen. Und stellte mir die Frage: Was zieht man an, wenn man sich mit Hunderten anderen auszieht? Am ehesten zählen für die Antwort praktische Erwägungen. Schließlich – so steht in der Mail – soll alles ganz schnell gehen, wenn der Fotograf das Kommando zum Ausziehen gibt. Dazu Warnungen: Nördlich des Polarkreises bläst selbst im Hochsommer der Wind recht ordentlich, prasselt oft der Regen – auch das spricht für eine Garderobe, die sich bei Bedarf auch schnell anziehen lässt. Schick muss sie wohl nicht sein. In all der Aufregung achtet sicher niemand darauf, was der Nachbar trägt. Oder besser: *trug*. Also: Was soll man angezogen haben, wenn man für Spencer Tunick posiert? Mein Koffer gähnt mir entgegen. Ich entscheide mich schließlich für möglichst wenig Knöpfe: Hoodie und Langarmshirt statt Hemd, statt Jeans eine Outdoorhose mit Reißverschluss, die auch einen langen Dauerregen übersteht. Unterwäsche. Models tragen keine, weil die Gummizüge unschöne Abzüge hinterlassen, aber zur Kategorie Mannequin gehören wir vermutlich alle nicht, und ich schon gar nicht. Socken, Schnürschuhe statt Sandalen. Bei der Brille bin ich unschlüssig. »Hüte, Mützen, Sonnenbrillen und Schmuck sind tabu«, heißt es in der Nachricht vom Polarkreis. Tattoos und Piercings sind erlaubt. Ich entscheide mich, mir weder das eine noch das andere aus diesem Anlass zuzulegen. Ein letzter Blick in den erstaunlich leeren Koffer. Sieben Kilo zeigt die Waage am Flughafen an – mit so leichtem Gepäck bin ich noch nie gereist.

Auf meiner Norwegenkarte musste ich lange suchen, bis ich Bodø fand. Eine aus Oslo stammende Nachbarin konnte mir erst auch nicht helfen. Als ich ihr später auf der Karte zeigte, wohin ich reisen wollte, sagte sie: »Ahh, Bodø!« Es klang eher wie Boddah. 50.000 Menschen leben dort zwischen Nordsee und Saltfjord, mehr als 2.100 Kilometer nördlich von Hamburg und damit etwa so weit entfernt von der Hansestadt wie Sizilien. Noch einmal 1.000 Kilometer weiter in Richtung Norden endet Europa, am Nordkap. Wer in diese verlassene Ecke reist, der will normalerweise eines der Hurtigruten-Schiffe besteigen oder zu den Lofoten fahren. Verstohlen schaue ich mich beim Umstieg in Oslo um, wer mit mir am Gate sitzt. Eine Familie, in ihre Tablets vertieft. Soldaten. Männer in Anzügen. Ältere Ehepaare. Einzelreisende. Niemand verrät sich als einer von denen, die mit mir in zwei Tagen nackt vor einer Kamera stehen werden. Aber was habe ich erwartet? An der Glasfront laufen Regentropfen herab. In der Zeitung ist Sturm vorhergesagt.

Bodø ist nicht weniger trist. Bei einem Rundgang bewundere ich Spencer Tunick dafür, dass er sich traut, hier zu fotografieren. Es ist schwer, sich eine uninspirierendere Stadt vorzustellen. Sydney, Mexiko-Stadt oder Amsterdam, das sind Kulissen. Aber Bodø? Leicht zu glauben, dass die Stadt 1940 von der deutschen Luftwaffe nahezu vollständig zerstört wurde; schwer dagegen, dass Bodø nach dem Wiederaufbau mit viel Beton 2016 zur attraktivsten Stadt Norwegens gekürt wurde. Vor dem Rathaus haben Bauarbeiter ein Loch gegraben, in dem das ganze graue Verwaltungsgebäude mühelos versenkt werden könnte. Es würde vermutlich mit Beifall quittiert. Auf der anderen Seite: ein zerfurchter

Parkplatz aus nacktem Asphalt. Auf der nahen Einkaufsstraße sind viele Schaufenster mit Packpapier zugeklebt. Vor einer Spielhölle weist ein verblichenes Schild auf Yogakurse hin. Über allem hängt ein schwerer bleigrauer Himmel mit turmhohen Wolken. In einem Café lese ich in der Lokalzeitung *Avisa Nordland* ein Interview mit Tunick, in dem er ankündigt, weder Regen noch Sturm würden ihn abhalten, seine Bilder zu arrangieren. Kunststück: Im Gegensatz zu mir wird er warm und regenfest angezogen sein. Knapp dreihundert Teilnehmer haben sich ihm zufolge angemeldet, er bittet möglichst viele Bewohner, morgen früh um 7:30 Uhr noch spontan dazuzustoßen. Vermutlich weiß er, dass man am Polarkreis früh geweckt wird.

Um vier Uhr in der Früh kitzeln mich Sonnenstrahlen wach. Und auch um kurz nach sieben hält die Sonne sich noch wacker, als ich das Hotel verlasse und kurze Zeit später mit Sonja aus Oslo auf dem noch leeren Parkplatz des Rathauses stehe. Sonja ist groß, sicher ein Meter achtzig, kurvig, mit blonden langen Haaren und einem breiten Lächeln im Gesicht. Wir haben uns gegenseitig gefragt, wo denn wohl die Registrierung ist, und stehen jetzt erst einmal hier. Dass Sonja in Bodø ist, verdankt sie einem Preisausschreiben. Auf Facebook bekam sie die Nachricht einer Fluggesellschaft, sie habe einen Freiflug gewonnen. Sie war skeptisch, rief bei der Gesellschaft an und ist dann an diesem Wochenende tatsächlich in den Flieger gestiegen. Mit einer Freundin, die nicht mit posieren wird, »body issues«, wie sie entschuldigend sagt. Die hat Sonja nicht, obwohl sie vorher noch nie von Spencer Tunick gehört hat. Als sie gestern in der Touristeninformation fragte, was man in Bodø so tun kann, verwies die Frau am Schalter sie hierher. Gezögert hat sie keine Minute, mit nackten Körpern kennt Sonja sich als Krankenschwester aus. »Ich glaube, da geht's rein«, sagt sie und zeigt auf eine Gruppe Männer in neongelben Warnwesten, die gerade im Gebäude verschwinden.

Wir geben Formulare ab, unterschreiben auf einer Liste und werden gleich in die Kantine weitergebeten, denn jetzt beginnt der Ansturm. Ein paar Dutzend Leute sind schon da, und es wird schnell klar, dass Sonja eine Ausnahme ist. Jeder hier kennt Spencer Tunick. Pavel, ein athletischer Ingenieur aus Polen Anfang dreißig, verfolgt die Reiseroute des Fotografen schon seit Langem. »So nah wie jetzt war er noch nie, da habe ich schnell zugesagt.« Aleksej lebt in Moskau, auch er hatte den Termin fest im Blick. »Nach Russland wird Tunick ja wohl nie kommen«, erklärt er seine weite Anreise, denn Nacktheit ist im reaktionären Russland in der Öffentlichkeit nicht gern gesehen. »Aber vor allem weil sich in Russland niemals so viele Menschen auf einem Platz versammeln dürften, wenn sie nicht Teil einer offiziellen Regierungsveranstaltung sind.« Aleksej lacht, aber seine Augen sagen: Ich meine das ernst. Helmut ist aus Frankfurt eingeflogen, es ist seine neunte Installation. Er gehört zu einem wachsenden Kreis von Männern, Frauen und Paaren, die sich mit Handschlag begrüßen oder zumindest kurz zunicken. Manche reisen Tunick hinterher, rund um die Welt. Ein britisches Paar scheint den Rekord im Raum zu halten, es ist zum sechzehnten Mal dabei, »das sind zwei Drittel aller öffentlichen Shootings«, wie der kleine, bierbäuchige Andrew mit starkem Cockney-Akzent verkündet. Geld gibt es keins für die Teilnahme, jeder trägt seine Kosten selber.

Die Währung, in der Spencer Tunick seine Amateurmodelle bezahlt, ist Anerkennung. Zunächst in Form eines Fotos, das jeder Teilnehmer zugeschickt bekommt. Dann hoffen nicht wenige, dass auch Tunick sie irgendwann kennen oder zumindest erkennen möge, wenn sie sich regelmäßig genug vor seine Kamera stellen. Die Teilnahme an einem Privatshooting, die Tunick unregelmäßig veranstaltet, ist der wohl größte Traum. Wir unbedarften Neulinge stehen irgendwo im Raum herum, die Erfahrenen an strategisch günstigen Orten fürs Sehen und Gesehenwerden.

Helmut hat, über nicht näher genannte Kontakte, bereits herausgefunden, dass wir an mindestens zwei Locations fotografiert werden. Auf der Straße vor dem Rathausparkplatz nämlich, auf die mittlerweile ein norwegisches Militärflugzeug geschleppt wurde, und auf einem Berggipfel. Vor der Kälte habe er keine Angst, sagt er. Er sei in Wien dabei gewesen, wo die Nackten fünf Stunden auf den Rängen des Fußballstadions ausharren mussten, bis die Sonne unterging und weiches Licht spendete (zwischenzeitlich waren T-Shirts an die Schlotternden verteilt worden, weil die Kleidung weggeschlossen war). Auf dem Aletschgletscher sei es am schlimmsten gewesen, da habe Tunicks Team die Kleider in einer riesigen Schneekugel verscharrt, in der alle – noch steif gefroren vom Shooting auf dem Eis – später ihre Anziehsachen suchen mussten. Damit das diesmal nicht geschieht, verteilt eine Helferin Müllbeutel. Ich schaue Helmut verstohlen an. Er ist stattlich, seine Stirn zieht sich schon weit auf den Kopf hinauf. Die verbliebenen Haare sind grau, ich schätze ihn auf Mitte fünfzig. Die Schultern sind in einem leichten Buckel nach vorne gebeugt, und unter seinem Fleece, dessen Reißverschluss bis knapp über den Bauchnabel geöffnet ist, drängt der Bauch nach vorne. Unter dem Fleece trägt er nichts. Mir fällt auf, wie viel mehr als sonst ich auf die jetzt noch verborgenen Körper achte. Wird das nachher, wenn wir nackt auf dem Asphalt stehen, noch genauso sein?

Ich habe Zeit, darüber nachzudenken, denn der Auftakt verzögert sich. Draußen ziehen vom Meer her Wolken auf. Drinnen drängen sich inzwischen mehr als einhundertfünfzig Leute. Das Verhältnis zwischen Männern und Frauen scheint ausgeglichen zu sein, obwohl ich mehr Männer als Frauen erwartet hatte. Alle Altersgruppen sind vertreten: Studenten ebenso wie weißhaarige Senioren. Und auch äußerlich ist scheinbar alles dabei, soweit sich das unter den schlabbrigen Outfits erahnen lässt. Eine kurzgewachsene junge Frau mit rundem Gesicht, Kussmund und pechschwarzem Pagenkopf lächelt mich an, als ich mich umgucke. Auf ihrem Hoodie ist das Wappen des berüchtigtsten Hauses von Hogwarts abgebildet: Slytherin. Bevor ich sie ansprechen kann, betritt Spencer Tunick den Raum. Es ist 8:15 Uhr, und schlagartig ist es still.

»Ohne euch könnte ich meine Kunst nicht machen, ich danke euch«, beginnt er seine kurze Ansprache. Tunick ist eine Leiter emporgestiegen und schaut auf uns herab. Er ist Anfang fünfzig, sieht aber jünger aus mit seinen kurzen Haaren, der leicht pummeligen Statur und dem gewinnenden Lächeln. »Ich beglückwünsche euch zu eurem Mut – nicht weil ihr nackt sein werdet, sondern weil wir ein so unberechenbares Wetter haben.« Das Thermometer zeigt 14 Grad im Schatten. Noch scheint die Sonne, doch Tunick will warten, bis sie hinter den Wolken verschwunden ist, damit die

Blenden nicht verrutschen. Eine Masse Menschen so zu fotografieren, als wären sie eine einzige nackte Landschaft, verlangt möglichst einheitliche Lichtbedingungen. Während er aus dem Fenster schaut und auf mehr Wolken hofft, sollen wir schon einmal alles ablegen, was wir außer Kleidung am Körper tragen: Armbänder, Eheringe, Uhren, Ketten – und auch Brillen. Ich stecke meine samt Etui in den Müllbeutel und schnüre mir nach einem Blick auf die Profis schon einmal die Schuhe auf. Und warte.

Schließlich das Kommando: »Runter mit den Klamotten!« Die Profis hasten schon zur Tür, als ich noch mit meinem Sweatshirt kämpfe. Socken, Unterhose, alles rein in den Müllsack und die Schuhe obendrauf. Dann lasse ich mich inmitten der Menge zur Tür treiben. Trotz der Eile achten alle darauf, einen Abstand von ein paar Zentimetern zwischen sich und den nackten Körpern zu wahren. Die Wärme der nahen Körper ist fühlbar, vielleicht hat die Aufregung dem einen oder der anderen noch ein halbes Grad mehr Körpertemperatur geschenkt. Es geht los, endlich. Und dann sind wir draußen, und der kühle Wind temperiert uns auf Normalmaß zurück. Barfuß bis zum Scheitel gehen wir über den Parkplatz und auf den imposanten Kampfjet zu, der mitten auf einer Kreuzung geparkt ist, in den norwegischen Farben Rot-Weiß-Blau. Spencers Assistent Steve ist schon da und lotst uns vorwärts: »Ihr da, in die Straße rein.« Wir verteilen uns, aber offenbar noch nicht gleichmäßig genug. Über ein Funkgerät erteilt Tunick vom Dach des Rathauses Befehle, die Steve an uns auf dem Boden weitergibt. Man solle es nicht persönlich nehmen, wenn er brülle, hatte der Fotograf uns gewarnt. Er versuche dann nur, alle zu erreichen.

Tatsächlich ist der Ton rau. Zwei blasse Frauen, die vor mir stehen, werden bald durch nahtlos gebräunte ersetzt. »Spencer mag keine Schatten von Bikinis oder Badehosen«, raunt mir Helmut zu. Er steht gut zwanzig Meter vor mir, direkt vor dem lanzenartigen Stachel, der vorne aus dem Starfighter ragt. Während Spencer und Steve die Masse dirigieren, Abstände verringern oder vergrößern und Leute hin und her schieben, fällt mir auf, dass ich noch nie barfuß auf Asphalt gestanden habe. Nach fünf Minuten spüre ich jedes Steinchen. Schließlich das Kommando: Füße zusammen – Arme flach an den Körper – Blick geradeaus – und stillgestanden! Ich hebe den Kopf, blicke geradeaus und geradewegs auf die Brüste einer attraktiven Asiatin, die im offenen Cockpit der Maschine steht. Dann werde ich zum Zinnsoldaten.

Vor der Abreise habe ich auf YouTube eine Dokumentation über Spencer Tunicks Inszenierung in Amsterdam gesehen. Darin fragt ein Zuschauer, wie die Männer auf dem Set damit umgehen, dass sie von so vielen gut aussehenden Frauen umgeben sind. »Wieso bekommen die bei so vielen hübschen Mädels keine Erektion?« Hier sind meine eigenen Gedanken zu dem Thema, während ich starr geradeaus auf die Brüste im Cockpit schaue. Nach zwei Minuten: Mein Rücken schmerzt. Wie lange müssen wir hier noch so still stehen? Dann höre ich eine Wespe auf mein Ohr zufliegen und denke in Endlosschleife: Ich darf mich nicht bewegen. Sie landet auf meinem Arm, es kitzelt. Ich warte auf den Stich. Eine endlose Minute lang. Dann fliegt sie davon. Ich drücke den immer steiferen Rücken durch und hoffe, dass es bald vorbei ist. Blinzeln? Besser nicht, dann sind die Augen zu. Dass es Brüste sind, auf die mein Blick gerichtet ist, fällt mir erst auf, als Spencers Durchsage kommt: »Got it, thank you so much.« Und da entlädt sich die gesammelte Anspannung bereits in tosendem Applaus. Begeisterung. Mein erstes Foto!

Auf dem ich gar nicht zu sehen bin, wie ich jetzt erfahre, denn Steve kommt auf uns zugesprintet. »Ihr da, ihr wart nicht mehr im Bild, deshalb stelle ich euch jetzt mal in die erste Reihe.« Während Spencer Tunick auf einem Hubpodest nach oben fährt, dirigiert Steve eine zweite Gruppe, sich uns gegenüber aufzustellen. Ich schaue in die Augen von Slytherin. Wir spielen »Wer zuerst blinzelt, hat verloren«, bis Steve uns in Richtung Spencer ausrichtet und Slytherin und mich die Plätze tauschen lässt. »Du bist zu groß, Mann, die sieht man hinter dir ja gar nicht.« Diesmal habe ich den Blick also fest auf den Schopf von Slytherin gerichtet und schaue starr ins Nichts. Auf den neun Bildern, die er bisher bekommen hat, habe er sich selbst nur ab und an gefunden, hat Helmut vorher erzählt. Glückssache also. Trotzdem versuche ich weiter, nicht zu blinzeln, auch als wir uns auf die Straße legen müssen und der ganze Körper die Härte des Asphalts zu spüren bekommt. Erstaunlich uneben so eine Straße, denke ich, wenn man nackt auf ihr liegt, vom Auto aus wirkt sie so glatt. Der Wind weht jetzt flach über mich hinweg, der von der Sonne mittlerweile ein bisschen aufgeheizte Asphalt reicht noch aus, um mich zu wärmen. Mein Blick ist auf das durchscheinende Blau des Himmels gerichtet, bis die Wolkendecke sich wieder schließt und Tunick abdrückt. Dann ist der erste Akt vorbei. Helmut, Slytherin, zwei bronzefarbene Norwegerinnen und ich hüpfen geradezu ins hässliche Rathaus zurück, zu unseren Kleidersäcken und Thermoskannen mit dampfendem Kaffee. Zwei Stunden sind vergangen. Es fühlt sich seltsam an, sich wieder anzuziehen, fast geniere ich mich, in Kleidung zwischen den Halb- und Ganznackten herumzulaufen, die noch hereinträufeln. Die Stimmung ist gelöst. Nach der nahezu sakralen Stille auf der Straße wird geredet, gelacht. Auf einmal steht Pavel neben mir, Kaffee in der Hand. »Und, wie fandest du's?« Draußen habe ich Pavel nicht gesehen, aber vielleicht stand er sogar in meiner Nähe. Jetzt, wo wir angezogen sind, ist sein roter Sweater wieder das entscheidende Merkmal, an dem ich ihn erkenne. Kleidung verhüllt nicht nur, sie lenkt auch ab. Wie habe ich es gefunden? Ich bin mir nicht sicher. Noch ist schließlich nicht alles vorbei. Und ich habe keine Ahnung, was noch vor mir liegt.

Helmut, der als Rechtsanwalt arbeitet, hatte anfangs einmal die Befürchtung, er könne über sein Hobby Mandanten verlieren. »Aber wenn ich's inzwischen erzähle, bekomme ich vor allem eine Reaktion: Wow, finde ich mutig von dir, und ehrlich gesagt erkennen dich die wenigsten auf so einem Bild.« Das Individuum wird auf den Aufnahmen quasi unsichtbar. Deshalb gibt es trotzdem einige, die sich auf dem Set mit ihrem Körper produzieren: in Bodø etwa die Frau mit dem Tattoo, das ihre gesamte rechte Körperhälfte bedeckt, dazu ein langer, silberweiß gefärbter Zopf, der erst knapp über der rasierten Scham endet. Ein Kunstwerk auf zwei Beinen, das alle Blicke auf sich zieht. Den meisten dagegen genügt es, Teil eines Gesamtkunstwerks zu sein, verbunden mit dem Kitzel, dass jeder sie darauf nackt sehen könnte, wenn er denn genauer hingucken würde. In zwei Monaten werden die Bilder von uns in Hauswandgröße aufgezogen in der Stadt hängen. Die Idee gefällt mir.

Es ist Samstagabend, der letzte Akt liegt noch vor uns,

aber erst mal wird gefeiert. Bekleidet, versteht sich. Das von Spencer Tunick gemietete Brauhaus ist prall gefüllt, obwohl wir die Getränke selber bezahlen müssen: vierzehn Euro für ein Glas Bier vom Fass. Ich zahle, drehe mich vom Tresen weg und laufe in die Frau, die am Morgen den Slytherin-Hoodie getragen hat. Sie grinst mich an: »Ach, du bist das – ich habe dich angezogen gar nicht erkannt.« Silvia, so heißt Slytherin wirklich, winkt mich zu einem Tisch im hinteren Bereich der Kneipe. Hier sitzen die Einheimischen an einem langen Tisch, Silvia gehört dazu. Sie ist Kindergärtnerin, erst dreiundzwanzig Jahre alt und heute Abend sehr nervös. Immer wieder tippt sie Suchbegriffe in ihr Smartphone ein. »Meine Mutter hat mich gewarnt: Was wäre wohl, wenn Eltern dich auf diesen Bildern finden? Und jetzt habe ich doch ein bisschen Angst, dass man mich auf den Bildern erkennt.« Im Lauf des Abends wird sie fündig. »Hier, ich habe was«, ruft sie und hält mir das Handy unter die Nase. Tatsächlich: Dieser stecknadelkopfgroße olivgrüne Punkt könnte Silvia von hinten sein. Oder auch nicht. Ich lache. »Du hast leicht reden, dich kennt ja hier keiner«, tadelt sie mich. Da hat sie recht. Als sie am späten Vormittag noch mit einer Gruppe nackt an der Mole posierte, fuhr ein Boot vorüber, und sie glaubte, ihren Stiefvater an Bord zu sehen. Beinahe wäre sie in den Fjord gesprungen, aber stattdessen hielt sie tapfer ihre Stellung. Silvias Nervosität hat Gründe. Offenbar wird in Bodø seit Monaten über die Nacktaufnahmen diskutiert. Die einen finden sie großartig, die anderen ungehörig. Dazwischen gibt es nichts. Auch der Pfarrer hat sich heute früh für die Fotos ausgezogen, alleine das sorgte wochenlang für Aufruhr. Silvia ist unruhig, aber sie glüht vor Stolz. Zu Recht.

Wer an diesem Tisch sitzt, hat eine mutige Entscheidung getroffen.

Das tue ich am nächsten Abend auch, allerdings ohne es zu wissen. Um 20:45 Uhr stehe ich wieder vor dem Rathaus und besteige einen von zwei Bussen. Unser Ziel: der Gipfel des Keiservarden, der dreihundertsechsundsechzig Meter über Bodø und dem Meeresspiegel thront. Dort will Spencer Tunick uns noch einmal aufstellen, im Sonnenuntergang – hier heißt das gegen 23 Uhr. Die letzte Nacht und den ganzen Tag hat es geschüttet wie aus Eimern, doch während wir einsteigen, lässt der Regen nach. Im prall gefüllten Bus ist es tropisch heiß, Pullis werden ausgezogen, Jacken geöffnet. Einmal auf dem Berg, sollen wir mit Solarlichtern posieren, die besonders hell leuchten. Woher Spencer seit gestern das Sonnenlicht genommen hat, um sie aufzuladen, ist sein Geheimnis. Vielleicht hat er es mitgebracht. Überhaupt hat er offenbar einen heißen Draht zur Wetterfee. Als die Busse auf einem geschotterten Platz anhalten und sich die Drucklufttüren knarzend öffnen, hat der Regen aufgehört. Der Himmel über der zu unseren Füßen liegenden Schärenlandschaft leuchtet pink, wie in Pastell gemalt. Doch die regengekühlte Bergluft ist so eisig, dass selbst das Atmen schmerzt. Das Thermometer im Bus zeigt neun Grad. Und noch sind wir nicht am Ziel. Der steile, schmale Pfad, der uns bis zum Gipfel führen soll, ist durchzogen von Sturzbächen und Schlammlöchern. Außerdem stolpern wir eher nach oben, als dass wir laufen, in der Dämmerung sind Wurzeln und Steine kaum zu sehen. Ich bin froh, dass ich Wanderstiefel mitgebracht habe. Wer jetzt in Flipflops nach oben läuft, tut mir leid. Doch noch sind wir alle hungrig auf dieses

Bild, auf den rosigen Himmel im Hintergrund und die Lichter unter uns. Ein atemberaubender Ausblick, aber so viel Atem, den man mir rauben könnte, habe ich bei der Ankunft auf dem Gipfel gar nicht mehr. Und auch keine Zeit, ihn zu holen. Denn wir sind spät dran, Steve und Spencer jagen uns aus den Klamotten und auf einen engen Abhang, unter dem das hell erleuchtete Bodø strahlt. Dann greift Spencer Tunick zur Flüstertüte und spricht ein verhängnisvolles Wort: »Hinlegen!«

Meine Beine landen im nassen Gras. Wie sich herausstellt, ist das noch die beste der drei Möglichkeiten. Mein Hintern dagegen schrammt auf blankem Granit, der die Temperatur von Eiswürfeln hat. Vom Steißbein aufwärts saugt sich schmatzend Schlamm an meinem Körper fest. Ich danke meinen Nachbarn, dass sie den nächsten Befehl aus der Flüstertüte – »enger zusammen« – ernst nehmen. So wärmen wir uns gegenseitig. Aber während wir liegen und warten, merke ich, wie die Temperatur um mich herum stetig abnimmt. Was gestern noch in lockerer und fröhlicher Atmosphäre geschah, passiert jetzt hektisch. Spencer schreit und befiehlt, korrigiert und treibt an, er weiß, wie kalt es ist. Mehrfach bietet er an diesem Abend an, dass man sich anziehen könne, wenn einem zu kalt wäre. Aber das will keiner von uns. Wir halten die Lampen in die Höhe. Als wir dann – »Positionswechsel!« – aufstehen, erwischt uns der aufgefrischte Wind mit voller Wucht. Mit jeder Böe geht ein kollektives Stöhnen durch die Menge. Die Aufnahmen ziehen sich, auch weil unsere Konzentration in der Kälte nachlässt. Am Schluss, als wir alle in eine Kuhle springen sollen, drängen wir uns dicht aneinander. Der Sicherheitsabstand von gestern Morgen ist vergessen. Dennoch findet der Wind genügend Angriffspunkte, um uns weiter auszukühlen. Und trotzdem: Als wir aus der Kuhle nach oben zum Himmel schauen, das diamantene Strahlen der Solarlampen auf das eigene Gesicht gerichtet, ahnen wir, dass dieses Bild unvergesslich sein kann. Dass unsere Füße längst zu Eis erstarrt sind, sieht man keinem der Gesichter auf dem Foto an. Wir strahlen.

Als Spencer Tunick fertig ist, staksen wir wie eine Aufzieharmee aus Zombies zurück zu unseren Müllsäcken. Mir gelingt es kaum, die Füße in die Socken zu bekommen, zu steifgefroren ist beides, Finger und Zehen. Trotzdem scheint es bei mir noch vergleichsweise gut zu klappen. Als ich angezogen bin, mühen sich andere noch mit ihrer Unterhose ab. Im Dunkeln leuchten uns nur die Solarlampen den Weg abwärts, eine leuchtende Karawane ins Nichts. Ungefragt strecken sich helfende Hände denjenigen entgegen, die Hilfe beim mühsamen Abstieg brauchen. Es ist eine wortlose Zusammengehörigkeit, das Ergebnis dieses Abends. Im Bus verteile ich leckeres Salzlakritz an die Umstehenden. Wir alle hoffen, das Kauen wird uns aufwärmen. Aber das vermag erst die heiße Dusche eine Stunde später, im zwölften Stock des Radisson Blu Bodø. Da haben sich die anderen schon in alle Winde zerstreut, morgen treten sie wie ich die Heimreise an. Und, wie habe ich es gefunden?, frage ich mich, als ich mich schließlich in mein Bett kuschle. Es war eisig, anstrengend, müh- und manchmal auch grausam. Aber ich spüre ein wunderbares Gefühl in mir. Ich kann es nicht erwarten, in zwei Monaten die versprochenen Aufnahmen in der Post zu haben. Und ja, ich würde es jederzeit wieder tun, auch bei polarem Wind und Wetter.

Tvärminne, Finnland

Mit Motorsäge, Birkenzweigen und einer Flasche Bier

Es war Winter. Der lila-weiß gestrichene Bus bahnte sich mühsam seinen Weg über die dicht verschneite Straße. Dicke Flocken flogen durch die Luft. Der Wind pfiff durch die Ritzen in den Fenstern. Seit wir die Autobahn von Turku nach Helsinki verlassen hatten, folgten wir einer kaum sichtbaren Piste durch die weißen Wälder Finnlands. Zwei-, dreimal blitzten farbige Fassaden eines Weilers auf, dann versank alles wieder in endlosem Weiß. Irgendwo vor uns erstreckte sich der Finnische Meerbusen, der Finnland von Estland trennt. Fünfhundert Kilometer weiter östlich liegt Sankt Petersburg. Doch als wir endlich auf den Hof der biologischen Forschungsstation von Tvärminne einbogen, war vom Meer nichts zu sehen. Das Schneetreiben ließ uns kaum die grün und rot gestrichenen Holzhäuschen erahnen. Hier also würden wir die kommende Woche verbringen: eine Gruppe Polarökologinnen und Polarökologen meiner Universität in Kiel, die jetzt möglichst schnell die Rucksäcke und Taschen mit Ausrüstung durch den Schnee in die Bettenhäuser zu tragen versuchten. Und eine zweite Gruppe von Studierenden aus Helsinki, mit denen wir gemeinsam Meereis und das Leben im Wasser darunter untersuchen würden.

An Eis mangelte es nicht. Als wir am nächsten Tag im Gänsemarsch durch den Birkenwald zogen, sahen wir als Erstes den Steg, vor dem das Forschungsboot festgefroren war. Als wir das Eis betraten, merkten wir es nicht einmal. In unseren dicken roten Schneeanzügen, den Schneestiefeln und den Pudelmützen stapften wir weiter durch den hohen Schnee, der jetzt eben auf einer Eisdecke statt auf gefrorenem Boden lag. Erst als die Professoren an der Spitze stehen blieben und den Eisbohrer aufsetzten, merkten wir, dass wir uns schon mitten auf dem Meer befanden.

Ein Eisbohrer erinnert an eine riesenhafte Version handbetriebener Vorbohrer: An dem gut ein Meter langen, rot lackierten Gewinde ist oben ein Motor befestigt, der dem eines größeren Rasenmähers ähnelt. Innen ist der Bohrer hohl, sodass das Eis in eine lange Stange hineingepresst wird. Später lassen sich darin Algen und Kleinstlebewesen aufspüren – dank der Bohrtechnik genau dort, wo sie im Regelfall leben: näher an der schneebedeckten Oberfläche oder doch eher in Wassernähe. Doch vorher muss man bohren. Und das ist harte körperliche Arbeit. Wenn man den Bohrer mit beiden Händen an den Seiten auf das Eis setzt und der Motor aufheult, dann weiß man nicht, wer hier wen im Griff hat: der Bohrer die Biologin, den Biologen oder umgekehrt. Aber es geht noch härter, und die finnischen Studenten zeigten uns, wie: Mit einer Motorsäge wurde ein vielleicht vier Quadratmeter großes Stück Meer freigeschnitten, die Eisblöcke wurden mit einer großen Metallzange entnommen. So entstand eine Art Pool, der zwar bei der Kälte sofort wieder anfror.

Doch die ersten Minuten, bevor sich die Eisdecke zurückbildete, reichten für den korpulenten, an einen alten Seebären samt Vollbart erinnernden Eistaucher aus, um – vollständig in einen dicken Neoprenanzug gezwängt – ins schwarze Wasser zu gleiten und, Kopf zuerst, Schwimmflossen zuletzt, tief unter dem Eis Proben zu entnehmen, die sich nicht mit einem Planktonnetz aus dem Wasser ziehen ließen. Wenn er nach wenigen Minuten prustend wieder auftauchte, klatschten wir jedes Mal Beifall, und über seine von der Kälte knallrot angelaufene Gesichtshaut zog sich dann ein zögerliches Lächeln, während seine Atemluft kleine Eiszapfen in den Bart zauberte. Nach dem ersten Tag auf dem Eis war ich, der angeblich arktiserprobten Schutzkleidung zum Trotz, so durchgefroren, dass ich sicher war, mein Körper würde nie wieder warm werden. Ich fühlte mich, als wäre mein Inneres in einen Eisbohrkern verwandelt worden, und auch die bullernde Heizung im Bettenhaus konnte daran nichts ändern. Das war der Moment, in dem Antti, einer der finnischen Studenten, mich anstieß und meinte: »Komm, wir wärmen uns jetzt auf.« So lernte ich die echte finnische Sauna kennen.

Der schneebedeckte hölzerne Wegweiser vor dem Bettenhaus war mir bis dahin gar nicht richtig aufgefallen. Er zeigte auch nur zwei Richtungen an: Hauptgebäude mit Büro und Kantine: vierzig Meter nach links. Sauna: hundertvierzig Meter nach rechts. Natürlich kannte ich Saunen und freute mich auf eine Viertelstunde Aufwärmen bei 70, 80 Grad, vielleicht noch einen Aufguss. Doch als ich sah, was Antti und seine Freunde außer einem Handtuch mit zur Sauna schleppten, da ahnte ich schon, dass das finnische Saunaerlebnis sich sehr von dem unterscheiden würde, was ich bis dahin in Deutschland kennengelernt hatte. Über seiner Schulter trug Antti die Motorsäge, ein Freund von ihm hielt die Eiszange in den Händen, ein Dritter einen Kasten Bier. Der Saunaabend konnte beginnen.

Die Sauna ist eine urfinnische Erfindung. Tatsächlich ist »Sauna« das einzige finnische Wort, das weltweit als Fremdwort Karriere gemacht hat. Bei einer Sprache, die Wortungetüme wie »Vapaaajanviettomahdollisuuksia« (Freizeitaktivitäten) hervorgebracht hat, ist das etwas Besonderes. Noch vor kaum hundert Jahren war die Sauna der Ort in einem finnischen Heim, in dem Leben begann und Leben endete: Geburten fanden in der vom Ruß nahezu keimfreien Sauna ebenso statt wie die Waschung der Toten. Das finnische Amt für Statistik schätzt die Zahl der Saunen im Land auf zwei bis drei Millionen, die Europäische Union will immerhin noch 1,7 Millionen Saunen in Finnland gezählt haben. Das wäre immer noch je eine für drei Finnen, Babys und Greise mitgerechnet. Und tatsächlich besuchen sowohl finnische Säuglinge im Alter von wenigen Monaten als auch finnische Greise die Sauna.

Dem finnischen Staatspräsidenten Urho Kekkonen wird zugeschrieben, die Sauna zu einem Instrument der Diplomatie gemacht zu haben. In der Sauna, die er kurz nach seiner Wahl zum Präsidenten 1956 bauen ließ, schwitzten zahlreiche Staatsgäste, unter ihnen auch der russische Staats- und Parteichef Nikita Chruschtschow. Ob Chruschtschow damals auch das eine oder andere Geheimnis ausschwitzte, ist unbekannt, ist doch bis heute der Inhalt der Saunadiplomatie erfolgreich unter Verschluss. Was in der Sauna gesprochen wird, bleibt in der Sauna, könnte man sagen. Trotzdem hält sich das Gerücht, dass Kekkonen Chruschtschow zur Feier seines sechzigsten Geburtstags bis morgens früh um fünf in der Sauna immer neue Aufgüsse nachlegte, um die gefühlte Temperatur durch die höhere Luftfeuchtigkeit weiter zu erhöhen. Vielleicht kochte Kekkonen Chruschtschow auf diese Weise tatsächlich weich, denn kurz darauf unterschrieb er eine Akte, in der die Sowjetunion die Westbindung Finnlands akzeptierte. Helmut Kohl und Michail Gorbatschow besuchten immerhin die finnische Parlamentssauna, die ganz selbstverständlich zum Sitz der Volksvertreter gehört. Und auch finnische Botschaften im Ausland haben ihre Sauna, in Kabul ebenso wie in Kenia. Unvorstellbar, wie diplomatische Beziehungen ohne Sauna funktionieren sollten, zumindest für die Finnen.

Die exakten Ursprünge der finnischen Sauna liegen hinter dem Schleier von Millionen Aufgüssen verborgen. Angeblich wurden die ersten Saunen schon vor 7.000 Jahren gebaut. Gesichert ist die Überlieferung des Nestor von Kiew, der in seiner *Geschichte der vergangenen Jahre* im Jahr 1112 über hölzerne Saunen im heutigen Finnland schrieb, »in denen nackte Badende sich selbst mit Zweigen schlagen und mit kaltem Wasser übergießen«. Als viele finnische Haushalte noch keine Badezimmer besaßen, ersetzte die öffentliche Sauna das Waschhaus. Die Wärme entspannte zudem die Muskeln der Bauern und Arbeiter, die sich den Tag über körperlich schwer verausgabt hatten. Als »Apotheke des armen Mannes« wird die Sauna in Finnland bezeichnet, weil sie viele Krankheiten und Leiden frühzeitig verhütet. »Wenn ein Kranker nicht durch (antiseptischen) Teer, Schnaps oder Sauna geheilt werden kann, muss er sterben«, lautet ein finnisches Sprichwort. Kein Wunder, dass die eigene Sauna vielen Finnen das Allerheiligste ist.

Aber längst nicht alle besitzen – und vor allem: nicht alle besaßen – eine eigene Sauna. Für sie gab und gibt es die öffentlichen Einrichtungen. Die älteste öffentliche Sauna Finnlands, die seit 1906 ununterbrochen in Betrieb ist, steht in Pispala, einem Vorort der Stadt Tampere. Die Rajaportti Sauna hat, wenn nicht gerade ein globales Virus wütet, viermal wöchentlich geöffnet, nie jedoch vor dem Nachmittag. Denn die traditionelle Rauchsauna muss fünf Stunden lang mit Holz angeheizt werden, bevor Besucher sie betreten können. In einer solchen traditionellen »Savusauna« sammelt sich der Rauch im Raum, bis der einzige Abluftschacht (meist über der Tür an dem der Feuerstelle gegenüberliegenden Ende des Raums) geöffnet wird. Dorthin bahnt sich der Rauch dann seinen Weg. Auch wenn das Feuer schon erloschen, der darüber anstelle eines Ofens liegende Steinstapel glühend aufgeheizt und der Raum gelüftet ist, sodass Besucher eintreten können, ist der düstere Raum vom Rauchgeruch erfüllt – das raubt einem schon den Atem, selbst wenn der Aufguss noch aussteht. Dazu kommt die Hitze, oft weit über 100 Grad. Der Saunadampf schließlich, der entsteht, wenn Wasser auf die heißen Steine gegossen wird, gibt arglosen Saunenden den Rest. Er heißt auf Finnisch Löyly, und jede Sauna hat ihren eigenen Löyly – die Rajaportti Sauna wiederum den »besten und sanftesten« von allen. Das behauptet jedenfalls der Saunaverein von Pispala, der außer dem »bedachtsamen Anheizen« vor allem überwacht, dass sich in der Sauna nichts ändert. Und so gehen die Saunierenden von Pispala seit mehr als einhundertfünfzehn Jahren in das gleiche Gebäude, des-

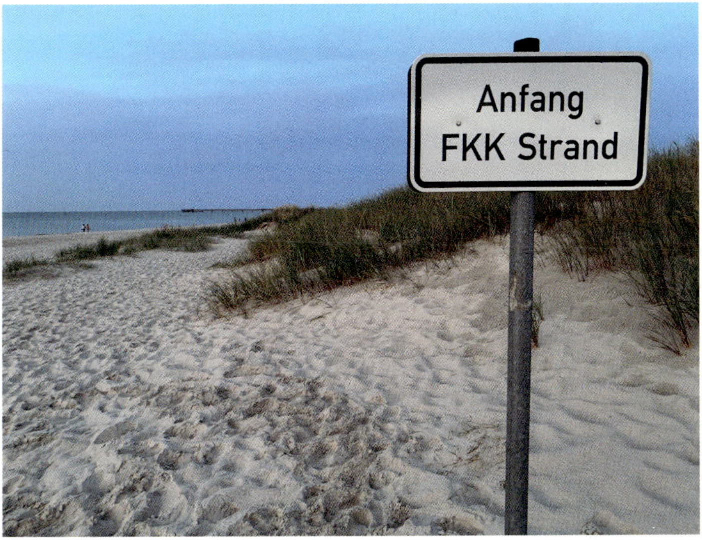

Ab hier wird's nackt: An den Ostseestränden warnen Schilder vor der Freikörperkultur.

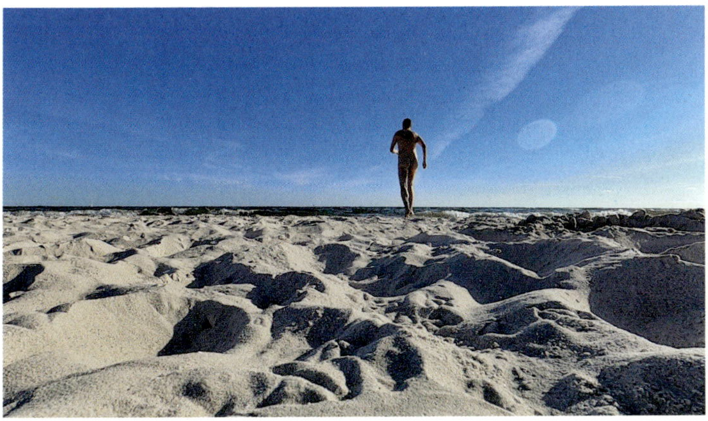

Morgens um sieben ist am Strand von Hagens Düne die Welt noch in Ordnung.

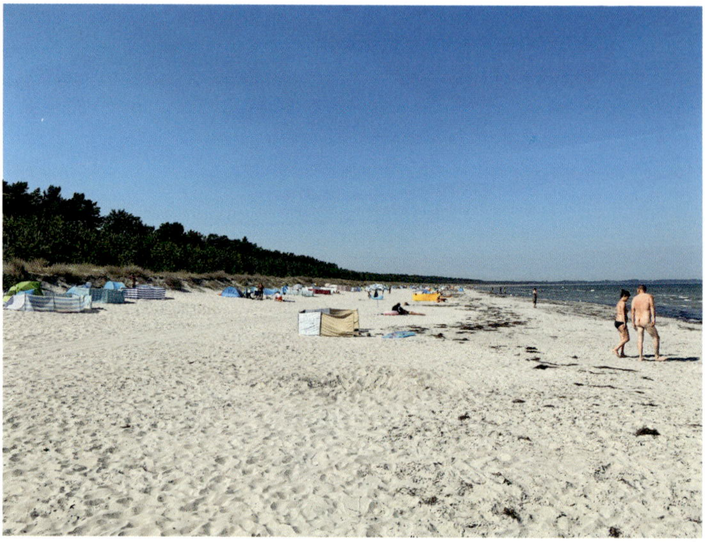

Die Schaabe ist nicht nur der längste, sondern auch der schönste Sandstrand auf der Ostseeinsel Rügen – Badekleidung optional.

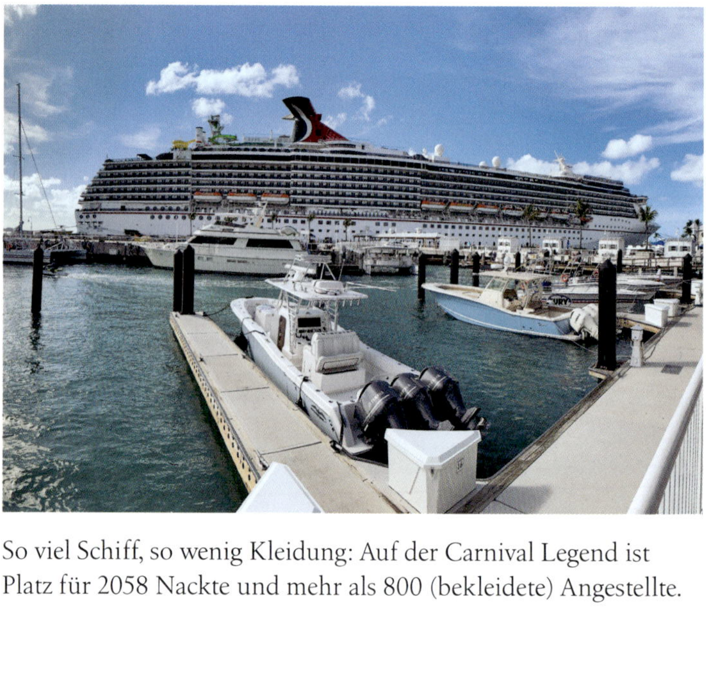

So viel Schiff, so wenig Kleidung: Auf der Carnival Legend ist Platz für 2058 Nackte und mehr als 800 (bekleidete) Angestellte.

Die Karibik: da, wo blauer Himmel, türkise Wellen und Autoren um die Wette strahlen.

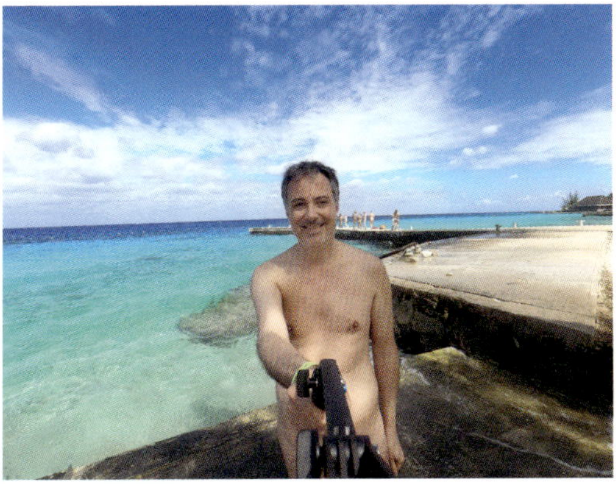

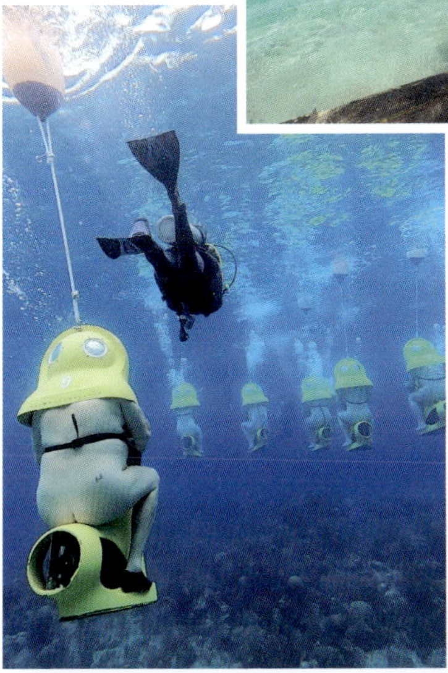

Auf den Unterwasserscootern herrscht trotz Schrittgeschwindigkeit (Taucher)Helmpflicht.

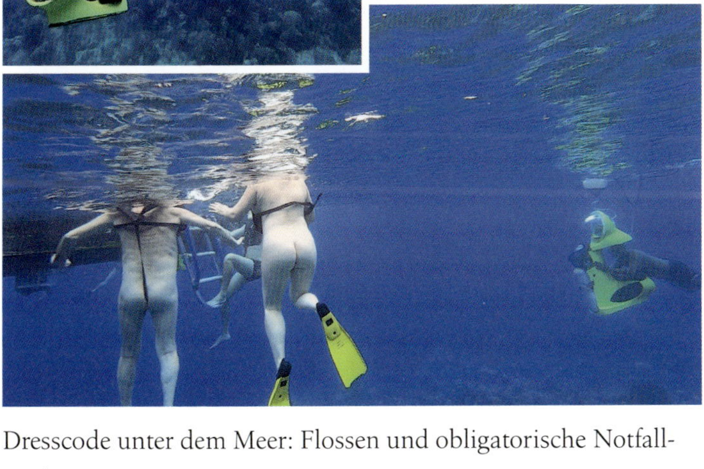

Dresscode unter dem Meer: Flossen und obligatorische Notfallweste.

Gruppenbild mit Nackten: Für das offizielle »Big Nude Boat 2020«-Foto versammeln sich alle auf dem Lido-Deck.

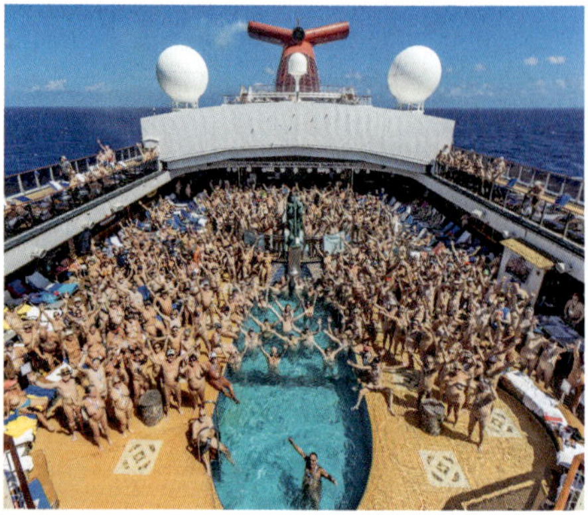

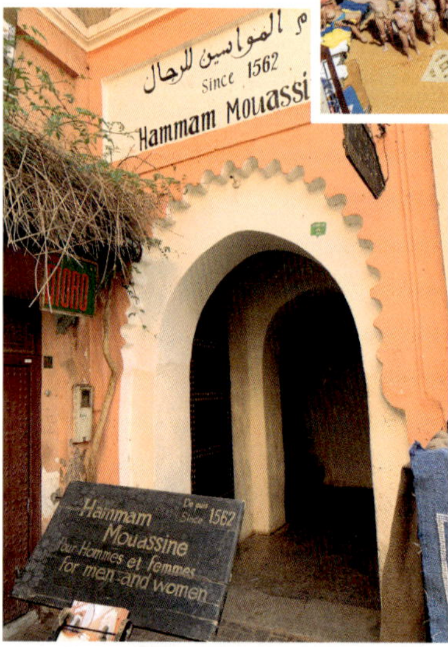

Im Hammam Mouassine schwitzen Frauen und Männer seit 1562.

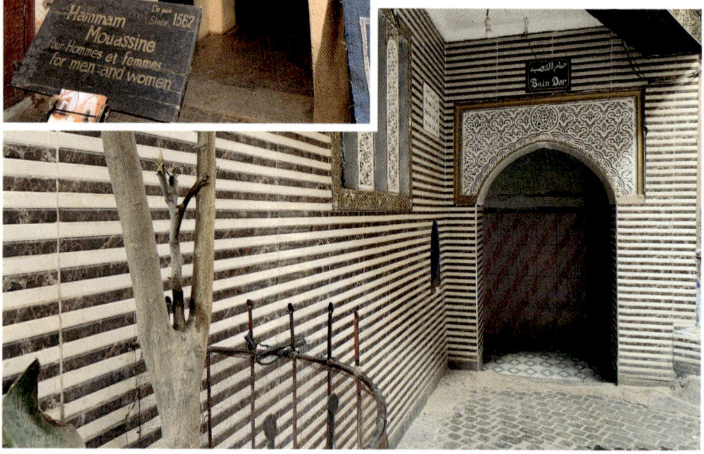

Das Bain d'Or hinter der Ben-Youssef-Moschee in Marrakesch wird vor allem von Anwohnern besucht: Männer morgens, Frauen nachmittags.

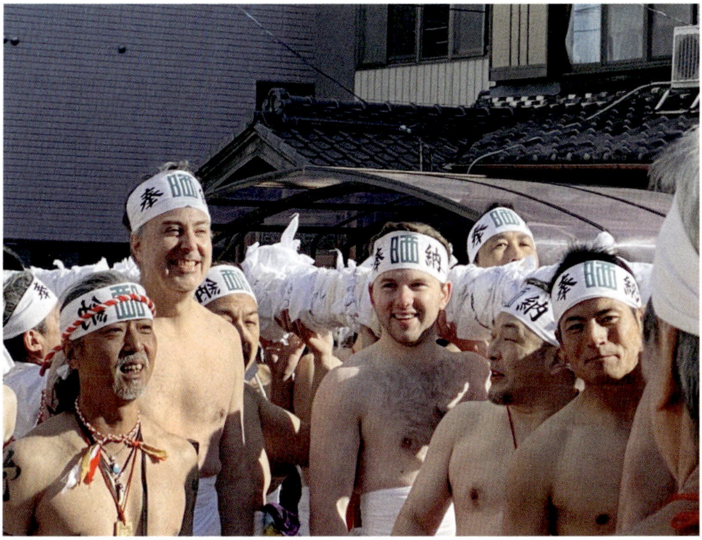

Aufstellung beim Hadaka Matsuri in Konomiya, Japan:
Gleich beginnt die Suche nach dem Glück.

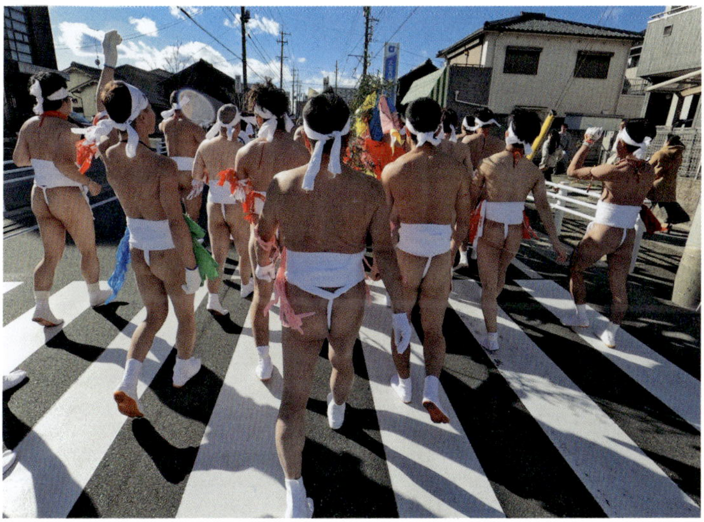

Abbey Road, japanisch: Der Weg durch die Straßen von Konomiya ist lang, und manch einer ist schief gewickelt.

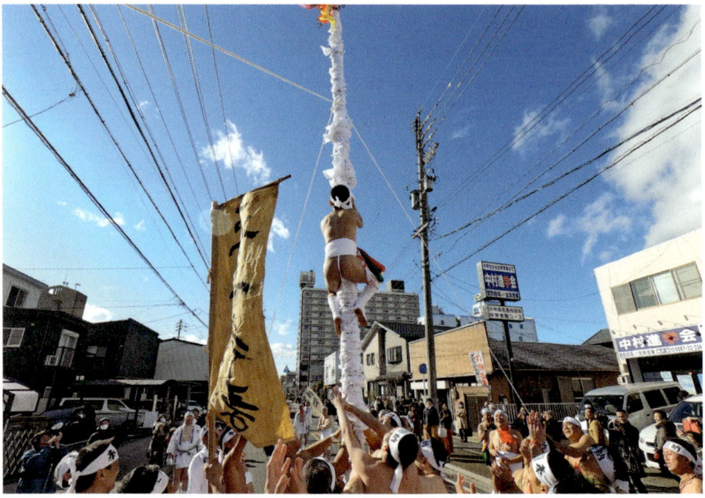

Auf dem Weg nach oben: Wer ein unglückliches Alter erreicht hat, muss seinem Glück hinterherklettern.

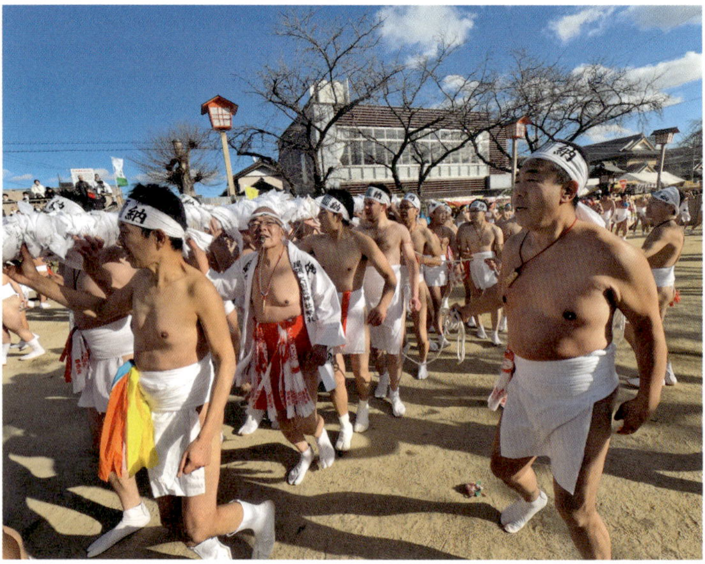

»Wassoi, wassoi, wassoi«: Auf der Zielgeraden zum Tempel wird gebrüllt, getanzt und gepfiffen.

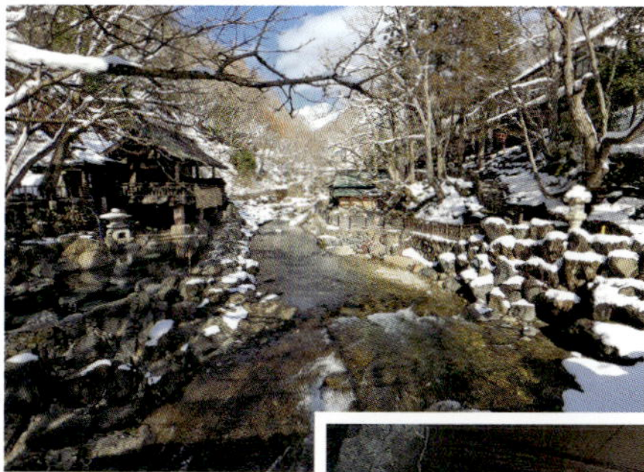

Die heißen Quellen von Takaragawa sind in ganz Japan für ihre Heilkräfte berühmt.

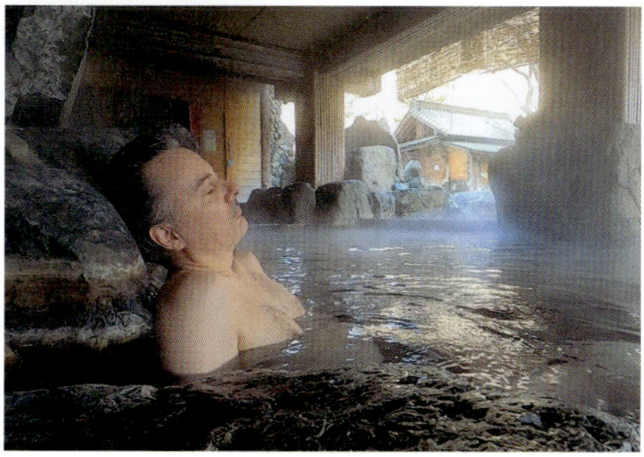

In den Becken aus Naturstein taue ich nach dem eisigen Hadaka Matsuri ganz langsam wieder auf.

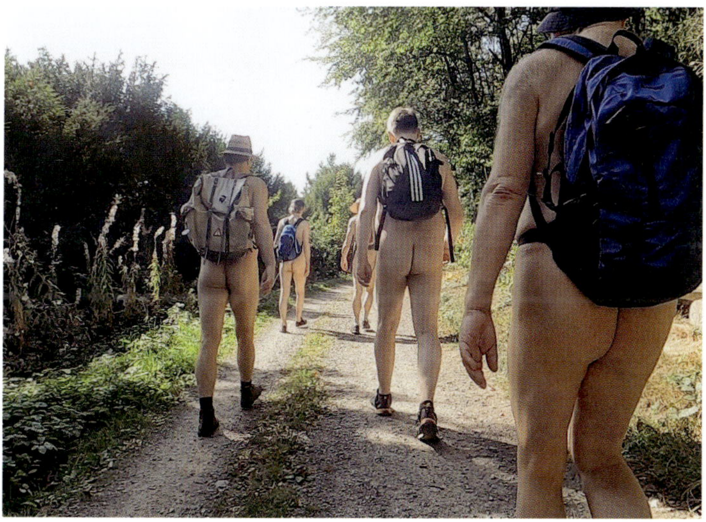

Das Wandern ist des Nackten Lust, auch am Rand von Wipperfürth im Bergischen Land.

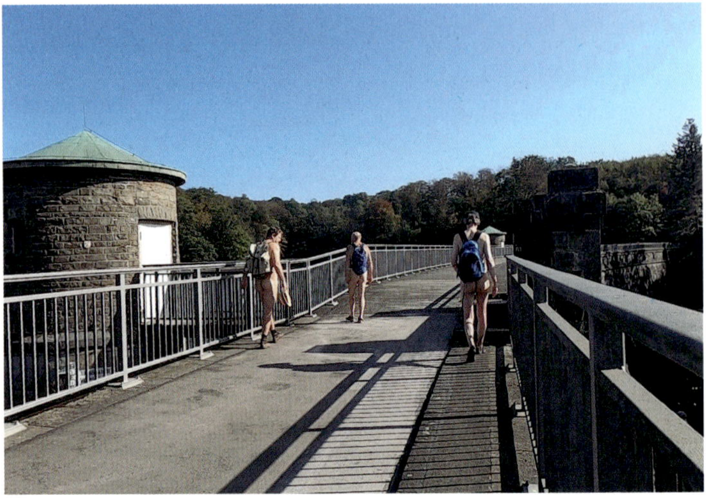

Die Neyetalsperre hält sechs Millionen Kubikmeter Wasser und auch ein paar Nacktwanderer aus.

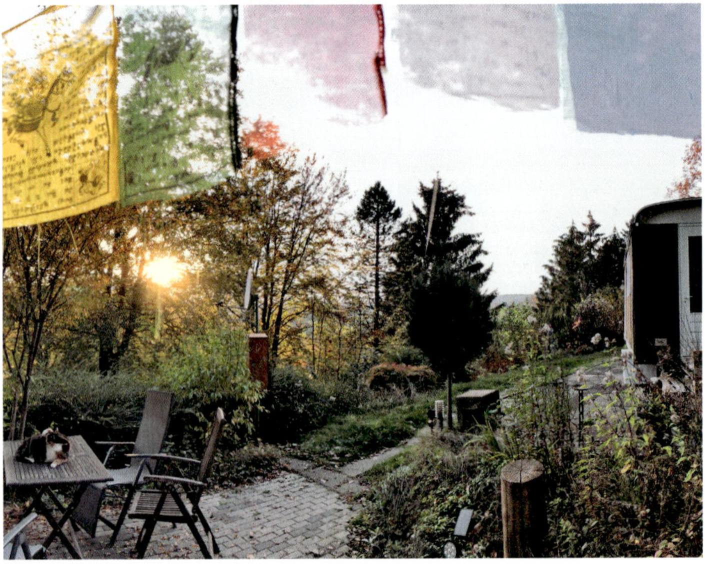

Hauptsache bunt und lebensfroh: Im FSG Helios am Rand von Köln hält eine neue Generation von Naturisten Einzug.

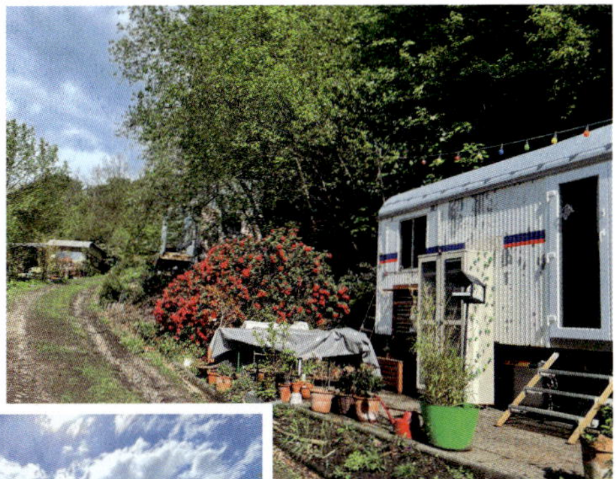

Bauwagen und Tiny Houses gehören zu den neuen Formen des Zusammenlebens im FSG Helios.

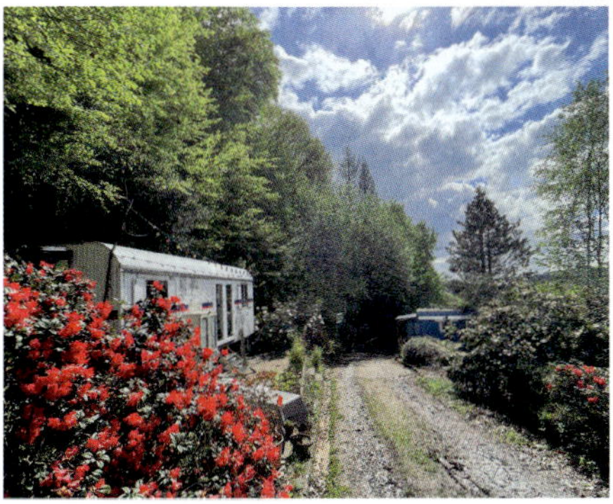

Vom Gipfel des Heliosberges geht der Blick in die Weite des Himmels und des Bergischen Landes.

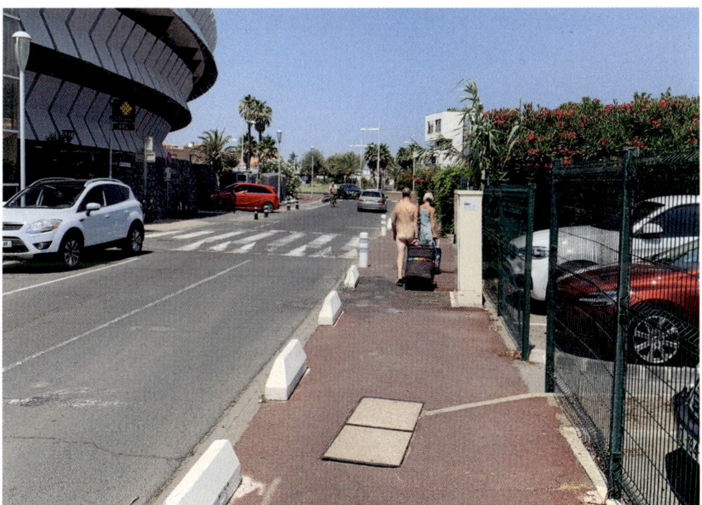

Anreisende in Cap d'Agde: Die Kleidung bleibt gleich im Rollkoffer.

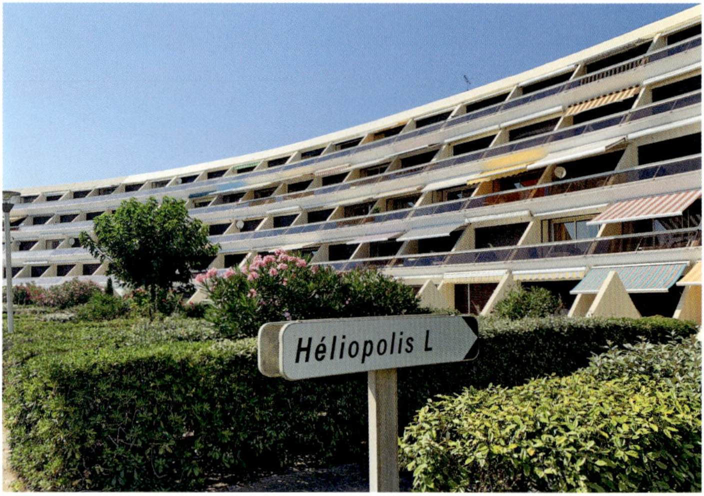

Die im Schatten sieht man nicht: In Héliopolis sind alle Balkone nach der Sonne ausgerichtet.

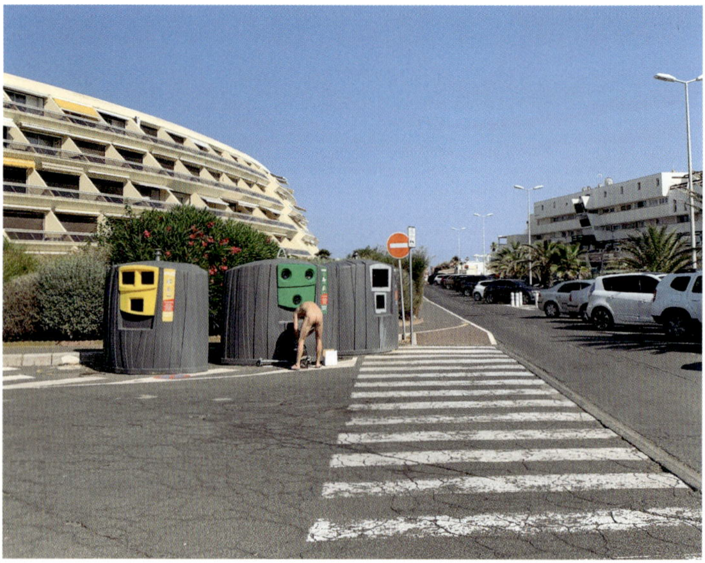

»Bring doch mal den Müll raus«: Nichts ist zu banal, um es in Cap d'Agde nicht auch nackt zu erledigen.

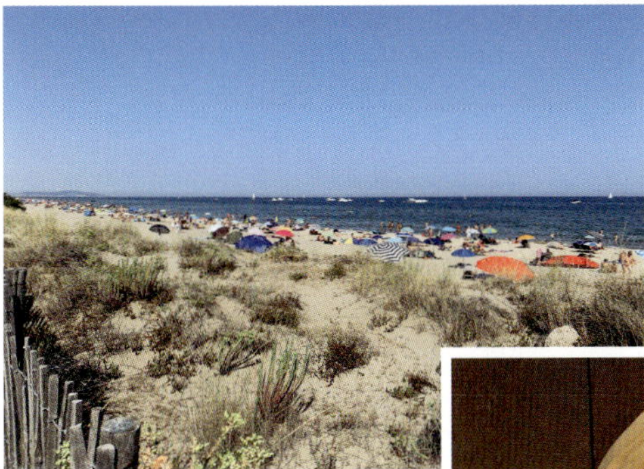

Bunte Schirme, volle Bräune: Der Familienstrand von Cap d'Agde ist immer prall gefüllt.

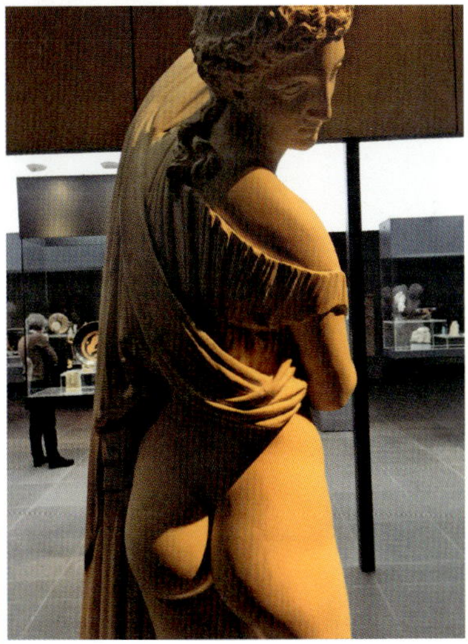

Das Abbild von Aphrodite Kallipygos, übersetzt: »Die mit dem schönen Hintern«.

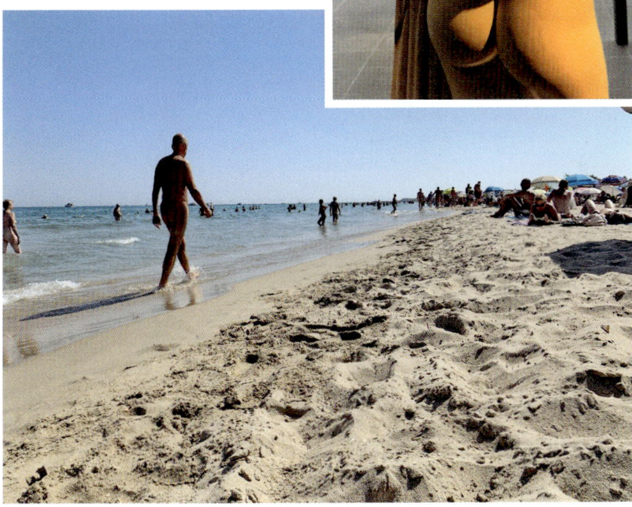

An der Schweinebucht geht's auch tagsüber um halb eins heiß her.

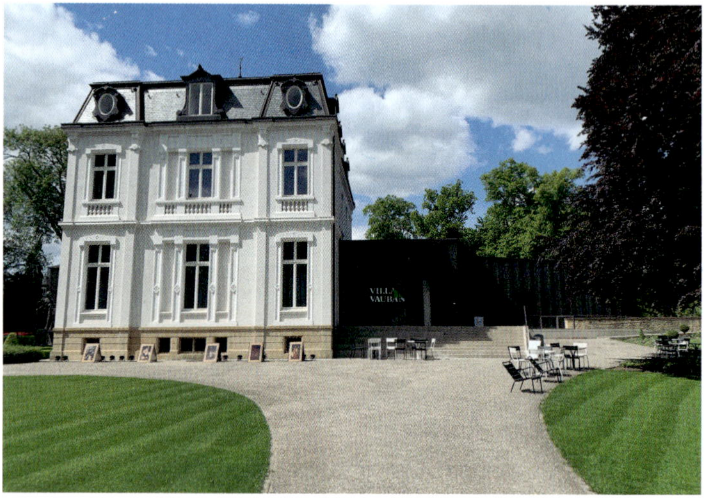

Die Villa Vauban im Luxemburger Stadtpark ist ein städtisches Kunstmuseum.

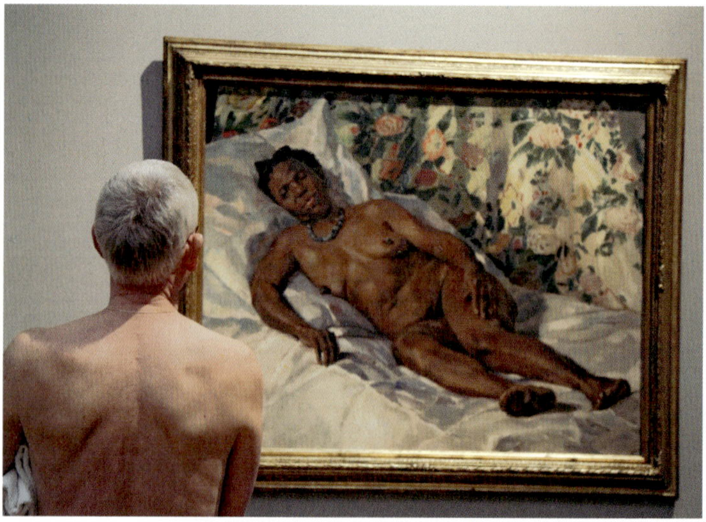

Sehen sich zwei Nackte im Museum: Miss Robinson wurde 1910 vom saarländischen Maler Albert Weisgerber auf der Leinwand verewigt.

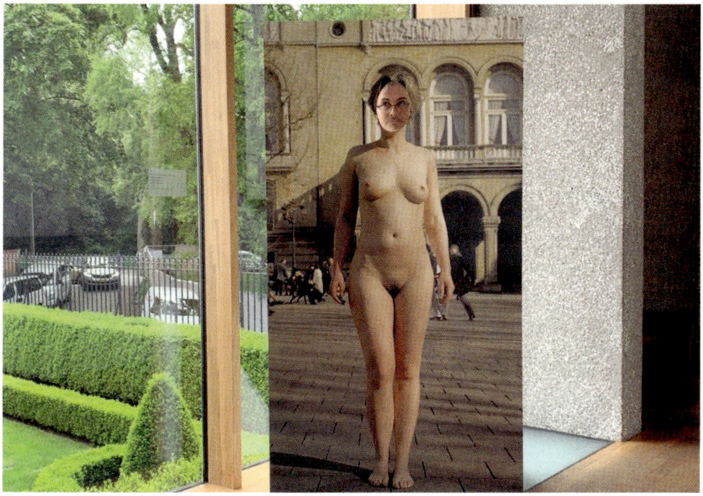

Auch während der allgemeinen Besuchszeiten durften die Besucher der »Plakeg!«-Ausstellung nackt sein ...

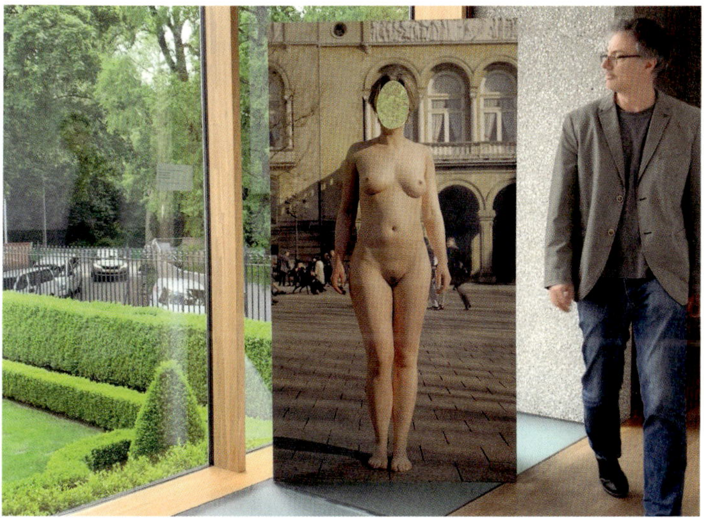

... solange sie angezogen blieben, versteht sich. Für die Aufsteller ließen sich Luxemburgerinnen und Luxemburger in ihrer Stadt fotografieren.

Auf der anderen Seite der Staffelei: im Atelier von Emily Korte.

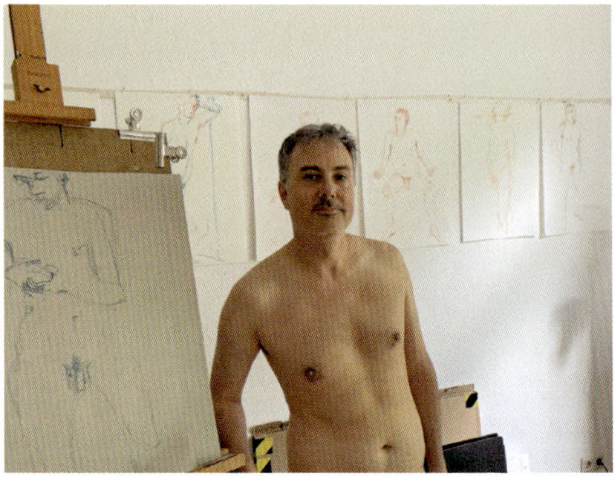

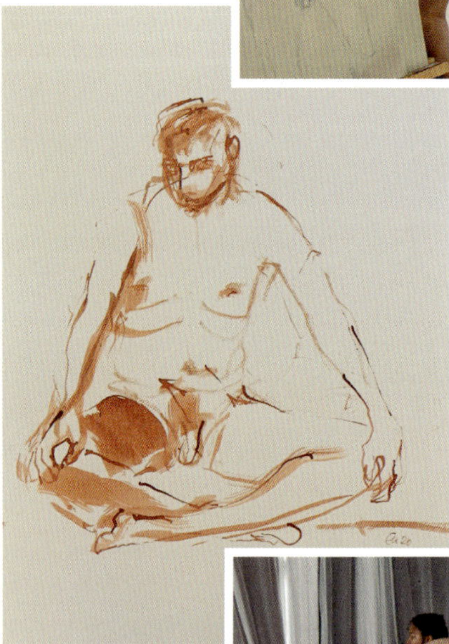

Akt in Rostrot: mein Lieblingsbild.

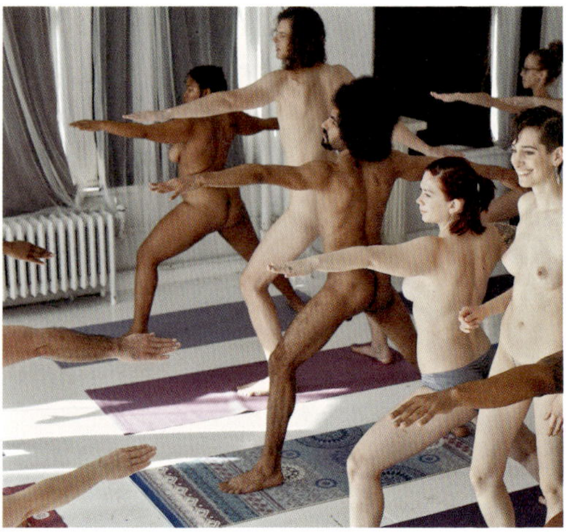

Naked in Motion: Willow Merveille, ihre Schülerinnen und Schüler in New York.

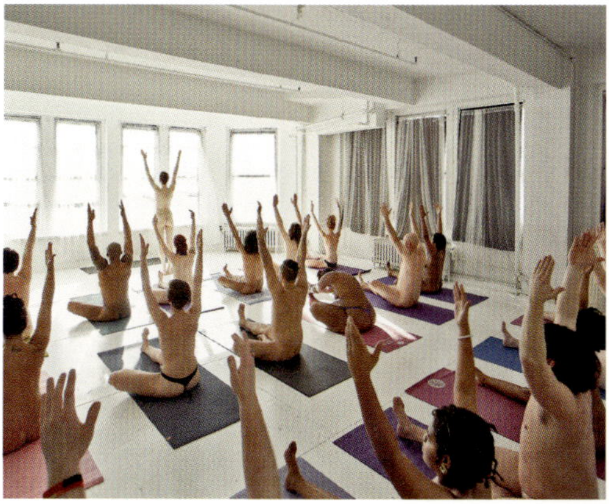

Erst beugen und dehnen, dann die Sonne begrüßen beim Janu Sirsasana.

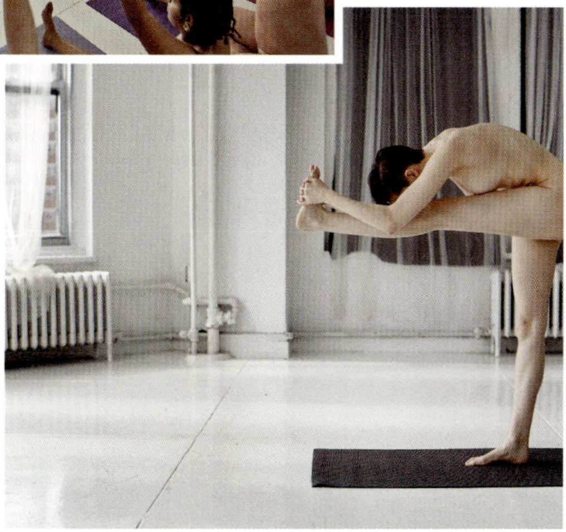

Beim Nacktyoga findet nicht nur Willow Merveille ihre Balance.

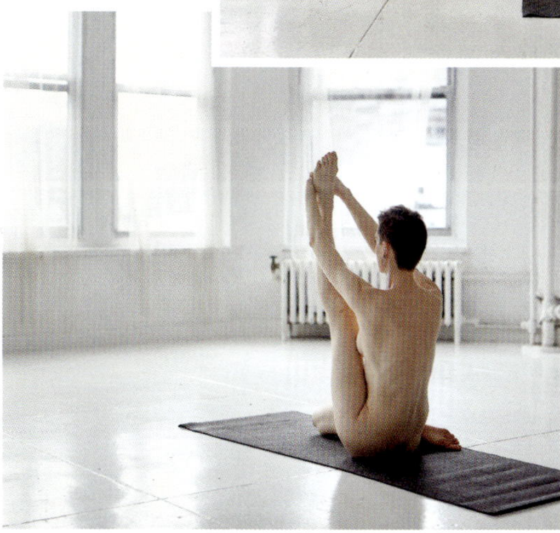

Feministisch, körperbejahend und mitunter überraschend anstrengend ist das Nacktyoga mit Willow Merveille.

Heute wie vor hundert Jahren ist der Blick vom Monte Verità auf den Lago Maggiore und den Monte Tamaro atemberaubend.

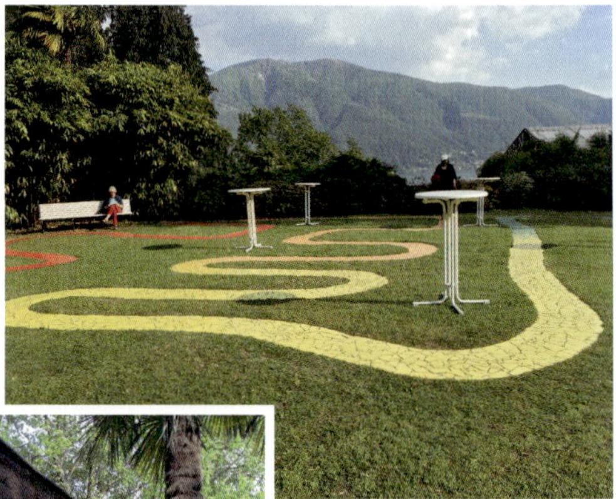

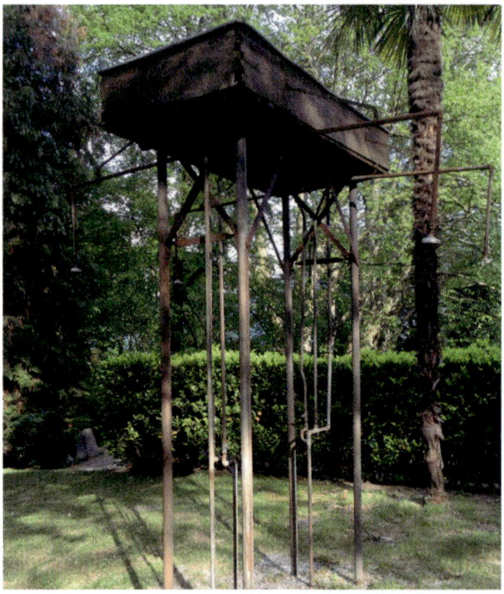

Die Luftduschen auf dem Monte Verità haben Anfang des 20. Jahrhunderts ihre besten Tage gesehen.

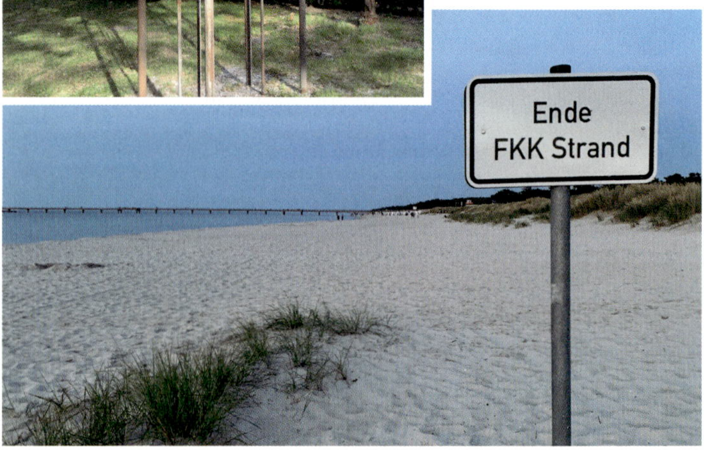

Alles hat ein Ende, auch der Nacktbadestrand. Aber man kann ja einfach umkehren.

sen Wände vom Ruß längst schwarz geworden sind. Frauen gehen durch die eine, Männer durch die andere Tür. Öffentliche Saunen sind nach Geschlechtern getrennt, auch wenn die zwei Türen manchmal in den gleichen Raum führen. Hingegen käme kein Finne und auch keine Finnin jemals auf die Idee, in Badeanzug oder Badehose zu saunen. In der Sauna werden traditionell Körper und Geist gereinigt, und dafür muss der Körper nackt sein. Sagen auch die Traditionalisten von Pispala. Apropos Geist: Jede Sauna hat ihren eigenen – in der Rajaportti Sauna heißt er Wirtanen, und in der Umkleide hängt sein Springseil, mit dem er sich quält, wenn der Schweiß nicht fließen will. Lachen Sie nicht! Saunageister sollte man nicht verärgern: Denn dann, so heißt es, brennen sie die Sauna nieder.

In der Familie, unter Freunden oder Mitstudierenden saunten und saunen alle gemeinsam, keiner käme auf die Idee, nach Geschlechtern zu trennen. Ein deutscher Freund, der eine Finnin heiratete, erzählte mir, es sei ihm schon etwas peinlich gewesen, als er zum ersten Mal gemeinsam mit seiner Schwiegermutter in die Sauna ging. Richtig peinlich war es ihm aber erst, als er eines Tages seinen Chef schwitzend in der Sauna traf. Solche Gedanken waren uns Studierenden in Tvärminne fremd. Ich vor allem wollte an jenem Abend nur eins: mich endlich aufwärmen, und zwar schnell. Umso größer war mein Horror, als der Bierkasten vor dem roten Saunahäuschen in den Schnee gestellt wurde und die versammelte finnische Mannschaft sich von der Sauna ab- und dem Meer zuwandte, das hinter einer Reihe Birken zugeschneit vor sich hin träumte. Ungerührt liefen sie auf das verschneite Eis, Antti ließ die Kettensäge aufjaulen, und dann spritzten zum zweiten Mal an jenem Tag Eis und Schnee gen Himmel. Geschickt griff Anttis Studienkollege mit der roten Zange nach den ersten Eisblöcken und stapelte sie neben dem Loch, das im Eis entstand. Es war nicht ganz so groß, nicht ganz so gleichmäßig geformt wie heute früh auf der anderen Seite der Landzunge, aber groß genug, um einmal einzutauchen, wie mir voller Schrecken auffiel. Mir wurde vorsorglich noch kälter. Antti schaltete die Motorsäge aus, stapfte zurück und deponierte sie vor dem Saunahäuschen. »Jetzt gehen wir saunen«, sagte er und ging nach drinnen, um den Schneeanzug auszuziehen.

In der Sauna war es herrlich heiß. Es handelte sich nicht um eine Rauchsauna, sondern um eine der mit Holz beheizten Saunen, deren Rauch über ein Rohr durch den Schornstein abgeleitet wird. Ich lag ganz oben auf den drei hölzernen Stufen und merkte, wie ich langsam von außen nach innen zu tauen schien. Das Tauwasser trat durch die Poren aus, ich schwitzte, erst wenig, dann lief die Suppe in Strömen. Ich schwitzte noch mehr, als es laut zischte und der Löyly einer Feuerwalze gleich durch die Sauna auf mich zu- und über mich hinwegrollte. Jetzt wusste ich, warum im Deutschen vom »Gluthauch« die Rede ist. Die Kälte des Tages war jedenfalls vergessen, und mein Körper sehnte sich geradezu nach dem Eis. Und Eis sollte ich bekommen. Als eine Viertelstunde vorbei und alle Körper rot waren, rannten wir nach draußen und schmissen uns in den Schnee. Es war herrlich. Den Schnee am nackten Körper, standen wir auf und liefen auf das Meer und zu dem Loch, das eben doch noch eisfrei gewesen war. Jetzt lag schon eine leichte Eisschicht über dem Einstieg. Doch Antti schien das nicht zu stören. Als er ins Wasser stieg, war ein leichtes Knacken zu hören, als die Eisschicht zerbrach. Nach ihm drängte ich ins Wasser, ängstlich, dass mich der Mut verlassen könnte. Das Gefühl werde ich nie vergessen. Eine zähe Mischung aus Schnee und Eis schmiegte sich an meinen aufgeheizten Körper, als ich ins Wasser stieg. Meine Füße, die Beine, der Rumpf, der Hals, alles schien von einer tranigen Eisschicht eingepackt. Ich tauchte für Sekunden unter, tauchte prustend wieder auf und wunderte mich, dass gar kein Wasser vom Haar tropfte – es war schon gefroren. Ich kraxelte aus dem Wasser und rannte zurück in die Sauna, nicht ohne mir auf dem Weg noch eine Flasche Bier aus dem Kasten vor der Tür zu greifen. So verging der Abend. Als wir die Tür zum Saunahaus an jenem Abend endgültig schlossen, leuchteten Millionen Sterne am wolkenlosen Himmel. Ich habe lange nicht mehr so tief geschlafen wie in jener Nacht.

Zwanzig Jahre später bin ich mit Antti und unserer gemeinsamen Freundin Andrea, die auch in Tvärminne dabei war, verabredet, um noch einmal die echte finnische Sauna zu erleben. Versprochen hat Antti uns »unsere wöchentliche Familientradition, also Entspannung und Abhängen mit der Familie. Das ist der Hauptgrund dafür, dass wir die Sauna so sehr mögen.« Der Plan war gemacht. Ich würde aus der Schweiz, Andrea aus Norwegen anreisen. Doch im Coronafrühjahr 2021 endet meine erhoffte Finnlandreise diesseits der Ostsee in Kiel. Statt mit Antti und Andrea treffe ich mich dort mit Kirsten, der Freundin, mit der ich einst als Student mein Faible für den Unisport entdeckte.

Meinen Kurs hatte ich ganz nach meinen sportlichen Talenten ausgewählt: Schwimmfit und danach Sauna, nach zwei Wochen nur noch Sauna. Wir waren nicht die Einzigen, die nach einer mehr oder weniger anstrengenden Uniwoche abends nur noch ausspannen wollten. Beim ersten Mal fühlte es sich noch seltsam an, in den orangefarbenen Umkleidekabinen aus den Siebzigerjahren wie gewohnt die Kleidung abzulegen, dann aber ohne Badehose aus der Kabine zu kommen. Kirsten und ich standen uns auf dem Gang gegenüber und brachen beide vor Anspannung in Lachen aus. Aber dann folgten wir einfach den anderen Nackten in den weiß gekachelten Saunabereich, in dem neben einer Reihe von Duschen ein eckiges Becken in den Boden eingelassen war, das nicht nur von Form und Größe, sondern auch von der Temperatur des Wassers an das Eisloch in der finnischen Ostsee erinnerte. Es war fürchterlich kalt und so klein, dass jeweils nur einer ins Eisbecken tauchen konnte, während der restliche »Kurs« feixend und erwartungsvoll um ihn oder sie herumstand und Sekunden zählte. Dann war der Nächste dran. In der Sauna selbst herrschte dagegen eine fast ausgelassene Stimmung. Es kreiste kein Bier (das holten wir nach dem Saunen in einer Studentenkneipe nach), aber es wurde geredet und gelacht, und Aufgüsse gab es reichlich. Von Löyly ahnten wir nichts, aber wir schwitzten und schwatzten und vergaßen alle Prüfungen und Hausarbeiten, zumindest bis zum nächsten Tag.

Das Sportzentrum der Universität ist im Frühjahr 2021 coronabedingt geschlossen, aber Kirsten hat vorgesorgt. Unser Ziel: die Fasssauna, die Freunde von Kirsten hinter ihrem Haus am Stadtrand aufgestellt haben. Mit knapp zwei Metern Durchmesser, zwei langen Bänken und einem kleinen Holzofen hat sie alles, was eine Sauna braucht. Vor der Tür geht der Garten, ohne Hecke oder Zaun, nahtlos in einen Park über, um dessen Teich bei Tageslicht Kinderwagen geschoben und Hunde ausgeführt werden. Aber als die Sonne untergegangen ist und das Büfett getestet, das unsere Gastgeber so liebevoll hergerichtet haben, ziehen wir uns aus und laufen in den Garten und ins vorgeheizte Saunafass, immer einen Blick auf den jetzt leeren Rundkurs um den Teich gerichtet. Licht aus den Nachbarhäusern fällt auf den Schotter, leichter Nebel steigt auf. Wir legen uns auf die Bänke, und es fühlt sich fast so wohlig an wie damals in Tvärminne.

Außer Kirsten kenne ich diejenigen nicht, mit denen ich diesen Abend nackt in der Sauna verbringe. Da sind Inga und André, unsere Gastgeber, die sich die Sauna in den Garten gestellt haben, »weil wir das einfach brauchen«. Beide arbeiten tagsüber als Ergotherapeuten und genießen es, sich nach Feierabend in der Sauna einfach fallen zu lassen. Und da ist Luise, die fünf Kindheitsjahre in Finnland verbracht hat und sich an die Sauna erinnert als einen Ort, »der einfach dazugehörte – es war ganz normal, in die Sauna zu gehen, mit den Eltern, aber auch mit Freunden und Bekannten, da war gar nichts Seltsames dabei«. So ist es auch an diesem Abend. Im flackernden Zwielicht des Ofens fließen der Schweiß und die Worte ganz selbstverständlich dahin. Wir reden über einen Film, den Luise gesehen hat – *Was Männer sonst nicht zeigen* von Joonas Berghäll und Mika Hotakainen – und in dem die als so schweigsam verschrienen finnischen Männer beim Schwitzen in der Sauna ins Reden kommen über das, was man den Sinn des Lebens nennen könnte. Ein Ex-Krimineller erzählt den Saunakumpanen, wie er ehrlich wurde; ein junger Vater von den Glücksgefühlen, als er seinem Erstgeborenen die Nabelschnur durchtrennte; ein Rentner mit Rauschebart davon, dass die Frauen ihn immer noch lieben. Sonst passiert eigentlich nichts. Es fließen Schweiß und manchmal Tränen, zwischendurch wird Holz gehackt und Wasser aufgegossen. Ein zahmer Braunbär frisst einem alten Saunagänger Birkenzweige aus der Hand. Die Botschaft des Films könnte lauten: Auch Männer haben Gefühle. Zeigen können zumindest die Finnen unter ihnen sie nur in der Sauna.

André erzählt von einer Patientin, die zu ihm kam, weil sie ihren Körper nicht wahrnehmen konnte. Er riet ihr, zu Hause täglich zehn Minuten nackt vor einem Spiegel zu stehen, um so überhaupt ein Verhältnis zu sich aufzubauen mit dem Ziel, ein positives Körperbild zu entwickeln. Doch dafür gibt es kein Patentrezept. Körperwahrnehmung und der Umgang mit ihr sind so unterschiedlich wie die Menschen selbst. Entsprechend kann eine verzerrte Körperwahrnehmung viele Ursachen haben. Essstörungen sind eine davon: Körperliche Proportionen werden von Betroffenen subjektiv anders erfasst und bewertet. Bestimmte Körperpartien wie Bauch, Hüften oder Oberschenkel werden als unförmig, überdimensional oder unpassend empfunden; selbst Menschen mit extremem Untergewicht können sich so als zu dick erleben. Und das ist nur ein Beispiel von vielen. In weit geringerem Maße handelt es sich um ein Phänomen, das viele kennen. Schließlich sind die mehr oder weniger unbekleideten Körper, die wir medial erleben, meistens nicht nur photogeshoppt, sondern auch nach straffem Bizeps, runder Brust und knackigem Hintern ausgewählt worden. Als »24-Stunden-Rundumfeuerwerk des Nonplusultra-Homosapiens« beschrieb das einst ein Kollege – ein Feuerwerk, hinter dem eine ganze Industrie steckt, die vor allem eines will: unser Geld. Im Gegenzug wird uns versprochen, unsere unperfekten Körper zu perfektionieren. Dass wir mit unseren Körpern unzufrieden sind, ist dafür die Voraussetzung – eine Voraussetzung mit Folgen, wie der britische Psychologe Keon West glaubt.

»Unzufriedenheit mit dem eigenen Körper ist ein ernsthaftes und weltweit auftretendes Problem, das die Zufriedenheit mit dem eigenen Leben negativ beeinträchtigt«, schreibt West in einem Aufsatz, den er 2017 im *Journal of Happiness Studies* veröffentlichte – trotz des fröhlichen Namens ein wissenschaftliches Magazin, dessen Artikel der in der Wissenschaft üblichen Peer-Review unterzogen werden. In seinem Aufsatz beschreibt West drei Studien, deren Ergebnisse sich so zusammenfassen lassen: Wer mit anderen gemeinsam nackt ist, hat mehr vom Leben und ist glücklicher mit seinem Körper. Sei man gemeinsam mit Menschen nackt, mit denen man kein intimes Verhältnis pflege und deren Körper im Regelfall keinen idealisierten Standards entsprächen, dann habe das positive Rückwirkungen auf die eigene Körperwahrnehmung. Man kann das auch einfacher ausdrücken, so wie die Finnin Minna Kurjenluoma, die der BBC in einem Radiofeature über das Saunen erklärte: »Es ist sehr gesund, verschiedene Arten von Brüsten und Ärschen in der Sauna zu sehen, also solche, die man nicht in den Magazinen sieht.« Der Soziologe Gilbert Norden beschreibt die Sauna als ein »körperbetontes soziales System«, das durch Lockerheit und Authentizität gekennzeichnet sei: »Das Duzen ergibt sich fast ebenso zwangsläufig wie das Schwitzen.« Das spezielle Saunaerlebnis mag auch daran liegen, dass beim

Saunen das gemeinsame Schwitzen und die Entspannung im Vordergrund steht, die Nacktheit verkommt eigentlich zur Nebensache. Dadurch werden nackte Körper, auch der eigene, zu dem, was sie eigentlich sein sollen: normal. Und das nicht perfekte Erscheinungsbild zum Standard, den niemand verbessern muss, schon gar nicht gegen Geld. Doch da ist noch etwas anderes, was mir im Angesicht meiner Mitsaunenden an diesem Abend nicht zum ersten Mal auffällt: Sauna macht schön. Mit dem Schweiß strömt offenbar auch das Glück aus den Poren. Mit jedem Aufguss nimmt das innerliche Strahlen zu, das ansteckend zu sein scheint. Vielleicht ist es ja so: Wer saunt, fühlt sich in seinem Körper wohl und signalisiert damit der Welt, dass sie oder er im Reinen mit sich ist. Und was wäre wahre Schönheit anderes als das? Nicht umsonst sagt ein weiteres finnisches Sprichwort: »Eine Frau sieht nach der Sauna am schönsten aus.«

Wenn die Saunagespräche verebben, flitzen wir noch dampfend aus dem Fass heraus, quer durch den Garten und über den Spazierweg mit den Holzbänken, springen in den eisigen Teich und kühlen uns im Schatten der Trauerweiden ab. Nach einer Minute oder zweien retten wir uns fast tiefgekühlt vom Teich ans Ufer, wo wir noch ein wenig im schwachen Lichtschein der Umgebung stehen bleiben. Unsere Körper scheinen vor Hitze und Kälte und Anstrengung und innerer Zufriedenheit zu leuchten. Dann nehmen wir die Handtücher von der Bank und trotten zurück zum Saunafass, immer gewiss, dass jederzeit ein Jogger oder eine Spaziergängerin aus dem Nebel auftauchen und uns hinterhersehen könnte. Doch Schleswig-Holstein ist finnisch genug, dass wir uns darüber keine Gedanken machen müssen.

Dass Saunen glücklich macht, haben die Finnen spätestens seit 2020 auch ganz offiziell. Im World Happiness Report, also dem Weltglücksbericht der Vereinten Nationen, steht Finnland als glücklichste Nation der Welt ganz oben. Es ist schön, sich vorzustellen, dass das auch daran liegt, dass sich laut Umfragen neunundneunzig Prozent der Finnen regelmäßig in der Sauna vom Alltagsstress erholen. So beschreibt es jedenfalls auch Antti, der Freund aus Tvärminne, mit dem ich mich ersatzweise über das Internet verabredet habe. Andrea ist aus Oslo zugeschaltet. Antti hat in seinem Haus im Süden Finnlands natürlich eine Sauna eingebaut. »Der Alltag ist hektisch, die Kinder haben ihre Hobbys und so weiter – der gemeinsame Saunaabend ist der Moment, wenn alle zusammenkommen und sich ganz offen unterhalten können. Kinder, Eltern, Großeltern sprechen dann auf Augenhöhe und mit der nötigen Ruhe, das schätzen wir alle.« Antti glaubt, dass das der Grund ist, warum Jugendliche nach einer kurzen Pubertätspause, wenn sie sich zu sehr genieren, meist wieder zur Familiensauna dazustoßen. Augenhöhe ist im Übrigen auch ein Thema in den öffentlichen Saunen: »Wenn du die Kleidung abgelegt hast, dann spielt es keine Rolle, ob du am Fließband stehst, einen Truck fährst oder große Firmenchefin bist.« Noch ein finnisches Saunasprichwort (es gibt noch viele mehr) lautet: »Alle Menschen sind gleich, aber nirgends sind sie so gleich wie in der Sauna.« Damit das so bleibt, gilt es Antti zufolge allerdings Regeln zu beachten: »In der Sauna spricht man nicht über Arbeit, Religion oder Politik.« Bei Antti trifft sich die Familie traditionell am Sonntagabend in der Sauna, in den meisten finnischen Familien ist Samstag Saunatag. Im Winter, wenn die Familie viel Zeit auf Skiern verbringt, wird die Sauna auch schon mal täglich angeworfen und an Feiertagen, vor allem an Weihnachten und Mittsommer, sowieso.

Antti nimmt mich mit auf eine Führung durch die Sauna, die gleich ans Badezimmer angrenzt. Bänke aus Fichtenholz auf zwei Etagen, dazwischen ein schmaler Gang. In der Ecke steht ein Holzofen, durch den Antti nach zwei Jahren die Elektrosauna ersetzt hat. »Das Aroma des Rauchs, das Prasseln des Feuers und auch das Vorheizen, das mich schon auf die Sauna vorbereitet – das alles gehört irgendwie dazu, in einer elektrischen Sauna fehlt mir das.« Die Messingkelle für den Aufguss liegt griffbereit auf der unteren Saunabank. Ganz offensichtlich ist die Sauna ein Raum, der im Alltag genutzt wird. Ein Geheimnis gibt es aber doch: Als Antti eine Saunabank hochklappt, kommt darunter eine Badewanne zum Vorschein. Und die Glastür am Frontende der Sauna blickt nicht nur auf die Terrasse und den Steg, der direkt zum Meer führt. Öffnet man sie, ist man über die kleine Treppe schnell am Wasser, um hineinzuspringen. »Die Temperaturdifferenz ist entscheidend: Drinnen heizen wir die Sauna auf 70, 80 Grad, draußen sind es im Winter auch mal 20 Grad unter null – das sind 100 Grad Differenz, das tut gut!« Im Winter holt Antti immer noch manchmal die Säge raus, um Löcher ins Eis zu fräsen. »Aber seit zwei Wochen ist das Eis geschmolzen, jetzt kann man einfach so ins Wasser gehen – es ist aber noch sehr kalt.« Kurz darauf sehen wir durchs Fenster Anttis Frau ins Wasser steigen, nur zu einem kurzen Bad, wie er mir versichert. Natürlich trägt sie nichts. »Du siehst, wir Finnen haben wirklich kein Problem mit Nacktheit«, lacht Antti, während seine Frau zu uns heraufwinkt.

In den Nachbarländern ist das nicht unbedingt so. »Norwegern ist es enorm peinlich, nackt zu sein«, hat Andrea festgestellt. In die Sauna geht der Norweger deshalb nur mit Badehose, die Norwegerin im Badeanzug. Als ein Kollege von Andreas Mann, ein Deutscher, zum Ausklang eines Teambuilding-Events am Abend nackt in der Sauna erschien, waren die Norweger schockiert. Während sie in Dänemark noch textilfrei in die Sauna ging, trägt Andrea in Norwegen deshalb inzwischen auch einen Badeanzug. Wohler fühlt sie sich deshalb nicht, im Gegenteil. »Meine Erfahrung ist, dass mir nackt in einer öffentlichen Sauna mehr Respekt entgegengebracht wird. Als ich im Badeanzug in einer norwegischen Sauna saß, wurde ich gleich von einem Mann angemacht, und ich dachte mir: Oh Mann, das ist hier doch nicht Tinder, ich will mich nur entspannen. Nackt ist mir so etwas noch nie passiert.« Vielleicht hängt das ja tatsächlich mit dem Theorem der »körperbetonten sozialen Systeme« aus der Soziologie zusammen. Nackte respektieren einander, weil sie gleich sind.

In Finnland gehört das Nacktsein jedenfalls zum Saunagang dazu. Und noch etwas gibt es, was nur hier zur Sauna hinzukommt: Birkenzweige. Nach ihnen gefragt, wirkt Antti doch ein bisschen verlegen. Eigentlich sei das ja oldschool, vor allem alte Ehepaare würden sich gegenseitig mit dem zusammengebundenen Birkenreisig schlagen – nicht zu hart, wohlgemerkt. Die Zweige müssen deshalb entweder ganz frisch sein, oder sie werden möglichst lange in Wasser eingelegt, um weicher zu werden. »Im Sommer, wenn die Zweige frisch vom Baum kommen, an Mittsommer vor allem, das ist die Zeit für das Birkenreisig – man kann es aber auch einfrieren und Weihnachten wieder auftauen, damit man dann welches zur Hand hat.« Auch Antti taut jetzt auf. Eigentlich seien die Birkenzweige ein großer Spaß, sagt er, »und du kriegst die Aromatherapie quasi gratis dazu, weil die Öle aus den Birken gut für die Haut seien.« Antti legt deshalb auch gerne einen Birkenzweig auf seinen Saunaofen, ein kleiner genügt, um beim Aufguss das Aroma in der ganzen Sauna zu verteilen. »Das ist schon sehr finnisch«, seufzt er. Genauso finnisch ist *saunanjälkeinen*, was übersetzt schlicht »nach der Sauna« bedeutet. Doch in Wirklichkeit ist es ein Lebensgefühl, »so ähnlich wie das Gefühl, das du nach dem Sex mit deinem Partner hast«, beschreibt es Antti. »Eine Art Nachglühen: Die Hitze ist noch in deinem Körper, und du bist vollkommen entspannt.« Weniger poetisch kann *saunanjälkeinen* auch schlicht das finnische Gegenstück zu Après-Ski beschreiben: Die Sauna ist vorbei, jetzt fließen Bier und Wodka. Jedenfalls bei denen, die es mögen.

Wie viele Finnen, so hat auch Anttis Familie mehr als eine Sauna. Den Sommer, wenn die großen Ferien beginnen und das große Mittsommerfest samt Johannisfeuer ansteht, verbringt Antti in seiner Lieblingssauna. Dafür muss er mit einem Boot zum Sommerhaus auf eine Schäre übersetzen, die vollkommen ab vom Schuss ist. Ein Solarpanel liefert ein bisschen Strom, Licht wird mit Kerzen oder einer Petroleumlampe gemacht. »Die Sauna war das Erste, was dort errichtet wurde«, erinnert sich Antti. »Dazu ein kleiner Raum zum Übernachten. Das eigentliche Ferienhaus haben wir erst danach gebaut.« Weil die Insel so entlegen ist, mussten die Handwerker im Saunahaus übernachten. Womöglich haben sie am einen oder anderen Abend auch die Sauna befeuert, um sich zu entspannen. Für die meisten Finnen sind die Sommer in der Sauna voller Kindheitserinnerungen. Oft ist die Sauna ständig vorgeheizt, gerade dann, wenn es sich um eine traditionelle Rauchsauna handelt. Das Leben spielt sich dann zwischen Sauna, Meer und Wald ab, selbst Würstchen werden auf den heißen Steinen gebraten. Kleidung braucht man allenfalls, um widerspenstige Mücken abzuhalten.

In einem Land voller Saunen fehlt es nicht an Kuriositäten. Da ist der Saunabus, der am Polarkreis seine Runden dreht und in dem zwischen den Saunagängen Karaoke gesungen wird. Oberhalb des Salonkijärvi-Sees gibt es eine Sauna, die sich selbst zerstört: Sie wird aus Eisblöcken gebaut und hält gut zwanzig bis dreißig Saunagänge aus, bevor sie weggeschmolzen ist. Und natürlich die Gondelsauna, die ein Gag für diejenigen ist, die ordentlich Euro verschwitzen können. Eine Tour in der über dem Erdboden schwebenden Gondel dauert zwei Stunden und kostet 1.350 Euro. Warme Kleidung und ein Feuerlöscher für Notfälle sind inbegriffen. Überhaupt, Feuerlöscher: Ein finnischer Witz besagt, dass es nur zwei Arten Rauchsaunas in Finnland gibt. Die, die schon abgebrannt sind, und die, die noch nicht abgebrannt sind. Dahinter steckt ein wahrer Kern. Denn die meist aus Holz gebauten Rauchsaunen trocknen über viele Jahre mit jedem Saunagang weiter aus. Da reicht irgendwann ein Funke des offenen Feuers, um die ganze Sauna in Brand zu setzen. Weil das meist beim Vorheizen passiert, kommen Menschen zum Glück nur selten zuschaden. Vermutlich wacht in solchen Momenten der Saunageist über sie.

Lindlar, Deutschland

Naturismus mit Bart

Ich bin unterwegs zu einer Operation, die man überlebenswichtig nennen könnte. Eine Operation am offenen Herzen, mit allem, was an Risiken dazugehört. Wenn sie glückt, dann ist die Zukunft des Patienten auf lange Sicht gerettet. Wenn nicht, dann ist alles vorbei. Nur eines ist klar: Ersparen kann man dem Patienten die Operation nicht, auch dann nicht, wenn es sich um einen Verein auf einem Berg am Rand von Köln handelt.

Einem unauffälligen Schild folgend biege ich von der Bundesstraße ab, die quer durch den oberbergischen Kreis führt. Dann verschluckt mich schon das alte Lindendickicht. Ich fahre vorbei an der Lennefer Mühle, das Rauschen des Bachs mischt sich mit dem der Blätter. Ich parke meinen Wagen unweit eines verschlossenen Tors. Dahinter beginnt das Gelände der Freizeitsportgemeinschaft Helios. Mehr als sieben Hektar naturbelassener Wald wachsen hier. Verschlungene Wege ziehen sich hinauf, rechts und links von Stellplätzen flankiert. Es riecht nach Wald und Freiheit. Die Reise hierher ist auf dieser Weltreise mein Abstecher in die deutsche FKK-Vereinslandschaft, den organisierten Teil der deutschen Nacktbewegung. Und eine Reise zurück in die Geschichte.

Die von Helios beginnt in der Hochzeit des bundesdeutschen FKK, den 1970er-Jahren. Damals befestigte eine Gruppe hoch motivierter Naturisten, viele mit ihren Kindern, die Wege, planierte die Stellplätze, auf denen sie ihre Wohnwagen parkten, und kümmerte sich um die Wasserversorgung. In den ersten Jahren wurden die Kinder – noch schwarz vom Spielen auf dem Waldboden – in Müllsäcke eingehüllt ins Auto gesetzt, weil Duschen erst zu Hause ging. Danach kamen die Extras: der Spielplatz, das zweihundert Quadratmeter große Vereinshaus. »Schwimmbad und Sauna im Bau« hieß es im FKK-Reiseführer von 1974. Beide gehören heute zu den Orten, an denen sich die meisten tummeln. Wer damals bei Helios Mitglied werden wollte, musste sich zu zehn Stunden gemeinnütziger Arbeit im Jahr verpflichten. Doch in der Gründerzeit schufteten alle beinahe jedes Wochenende, um sich im Wald über Köln ihr kleines Paradies zu schaffen. Das genoss die Gründergeneration danach in vollen Zügen. Im Sommer war Helios für viele von ihnen das wahre Zuhause. Doch dann zogen über dem Paradies dunkle Wolken auf. Michael Bertrams kennt die Geschichte, die mit einem Einschreiben der Gemeinde beginnt, nur vom Hörensagen. Der junge Familienvater mit Dreitagebart, der heute im Vorstand des Vereins sitzt, war damals noch nicht dabei. »Die Gemeinde forderte Helios auf, sich an die öffentliche Kanalisation anschließen zu lassen. Die Sickergrube reiche nicht mehr aus.« Das Problem: die Kosten von mehreren Zehntausend Euro, die der Verein übernehmen sollte und die aus der Vereinskasse nicht zu finanzieren waren.

Und die Mitglieder wollten oder konnten die Kosten nicht untereinander aufteilen. Schließlich, nach viel Streit und Diskussionen, spendete ein alteingesessenes Paar den größten Batzen, und der Verein kam gerade so aus den roten Zahlen. Allerdings hatten da schon viele ihre Wohnwagen abgezogen und die Mitgliedschaft gekündigt. Der alte Vorstand trat geschlossen zurück. Helios drohte in beschleunigter Form, was derzeit vielen FKK-Vereinen in ganz Deutschland droht: das Aus. Die Gründergeneration ist längst im fortgeschrittenen Rentenalter. Der Deutsche Verband für Freikörperkultur, kurz DFK, in dem sich Vereine wie der Lindlarer Helios zusammengeschlossen haben, muss immer häufiger den Tod verdienter Mitglieder annoncieren. Der Nachwuchs kann diese Verluste nicht ausgleichen. Normalerweise. Bei Helios ist das anders, und das ist nicht zuletzt Michael Bertrams zu verdanken, der die Operation am offenen Herzen des Familiensportvereins mit vorantreibt.

»Seit 2018 macht sich eine Gruppe junger Leute Gedanken darüber, wie die Zukunft von Helios aussehen kann«, erklärt Bertrams. »Wir waren motiviert, haben das große Potenzial gesehen und wollten das Gelände auf lange Sicht weiterentwickeln.« Er selbst und seine Frau gingen gleich zu Anfang in die Vollen. »Wir haben unser Zuhause aufgegeben, unsere Sachen eingelagert und sind für ein Jahr hierhergezogen«, sagt er. »Wir wollten vor allem ausprobieren, auf was wir verzichten, mit wie wenig wir auskommen können.« Ihr Kind kam auf dem Heliosgelände zur Welt. Minimalismus und Nähe zur Natur, das sei auch für viele andere Neue die Motivation gewesen, in Helios zu investieren, sagt Bertrams. Dazu gehört der Bau von Tiny Houses, die zwar aus gesetzlichen Gründen beweglich sein müssen wie die Campingwagen von einst. Ansonsten aber sind die Kleinsthäuser, die oft aus ökologischen Materialien gebaut sind und den knapp bemessenen Platz möglichst perfekt ausnutzen, eine ganz eigene und vor allem neue Form des Wohnens, die eng mit Authentizität, Kreativität und Einzigartigkeit verknüpft ist – und mit den »Hipstern«, die seit Mitte der 2000er nicht nur mit ihrem Vintage-Modestil und den gepflegten Bärten auf sich aufmerksam machen, sondern eben auch mit neuen Lebenskonzepten. »Es geht uns bei Helios um eine neue Form des Zusammenlebens«, beschreibt Bertrams sein Anliegen. »Da spielt das Nacktsein ganz klar mit rein, weil es auch mit Freiheit zu tun hat.« Der neue Ansatz ist erfolgreich. Die Zahl der Mitglieder hat sich vervielfacht, allein im Jahr 2020 sind fünfundzwanzig Stellplätze neu belegt worden. Als Bertrams zu Helios kam, wurden gerade noch zwanzig von einhundertzehn genutzt. Der Generationswechsel findet statt, doch nicht alle sind glücklich darüber.

Dafür, dass die meisten von Deutschlands gut einhundertfünfzig FKK-Vereinen Mitglieder verlieren, gibt es sicher mehr als einen Grund. Auch andere Vereine beklagen seit Jahren den Schwund vor allem an Aktiven. Beim Naturismus kommt dazu, dass Nacktbaden und vieles mehr längst außerhalb von Vereinen möglich ist, wie nicht zuletzt meine Reise beweist. Etablierte Gruppen, die sich vor vielen Jahren gefunden haben, sind zudem mit jedem Jahr weniger offen für neue Mitglieder. Auch wenn Alteingesessene sich darüber auslassen, dass sie alles selbst machen müssen, ist es doch so, dass neuen Ideen und neuen Leuten eher skeptisch begegnet wird. Das ist im Schulverein, im Sportverein, im Umweltverein so – warum sollte es im FKK-Verein anders sein? Inhaltlich aber, sagt Michael Bertrams, sei es seiner Generation um einen echten Paradigmenwechsel gegangen. »Diese ganzen Pflichten mussten raus«, fasst er das zusammen. Bekleidungsregeln, die vor mehr als fünfzig Jahren entworfen wurden, – oder besser: Entkleidungsregeln, denn Nacktsein war von wenigen Ausnahmen abgesehen Pflicht –, seien einfach nicht mehr zeitgemäß gewesen, ebenso wenig wie die in jedem Straßenzug gewählten »Bürgermeister«, die als Ordnungshüter über Rasenschnitt, Heckenpflege und Kinderlärm wachten. »Das war der Style der Nachkriegsgeneration, aber das ist nicht mehr unser Style. Der FKK-Verein als Krone des biederen Daseins, das Gartenzwergmäßige, da mussten wir raus. Wir brauchten mehr Freiheit, keinen Zwang und dazu ein neues Wording.« Das liest sich auf der schicken Webseite jetzt so: *Bergisches Naturleben. Ursprünglich – Lebendig – Naturistisch*. Willkommen auf den Stellplätzen seien Campingwagen und Tiny Houses, Bauwagen und Jurten, den Mitgliedern der Gemeinschaft wolle man ein »naturnahes Sein« ermöglichen: *Werde Teil von etwas Neuem*. Das klingt eigentlich gar nicht so anders als das, was die Gründergeneration vor einem halben Jahrhundert versprach. Nur dass die Freikörperkultur, jenes altbackene FKK, nicht mehr auftaucht auf der Seite und in dem, was Michael Bertrams erzählt. »Naturismus trifft es viel besser, damit können wir Jungen uns auch besser identifizieren« – wohl alleine schon, weil Natur im Namen steckt. »Die, die sich entscheiden, jetzt bei Helios einzusteigen, spüren: Ich darf nackt sein, aber es fehlen der Zeigefinger und die Pflicht, sich direkt unten am Tor auszuziehen.« Genau das aber vermissen vermutlich diejenigen, die von der Gründergeneration noch übrig geblieben sind. Und mehr noch, sie haben Angst, dass ihr Ideal vom nackten Leben auf dem Tannenberg bedroht ist, nicht obwohl, sondern weil die Zahl der Neumitglieder so stark wächst.

Der umstrittene Generationswechsel bei Helios klingt wie ein Problem, das andere FKK-Vereine gerne hätten. An einer Raststätte auf der A4 in Richtung Aachen warte ich an einem Samstagmorgen auf Wilfried und seine Frau Elke. Die beiden wollen mir das Gelände ihres FKK-Vereins zeigen, in den sie 1987 eingetreten und dem sie seither treu geblieben sind. Über Schleichwege und nachdem Wilfried eine Schranke aufgeschlossen hat, die die Zufahrtsstraße durch den Wald absperrt, erreichen wir das Tor zum Gelände der Sport- und Saunafreunde Köln. An diesem sonnigen Tag ist der Parkplatz schon gut gefüllt, und wir setzen uns vor den Campingwagen, den sich Wilfried und Elke als zweites Zuhause eingerichtet haben. Eine Hecke umgibt Terrasse und Rasen. Von hinter dem Wäldchen, das die Anlage umgrenzt, dringt Autobahnlärm herüber. »Da gewöhnt man sich dran«, versichert Elke. Die Nähe zur A4 ist bis heute der Beleg dafür, dass die Gründer der Sport- und Saunafreunde sich mit dem Gelände begnügen mussten, das sie kriegen konnten. Und selbst das war nicht so einfach, wie Wilfried erzählt wurde. »Die Gründer von unserem Verein waren alle bei Helios, aber nach einem Streit hat sich dann eine Gruppe abgespalten, um einen eigenen Verein zu gründen.« Das war 1969. Schon damals war Bauland knapp. Das Waldstück neben der Autobahn, das die Landesforstverwaltung dem Verein schließlich verpachtete, war sumpfig und vollkommen unerschlossen.

»In den ersten Jahren, das erzählen die Gründer, haben sie jedes Wochenende hier verbracht, haben Drainagen gelegt und Flächen gerodet. Es gab kein Wasser, jeder musste zweihundert Liter in Kanistern mitbringen, und wenn Strom gebraucht wurde, wurde ein Generator angeworfen.« Es war echte Pionierarbeit, ein bisschen, wie man sich die Besiedlung des Wilden Westens vorstellt. »Zum Glück waren damals viele Handwerker dabei, Anstreicher, Elektriker, sonst hätte man sich das alles gar nicht leisten können.«

Von denen, die den Verein wortwörtlich mit ihren eigenen Händen aufgebaut haben, sind fünfzig Jahre später nur noch wenige übrig. Alfred etwa, der erst das Gelände und dann eine Partnerschaft mit einem Naturistenclub in England aufbaute, starb vor zwei Jahren im Alter von zweiundneunzig Jahren. Selbst als er über achtzig war, sei er noch quer durch Europa gereist, um andere Clubs zu besuchen. »Er hat den Verein geliebt«, erinnert sich Elke. Sie selbst und ihr Mann seien dagegen zum FKK gekommen »wie die Jungfrau zum Kinde«. Eigentlich hatten sie nur einen Stellplatz für den Campingwagen gesucht, eine Art Datsche für die Wochenenden mit den Kindern. Freunde luden sie ein, sich den Platz anzusehen – und warnten dann in letzter Minute, dass es sich um ein FKK-Gelände handele. »Ich hatte kein Problem damit«, sagt Wilfried, und auch Elke nickt. Der Verein war schon damals klein, die beiden schlossen schnell Bekanntschaften. Außerhalb des Wäldchens aber schwieg zumindest Elke darüber, wo die Familie ihre Wochenenden verbrachte. »Ich habe immer vom Gelände gesprochen, nicht vom FKK-Verein.« Und auch Wilfried, der bei der Arbeit durchaus damit rausrückte, um was für ein »Gelände« es sich handelte, war mit Vorurteilen konfrontiert, es handle sich vielleicht mehr um einen Sündenpfuhl als ein Freizeitgelände. »Das fand ich schade.«

Vom Augenschein erinnert die Anlage an einen Campingplatz. Wilfried führt mich herum. Viele der Stellplätze sind schon winterfest gemacht, es ist September. Alte, knorrige Bäume spenden im Sommer wohl reichlich Schatten, die von Hecken abgegrenzten Gärten sehen wohnlich aus. Von Bauwagen, Jurten, Tiny Houses keine Spur. Stattdessen Wohnmobile und Campingwagen, die im Lauf der Zeit auf romantische Art mit dem Gelände verwachsen zu sein scheinen. Hier eine Pergola, dort ein Anbau, da ein Wintergarten. Die Sauna wird jeden Samstag angeheizt, winters wie sommers, ein Fixpunkt für die Mitglieder. Ein Pool, die sonnige Liegewiese, das Vereinshaus, in dem jeder einmal im Jahr den Putzdienst übernimmt. Eine Idylle, die abgesehen von der Kleiderordnung jedem anderen Verein gleicht – und tatsächlich sehen die Mitglieder sich bis heute als Familiensportverein. Doch die Idylle alleine wird nicht reichen, um den Fortbestand zu sichern, glaubt Wilfried. »Wir müssen mehr junge Mitglieder werben. Früher haben wir das mit Annoncen in der Zeitung gemacht, aber inzwischen läuft das übers Internet.« In der Corona-Pandemie hat die Zahl der Anfragen immerhin zugenommen, gerade junge Familien suchten nach einer Oase im Grünen. Doch das heißt nicht immer, dass man zueinander passt. Eine Familie wurde nach ein paar Wochen des Platzes verwiesen, nachdem die vier Kinder die anderen Mitglieder immer wieder wüst beschimpften. Neue Mitglieder müssen außerdem bereit sein anzupacken: Fünfzehn Arbeitsstunden pro Jahr muss jeder übernehmen, damit alles läuft. Und da FKK-Anhänger heute eher im Büro sitzen anstatt in der Werkstatt, geht die Arbeit nicht unbedingt leichter von der Hand. »Man muss sich um neue Mitglieder kümmern«, weiß Wilfried, der im Vorstand des Vereins sitzt. Er lädt die Neuen zu gemeinsamen Treffen ein, fragt nach, vermittelt bei Konflikten. Dennoch: »Es kann schon vier, fünf Jahre dauern, bis man wirklich das Gefühl hat, man ist angekommen.«

Unterschiedliche Generationen haben außerdem unterschiedliche Wünsche. Ältere Mitglieder spielen inzwischen lieber Boule oder Pétanque als Volleyball, die dem Verein zugeteilten Zeiten in einer nahen Sporthalle wurden abgesagt, und die gemeinsamen Ausflüge sind etwas eingeschlafen. Stattdessen trifft man sich zu Federweißem und Reibekuchen oder anderen gemütlichen Gelegenheiten. Die Rentner auf dem Platz sind viel auf Reisen. Dass sie wie früher den ganzen Sommer auf dem Platz verbringen, ist selten geworden. Und Internet gibt es auf dem Platz nicht, es fehlt die Leitung. Das umstrittenste Thema aber ist, von Alltagsproblemen wie dem Müll oder der Hecke abgesehen, ein anderes: Auch bei den Sport- und Saunafreunden steht die Frage im Mittelpunkt, wie man es mit der Nacktheit hält – ausgerechnet in einem FKK-Verein. »Als wir eingetreten sind, da waren die Regeln sehr strikt: Wenn du ein T-Shirt angezogen hast, dann war das schon ein Problem«, erinnert sich Elke. Manche, die damals schon dabei waren, bestehen bis heute darauf, dass auf dem Gelände zumindest eine moralische Pflicht besteht, sich auszuziehen. Verpflichtend ist das inzwischen allerdings nur noch am Pool und in der Sauna. Wilfried, für den das Nacktsein auf dem Platz dazugehört, begegnet dem Ganzen mit rheinischer Toleranz: »Wenn jemand meint, dass er bei über 30 Grad angezogen sein muss, dann soll er das machen – Zwang hilft uns da sicher nicht weiter.« Die Alteingesessenen sind zwar in der Mehrheit: Von den gut sechzig Mitgliedern gehört eine einstellige Zahl zu den Neulingen, die meisten sind seit zwanzig Jahren oder länger dabei. Die Regeln diktieren dürften sie deshalb aber nicht, glaubt Wilfried. Wenn sich die Älteren bei ihm beschweren, versucht er zu vermitteln, statt durchzugreifen. »Sonst kommt doch irgendwann keiner mehr.«

Die Frage um das Nacktsein geht in einem Naturistenclub an die Substanz. Es ist, als würde in einem Fußballverein über die Frage diskutiert, ob auf dem Platz nicht auch mal Handball oder Basketball gespielt werden kann. Was bleibt da noch vom ursprünglichen Anliegen, das nackte Leben zu fördern? Und ist es nicht schon am Strand ärgerlich genug, nackt neben den Bedeckten zu liegen? Für einige geht es sogar um mehr, nämlich um einen Kulturbruch. In den 1960er-Jahren waren manche in der bundesdeutschen FKK-Bewegung noch von der Idee begeistert, ihre Bewegung wissenschaftlich zu unterfüttern. Der spätere DFK-Vorsitzende Lothar Wilhelm stellte in einem Artikel, der 1963 in der Zeitung *FKK* erschien, fest: »Sobald man mit wissenschaftlichen Methoden den Komplex Nacktheit analysiert, erkennt man eine Fülle von Problemen und Beziehungen zu anderen Strömungen und Gegebenheiten der Gegenwart.« So gebe es Parallelen natürlich zur Soziologie, aber auch zur Theologie, zum Wirtschaftsleben, zur Medizin und auch zur Politik. Weil kein Universalwissenschaftler in der Lage sei, all diese Felder abzudecken, forderte er, »es sollten sich

Freunde mit umfangreichem Wissen der verschiedenen Gebiete zu Teams zusammenschließen, um zu forschen und in regelrechten Seminararbeiten zunächst die Probleme zu sondieren, um sie dann zu lösen und zu koordinieren«. Dieser wissenschaftliche Naturismus fand zwar so nie statt, der Vorstoß zeigt aber, mit welcher Ernsthaftigkeit das Thema Nacktheit von hochrangigen Vertretern der Vereinslandschaft betrieben wurde. Dem schlicht ein kölsches »Jeck loss Jeck elans« – hochdeutsch etwa: Jeder soll nach seiner eigenen Fasson glücklich werden – entgegenzusetzen war da schon eine kleine Mutprobe. Soweit Wilfried weiß, gibt es deutschlandweit heute noch zwei FKK-Vereine, die ihren Mitgliedern zwangsweise Nacktheit verordnen, zusammen mit Nikotin- und Alkoholverbot. Kein Modell, dem er nacheifern möchte, im Gegenteil.

Das Verhältnis zum Nacktsein kann sich außerdem auch ändern. Wilfrieds eigene Tochter genierte sich als Jugendliche sehr zu erzählen, wo sie mit der Familie die Wochenenden verbrachte. Wenn Freundinnen fragten, ob sie nicht einmal mitkommen könnten zu diesem Campingplatz im Wald, flunkerte sie: »Nee, meine Eltern wollen das nicht.« Irgendwann brachte sie dann doch die beste Freundin mit, und beide hatten Spaß. Heute ist die Tochter selber Mutter und hat eine eigene Parzelle auf dem Clubgelände gepachtet. So ändern sich die Zeiten. Ein Verbot aber will niemand lockern: Fotografieren ist tabu. Vor nicht allzu langer Zeit hatte ein anderer FKK-Club im Kölner Raum die Polizei auf dem Gelände, die den Wohnwagen eines Clubmitglieds durchsuchte – wegen Missbrauchsvorwürfen. Sie fand nichts, und im Club war auch nichts geschehen. Der Missbrauch fand offenbar zu Hause statt. Trotzdem stellten sich viele Mitglieder die Frage, wie sie das hatten nicht mitkriegen können – eine Frage allerdings, wie man sie sich bei vergleichbaren Fällen vermutlich auch im Kegelclub, in der Skatrunde oder im Fußballteam stellt. Man schaut halt nicht in den Kopf der Menschen hinein, auch wenn sie nackt sind. Aber weil sie nackt sind, soll zumindest ausgeschlossen werden, dass Fotos von ihnen gemacht und verbreitet werden. Auch wenn das heute schwieriger ist als in der Zeit, bevor es Smartphones gab.

Um die Zukunft des Vereins ist es Elke und Wilfried nicht bange. Anstatt auf einen abrupten Generationswechsel, wie er derzeit bei Helios stattfindet, setzen sie auf einen fließenden Wandel der Mitgliederstruktur. Im nächsten Jahr, strahlt Elke, wird es auf dem Gelände viele neue Enkelkinder geben, »auch bei uns«. Wenn die Generationen aufeinander zugehen, wird's auch mit den neuen Nachbarn klappen, gibt sich Wilfried selbstbewusst. Ein harter Schnitt könnte da eher das Gegenteil bewirken.

Schon Ruth Mertens FKK-Ratgeber von 1982 warnte: »Gegen den Verein spricht nach Meinung vieler – vor allem junger – Leute, dass da zu viele alte Zöpfe mitgeschleppt werden aus der Zeit, als die Nacktheit sich ein Reformmäntelchen umhängen musste. Die Kritiker haben recht, wenn sie sagen, solche Tarnung sei heute nicht mehr nötig. Aber sie vergessen oft zu fragen, ob der reformerische Aspekt wirklich Tarnung ist. Vielen der in Vereinen organisierten Naturisten ist es durchaus ernst mit dem Wunsch, mit ihrer Nacktheit etwa mehr zu bewirken und nicht nur auf angenehme Zeit ihre Freiheit zu verbringen.« Viele »junge Leute«, die Merten da vor vier Jahrzehnten ansprach, tragen jetzt ihre eigenen Zöpfe mit sich herum. Es scheint, die Geschichte wiederholt sich.

Als wir den Helios-Berg emporsteigen, treffe ich leider keinen der Alteingesessenen. Aber Michael Bertrams räumt selber ein, dass zwischen Jung und Alt manchmal Welten aufeinanderprallen. »Die alten Mitglieder fürchten, dass der FKK-Gedanke verloren geht – manche FKKler laufen auch bei 15 Grad noch aus Prinzip nackt über den Platz, aber ich möchte auch bei 20 Grad ein T-Shirt anziehen, wenn es mir zu kalt ist.« Freiwilligkeit und Vorteile des Naturismus zu betonen, das werde auf lange Sicht mehr bringen als Regeln und Zwang, glaubt auch Bertrams. Die Leute müssten sich davon angezogen fühlen, sich auszuziehen, nur dann habe der Naturismus eine Zukunft. Verständnis und mehr Toleranz sieht er generell bei den Mitgliedern, die unter fünfzig Jahre alt sind. Heißt das nicht, dass man sich irgendwann trennen müsste? Nein, sagt Bertrams entschieden. »Die Gründergeneration spielt eine wichtige Rolle, alleine schon wegen ihrer Erfahrung. Aber sie hat ein anderes Bild von dem, was Helios ist. Ich versuche, den ursprünglichen Ideen, Werten und Wünschen ein modernes, zeitgemäßes Bild zu geben, mit dem sich auch diejenigen wohlfühlen, die jetzt zwischen dreißig und vierzig Jahre alt sind.« Das Ziel vereint offenbar alle, Jung wie Alt. Als seine Gruppe das neue Konzept für Helios vorgestellt habe, habe es schließlich auch bei den älteren Mitgliedern große Zustimmung gegeben. »Alle wussten: Die Alternative wäre, dass die Anlage eingeht.«

Wir steigen vorbei an klassischen Wohnwagen und mit Hecken abgeteilten Gärtchen, die an das Gelände von Wilfrieds Sport- und Saunaclub erinnern. Es geht vorbei an dichtem Tannenwald und zugewucherten Stellplätzen, die erst bei Bedarf vom Grün befreit werden sollen. Und selbst dann nicht alle. Weil in den Siebzigerjahren die Warteliste so lang war, wurde verdichtet. Michael Bertrams und die junge Generation wollen das Gelände lieber lockerer füllen, auf ein Dutzend oder mehr Plätze verzichten, wenn das finanziell hinhaut. Denn die Mitglieder müssen die Einrichtungen gemeinsam finanzieren, vom Swimmingpool, an dem wir eben schon vorbeigelaufen sind, bis hin zu Sportanlagen und dem Platzwart. »Wir sind ein Familiensportverein, der Sport spielt also eine große Rolle«, betont Bertrams. Dazu gehören Tennis, Bogenschießen, Tischtennis, Badminton, Darts – unter anderem. Als wir ganz oben im Amselweg angekommen sind, ist der Blick über das Bergische Land atemberaubend. Die Sonne taucht ein Tiny House aus Holz und Metall ins Licht. Das zweistöckige Kleinstgebäude ist vielleicht zehn Meter lang und zweieinhalb Meter breit. Neben dem Wäscheständer ist ein Solarpanel aufgestellt. Der Garten leuchtet bunt in den Farben der Wildblumen, die dort durcheinanderwachsen. Auf der Terrasse gähnt ein Hund. Seine Besitzerin tritt aus der Tür und grüßt uns. Man kennt sich. »Ich habe mir gedacht, ich mache heute Homeoffice von hier, ich wollte nach dem Wochenende einfach nicht zurück nach Köln.« Das geht vielen bei Helios so. Ihr frisch umgebautes Paradies genießen sie in vollen Zügen. Das haben sie mit der Gründergeneration gemein, auch wenn hier oben Gartenzwerge fehlen und stattdessen Hochbeete oder die eigenen Kunstinstallationen den Garten schmücken. Aus einem Bauwagen ragt an der Seite ein Kaminrohr, gleich könnte Pippi

Langstrumpf aus der Tür tanzen. Die Atmosphäre wirkt befreiend, kreativ. Ich kann mir vorstellen, wie hier in Sommernächten Lagerfeuer brennen und gefeiert wird. Ob mit oder ohne Textil, ist dabei zweitrangig.

Bei allem, was die Generationen in den FKK-Vereinen trennen mag, erkenne ich doch viele Gemeinsamkeiten. Beim Abstieg erzählt Michael Bertrams von den Spieleabenden im Vereinsheim oder wie man sich spontan zum gemeinsamen Kochen verabredet, zu dem über WhatsApp eingeladen wird. »Die Leute kommen nicht hierhin, um allein zu sein, sie suchen die Gemeinschaft, und sie engagieren sich dafür.« Für viele ist die Ankunft im Helios ein Findungsprozess: Manche sind nach einem halben Jahr zur Probe wieder weg. »Aber das Coole ist: Wer dann bleibt, der kommt, um gemeinsam eine große Welle zu schwimmen.« Auch Michael Bertrams will viel Kraft darauf verwenden, Kompromisse zwischen Jung und Alt zu finden. Beide Seiten wissen, dass sie einander brauchen. Genauso brauche es den Naturismus, glaubt Michael Bertrams. Aber wie der bei Helios genau gelebt werde, so in vier, fünf Jahren, das müsse man dann sehen. Für ihn und seine junge Familie jedenfalls steht fest, dass sie dabei sein wollen und erleben, wie sich der Patient von der Operation »Generationswechsel« erholt. Wenn alles gut geht, dann dürfte Helios noch ein langes, erfülltes Leben bevorstehen.

Cap d'Agde, Frankreich

Rien-à-porter

Ich streife mit dem Einkaufskorb durch die Gänge des Supermarkts und kann mich nicht entscheiden. Welche Sorte Oliven nehme ich? Die Auswahl in französischen Läden überfordert mich jedes Mal aufs Neue. Ich greife schließlich ein Glas mit getrockneten schwarzen, die nicht weit von hier entfernt aus dem Hinterland der Provence stammen. Im nächsten Fach finde ich auch die gesuchten Cracker und stelle mich an die Kasse. Als ich an der Reihe bin, will ich in die Hosentasche greifen, um das Portemonnaie herauszuholen. Und merke, dass da keine Hosentasche ist. Ich stehe splitternackt an der Kasse, und alle starren mich an.

So einen Albtraum hatten Sie auch schon mal? Ich kann mit gutem Gewissen sagen: Ich habe ihn gelebt. Und nicht nur ich. Die Frau mit dem vorwurfsvollen Blick gleich hinter mir in der Schlange, die ein Baguette zwischen Oberarm und Busen gequetscht hat, trägt ansonsten ebenfalls nur ihr Handtäschchen. Und auch die Gänsehaut des Mannes, der eben noch den Aufschnitt im Kühlregal ausgewählt hat, kann ich vom Scheitel bis zur Sohle bestätigen. Das Starren aus der Schlange endet erst, als ich hastig meinen Rucksack vom Rücken nehme und das Portemonnaie heraushole, das ich vor ein paar Stunden dort hineingelegt habe. Zusammen mit den Autoschlüsseln, die mir nachher Zugang zum Kofferraum und meiner Kleidung gewähren werden. Vorerst brauche ich sie nicht. Schließlich bin ich in Cap d'Agde, der einzigen nackten Stadt der Welt.

Von außen ist sie so gut geschützt wie Fort Knox. Mit dem Auto bin ich über die A9 – La Languedocienne – durch Nîmes und Montpellier hindurchgerast, nur um an einem gewaltigen Schlagbaum gestoppt zu werden. Hier endet Agde, das Fischerdorf mit der Allee aus Palmen, das vor mehr als 2.500 Jahren unter dem Namen »Agathe Tyche« gegründet wurde, oder auf gut Deutsch: glückliche Fügung. Wie glücklich die Fügung war, als Charles de Gaulle Ende der 1960er-Jahre den Bau touristischer Großsiedlungen am Mittelmeer vorantrieb, um die Franzosen zum Urlaub im eigenen Land zu bewegen, ist umstritten. Eine dieser Großsiedlungen, die im Sumpfland des Hérault-Deltas errichtet wurden, ist Cap d'Agde. Offiziell ein Ortsteil, doch tatsächlich hat das Cap dem eigentlichen Agde längst den Rang abgelaufen, nicht nur, was die Zahl der Bewohner angeht. Mehr als 40.000 Menschen leben während der Saison in Cap d'Agde, viele in ihren eigenen Apartments oder Reihenhäusern. Wenn man die Camper und Touristen mitzählt, verbringen in einem normalen Jahr mehr als eineinhalb Millionen Personen aus ganz Europa Tage, Wochen oder Monate am Cap. Sie genießen die zweihundertsiebenundsechzig Sonnentage im Jahr sowie den zwei Kilometer langen, feinkörnigen Nacktbadestrand und feiern ihre Freiheit ohne Kleider. Die lassen sie wie ich im Auto oder im Apartment zurück, sobald sie den Schlagbaum überwunden haben, der die Stadt der Nackten vom Rest der Welt trennt.

Das allerdings ist leichter gesagt als getan. Cap d'Agde ist eine Stadt im Familienbesitz. Ihre Gründer waren die Gebrüder René und Paul Oltra, die 1950 auf dem Gelände eines früheren Lagers für Kämpfer im Spanischen Bürgerkrieg das erste Freikörpercamp am Cap gründeten und dann de Gaulles Aufruf wörtlich nahmen und nicht kleckerten, sondern klotzten. Die beiden Brüder beauftragten den Architekten François Lopez damit, 1971 zunächst das Hafenviertel namens Port Ambonne aus dem trockengelegten Boden zu stampfen. Ein nur drei Jahre später erschienener FKK-Reiseführer beschrieb bereits ein wahres Nacktenparadies, bei dessen Bau »an alles gedacht« worden sei: »Ein Supermarkt mit 4.000 Quadratmeter Fläche führt faktisch alles ... ergänzend dazu findet man einen Gemüseladen, einen Bäckerladen, Fleischwarenladen, Fischladen, Zeitungs- und Buchladen, 2 Bankfilialen, Massage- und Fitnesssalon, Damen- und Herrenfriseur, Sauna, Arztpraxis, Tankstelle, Mode-Boutique, Bar.« Ein Restaurant für vierhundert Gäste war »noch im Bau«, ebenso wie das Viertel Port Nature mit seinen Bungalows und Villen. 1975 wurde ein weiteres Viertel in die Erde betoniert, das die Oltras Héliopolis, Stadt der Sonne, tauften. All das werde ich nachher zu sehen kriegen und noch mehr. Wenn ich hineingelassen werde. Wer Cap d'Agde besuchen will, der muss Eintritt bezahlen – und sich ausweisen. Ich stelle mich in einer Schlange an und warte, bis ich an einen der Schalter gebeten werde. Die Frau schaut mich an, schaut meinen Reisepass an und erklärt mir, dass mir der entscheidende Ausweis fehlt: der

der Internationalen Naturistenföderation, denn ohne ihn werden alleinreisende Männer nicht eingelassen, da könne man leider nichts machen. Spricht's und winkt den nächsten Wartenden heran. Einige Telefonate mit dem Deutschen Verband für Freikörperkultur und eine als Ausweisersatz gültige Mail später darf ich zahlen. »Wir wollen verhindern, dass aus dem Cap ein Freilichtmuseum wird«, entschuldigt sie sich schulterzuckend. Ich nicke, zücke meine Kreditkarte und stecke die Geldbörse zum letzten Mal an diesem Tag zurück in meine Hose.

Denn nur wenige Meter hinter dem Schlagbaum folge ich der Ausschilderung zum Parkplatz und stelle meinen Mietwagen ab. Noch während ich mich frage, ob es in einer nackten Stadt so etwas wie Umkleidekabinen gibt, hält in der Parkbucht neben mir ein Kombi mit Pariser Kennzeichen. Heraus steigt ein Paar: Er ist offenbar schon nackt über die Autobahn gebrettert, außer einer großen schwarzen Sonnenbrille trägt er nichts. Sie steigt in Shorts und Bluse aus dem Auto, die sie aber – quasi noch in der Bewegung – abstreift. Lässig wirft sie die Kleidungsstücke auf den Beifahrersitz, den Slip gleich hinterher. Sie schnappt sich eine Strandtasche, wirft die Tür zu, ein Klacken, gefolgt vom dreifachen Piepsen des Schließsystems. Und schon haben die beiden den Parkplatz verlassen und sind auf dem Weg in Richtung Stadt. Ich öffne vorsichtig die Fahrertür, lege meine von der Fahrt verschwitzten Anziehsachen eine nach der anderen in den Kofferraum, hüpfe dabei fluchend auf dem aufgeheizten, spitzen Split hin und her, bis ich die Sandalen wieder über die Füße streifen kann, und setze schließlich meinen Panamahut gegen die vom wolkenlosen Himmel brennende Sonne auf.

Ich schließe das Auto und lasse den Schlüssel in den Rucksack fallen. Auf zum Sightseeing.

Und das fällt in Cap d'Agde ein wenig anders aus als in anderen Städten. Nicht die Stadt, die Besucher sind die eigentlichen Sehenswürdigkeiten. Als Erstes erspähe ich vor mir ein sonnengebräuntes Paar, wartend vor dem Geldautomaten. Sie hat zwei Kussmünder tätowiert, auf jeder Pobacke einen. Ein alter, gebeugter Mann schlurft im Schneckentempo vor ihnen vorbei, der – bis auf seine Maske nackt – seinen orangefarbenen Hackenporsche durch die Straße spazieren führt. Ein Paar um die fünfzig steht nicht weit entfernt im Schatten einer Palme und schreit in ein Smartphone. Sie hält das Telefon über ihren Kopf, damit auch ihr Mann zur Familie der Tochter in die Kamera winken kann. Dass sie dabei nackt zu sehen sind, dazu in einem Dorf der Nackten Urlaub machen, wo sich der nackte Hackenporschefahrer quälend langsam wie ein Ladebalken im ländlichen Brandenburg durch den Hintergrund bewegt – das ist ihnen nicht peinlich, im Gegenteil. »Wir haben hier unser eigenes Apartment gekauft«, erklärt die Frau mir stolz, als sie das Gespräch beendet hat. »Die ganze Familie hat uns schon hier besucht, und selbst wenn ich mit Bekannten spreche: Ich ziehe mich doch nicht an, nur weil ich telefonieren will.« Oder schalte gar die Kamera aus, denke ich mir und nicke freundlich.

Die Straße Richtung Stadtzentrum und Jachthafen führt zwischen zwei Gebäuderiesen hindurch: zur Linken Héliopolis, ein brutalistischer Albtraum in Ockergelb. Zur Rechten das vom Charme her an ein Flughafenparkhaus erinnernde Port Ambonne. Für beide könnte Asterix' Trabantenstadt Pate gestanden haben. Héliopolis und Port Ambonne sind vom Grundriss her ein nach Norden hin offener Kreis, sodass jeder Balkon einmal am Tag Sonne abbekommt. Der Beton strahlt aber so viel Hitze ab, dass es darauf auch nicht wirklich ankommen kann. Ich nähere mich einem der massiven Gebäude. Die Konstruktion erinnert mich an ein Solarkraftwerk, das ich einmal in Marokko besucht habe und dessen geschwungene Sonnensegel sich automatisch nach dem Stand der Sonne ausrichten. Von der ersten bis zur vierten Etage sind es hier die Nackten, die sich mit der Sonne drehen. In der Mittagshitze hängen sie an den Brüstungen und schauen mit trägem Blick auf die herab, die sich durch die Betonschluchten wagen, in denen die von zwei Fassaden brutal zurückgeworfene Hitze wabert. Menschen wie mich. Vor mir schleift ein grauhaariger Veteran mit Cowboyhut einen roten Müllsack über den kochenden Asphalt, um ihn in einem der Sammelcontainer zu entsorgen. Natürlich, denke ich mir, hier zieht man sich zum Müllrausbringen auch nicht an. Nichts scheint zu banal, um es nicht auch nackt zu tun. Ich schleppe mich weiter in Richtung Strand, folge dann aber dem unwiderstehlichen Geruch nach Mittagessen.

Das Restaurant steht auf einer Holzplattform mit Panoramablick auf Strand und Sonnenliegen, davor Brandung. Kaum sitze ich, stelle ich fest, dass sich die Pobacken der anderen Gäste auf Tischhöhe an mir vorbeischieben. Als sich von Südwesten her ein besonders breiter Hintern nähert, schiebe ich vorsichtshalber die Karaffe mit dem Wasser zur Tischmitte. Das Restaurant ist voll. Es ist vermutlich zu heiß, um am Strand zu liegen. Zeit stattdessen für einen Graved Thon, ein gegrilltes Filet Loup de Mer oder doch lieber ein Tartare de Boeuf? Wenn ich es eine Viertelstunde stehen lasse, grillt sich das Hackfleisch vermutlich von selbst. Nackt oder nicht, die Karte eines französischen Restaurants muss offenbar bestimmten Standards genügen. Ich entscheide mich für den marinierten Thunfisch. Wie im Kapitel über die Nacktkreuzfahrt bereits erwähnt, hat das einzige Nacktrestaurant von Paris, das O'Naturel, die Türen für immer geschlossen. Nach einem Jahr im Geschäft mussten die Brüder Mike und Stéphane Saada feststellen, dass es im bürgerlichen 12. Arrondissement offenbar zu wenig Menschen gab, die nicht nur ihre Mäntel, sondern gleich alle Kleidung im Empfangsbereich ablegen wollten, um danach Lammfilet, Hummer oder Schnecken zu schlemmen. Die Einzigen, die dabei in schicken Anzügen aufwarteten, waren die Saada-Brüder. Französische Gesetze schreiben vor, dass Bedienungen im Restaurant bekleidet sein müssen. Zum letzten Abendmahl am 14. Februar waren noch einmal alle Stammgäste erschienen. Laurent, der zur Pariser Naturistenszene zählt, wusste danach zu berichten, allen sei es schwergefallen, am Ende nach Hause zu gehen. Vielleicht sei Paris einfach noch nicht reif für ein Naturistenrestaurant. Allerdings habe ich mich immer gefragt, worin genau der Charme des Nacktessens liegen soll. Wenn es stimmt, dass das Auge mitisst, mag es womöglich keine Ablenkung. Gut, die Kleidung wird vor Rotwein- oder Saucenflecken geschützt. Dafür aber tropfen heißes Fett oder Espresso auf ungeschützte und potenziell empfindliche Hautpartien. Vielleicht ist es ein bisschen so, als würde man mitten in Wanne-Eickel mallorquinisch essen gehen. Der Präsident des französischen FKK-Verbands, Yves Leclerc, gab jedenfalls nach seiner Jungfernmahlzeit im O'Naturel zu Protokoll, er habe sich mitten in

Paris wie im Strandurlaub, nein, besser als im Strandurlaub gefühlt. Und vielleicht verbringt Leclerc seinen Urlaub ja hier, in Cap d'Agde, und sitzt nur ein paar Tische von mir entfernt. Ich schaue mich um, sehe aber nur die Serviererin, die meinen Thon vor mir abstellt. Der Fisch schmeckt gut, in meinen Ohren rauscht das Meer, und dass ich nackt bin, schmälert den Genuss kein bisschen. Ich erinnere mich an die Mail einer Freundin aus Hamburg, die mich zum Essen in ein brandneues Restaurant namens Tahanga in der HafenCity einlud: Hamburgs erstem Nacktrestaurant. Tahanga sei kreolisch, hieß es auf der Webseite, und bedeute schlicht: nackt. Maditha und Till servierten karibisch-französische Küche ausschließlich aus natürlichen Zutaten. Der Haken: Die Webseite war nur einen Tag lang freigeschaltet, es war der 1. April. Das Tahanga gab es gar nicht, es war nur ein Aprilscherz. Schade, sonst hätte ich wohl zugesagt. Spätestens jetzt würde es mich ja an den Urlaub am Mittelmeer erinnern. Wer nackt französische Küche essen will, muss also weiterhin nach Frankreich reisen. Zum Beispiel nach Cap d'Agde.

Nach dem Essen ist die Sonne weitergewandert, und ich bilde mir ein, dass der Strand jetzt betretbar ist. Andere jedenfalls scheinen sich ganz sicher zu sein. Sie sind schon da, und sie haben ihren Hausstand mitgebracht. Eine Familie hat sich mit diversen Liegen, einem Kingsize-Sonnenschirm und knallrotem Gummiboot einen ordentlichen Claim auf diesem Strandabschnitt, dem Familienstrand, gesichert. Das Einzige, was sie nicht eingepackt zu haben scheinen, sind irgendwelche Kleidungsstücke. Sonst ist alles da. Am Abgang bleibe ich stehen, um eine Familie zu beobachten, die so weiß ist, dass sie sich kaum von der gekalkten Wand der

Mauer hinter ihr abhebt. Der Mann ist dabei, Sonnencreme auf seiner Frau, dem vielleicht zehnjährigen Sohn und sich zu verteilen. Ich schaue volle zehn Minuten zu, während die Cremeschicht auf den dreien immer dicker wird, sodass alle Bemühungen, die Creme mit den Händen zu verreiben, nicht mehr dazu führen, dass sie einzieht. Am Ende der slapstickartigen Aufführung hält der Vater die Tube wie einen Fetisch gen Himmel und versucht, ein letztes bisschen Creme auszuquetschen, wofür, werde ich nie erfahren. Die Tube ist restlos leer. Mit glitschigen Körpern bewegen sich die drei noch leuchtender als vorher zum Strand hinunter, wo sie jetzt der Sand panieren wird. Ich nehme mir vor, nicht weiter nach ihnen Ausschau zu halten. Ich könnte mir das Lachen schwer verkneifen.

Stattdessen suche ich nach einem freien Plätzchen, denn der Familienstrand hat sich weiter gefüllt. Selbst das rote Gummiboot haben die Besitzer schon näher zu ihren Liegen ziehen müssen. Ich finde einen Quadranten in der vierten Reihe, der Platz für das Handtuch in meinem Rucksack bietet und von dem aus ich aufs Meer schauen kann. Jedenfalls dann, wenn ich an dem älteren Paar vorbeischaue, das sich häuslich an der Brandungslinie eingerichtet hat: Er, lichtes weißes Haar und Brille, liegt auf einem schwarzen Fatboy-Sitzkissen, den Blick in Richtung Meer gerichtet, und liest ein Buch. Ihr Fatboy ist türkis. Damit man das nicht sieht, hat sie, roter Pferdeschwanz, goldene Sonnenbrille, ein buntes Tuch über ihn gelegt. Ihr Blick geht zum Land, sie liest ebenfalls ein Buch. Ein immenser Sonnenschirm wirft seinen Schatten auf sie beide. Mir fällt auf, dass beide Bücher vergilbt und abgegriffen wirken. Vielleicht, denke ich mir, bringen sie jedes Jahr die gleiche Ferienlektüre mit hierher und lesen sie aus Tradition. Irgendwie finde ich diese Vorstellung romantisch. Vielleicht haben sie aber auch einfach den ganzen Bücherschrank ausgeräumt und mit an den Strand gebracht, die Vielzahl von Reisetaschen, die sie rund um sich gruppiert haben, spricht dafür. Entweder ist man in Cap d'Agde zu faul, Sandburgen zu bauen, und nutzt stattdessen textile Behältnisse, um seinen Turf abzustecken. Oder die Immobilienbesitzer von Cap d'Agde heben sich von den reinen Feriengästen dadurch ab, dass sie ihr nicht durch die Größe eines Kofferraums beschränktes Besitztum öffentlich am Strand zur Schau stellen müssen. Oder beides. Ich bin mir nicht ganz sicher.

Das Wasser ist wunderbar, warm, salzig und voller Sommer. Ich laufe am Wohnzimmer der beiden Lesenden vorbei zu meinem Handtuch und erzähle meinem Nachbarn Pierre von meiner Theorie, dass sich der Status am Strand maßgeblich am Bräunungsgrad der Haut bemisst. Sage und schreibe einhundertzehn Hauttöne unterscheidet die Pantone-Farbskala, und alle, von kreidebleich bis schwarz, sind hier vertreten. Je dunkler, desto länger ist der Inhaber der Haut schon da. Die Hellen oder gar die Roten, die gerade erst gekommen sind, schauen neidisch zu denjenigen auf, die qua Raum oder Zeit mit mehr Bräune gesegnet sind. »Ich bin seit März hier, das schlägt keiner«, stimmt mir Pierre zu. Der rüstige Best Ager aus Grenoble hat eine beeindruckend braungegerbte Haut vom Charme einer Ledertasche. Als Rentner muss Pierre bei der Urlaubsgestaltung nur noch seinem biologischen Kalender gehorchen. »Und der steht auf Mittelmeer, sobald der Schnee geschmolzen ist.« Pierre wendet sich wieder der Sonne zu. Er gehört zu denen, die eine freundschaftliche, joviale Stimmung ausstrahlen. So viele hier tragen zum Nichts ein Lächeln im Gesicht. Aber dann gibt es auch die latente Spannung, die ich am Strand von Cap d'Agde bei vielen anderen wahrzunehmen glaube. Nicht nur weil direkt oberhalb des Strands der »Glamour-Club« für seine Pool- und Mousse-Partys wirbt, wo nachts Schaumschlachten stattfinden und gefeiert wird, bis der Champagner leergeschlürft ist. Die Nackten hier scheinen mir im Durchschnitt jünger als die an den Ostseestränden, sie sind durchtrainierter, körperbewusster. Nackt am Strand von Cap d'Agde zu liegen, ist für sie auch eine Lifestyle-Entscheidung. Über allem liegt eine Erwartung, die über das reine Strandleben hinausgeht.

Auch die Blicke scheinen mir anders als die, die ich zum Beispiel in der Sauna oder im FKK-Verein registriert habe. Der französische Soziologe Jean-Claude Kaufmann hat sich das am Nacktbadestrand mal genauer angeschaut und auf der Grundlage seiner Beobachtungen eine »Soziologie des Oben-ohne« entworfen, in der er drei Arten des männlichen Blicks auf nackte Frauenkörper unterscheidet. Da wäre zunächst der »banale Blick«, scheinbar ohne jedes Interesse: Ist doch nicht besonders, will dieser Blick sagen, sieht man überall. In einer etwas gezwungeneren Variante kann dieser Blick auch einer sein, der quasi durch jemanden hindurchgeht, so als wäre sie gar nicht nackt. Dann ist da der ästhetische Blick, der dem Anschauen eines besonders schönen Kunstwerks gleicht. Für diesen Betrachter zählt allein die Schönheit, nichts weiter. Lüstern ist keiner dieser beiden Blicke. Der aber, den ich in Cap d'Agde am meisten wahrnehme, ist der dritte, der sexuelle Blick. Einer der von Kaufmann am Strand interviewten Männer, Bruno, beschreibt ihn so: »Ich betrachte die Frau, wie ein Mann sie betrachtet, mit sechsunddreißig Jahren bin ich nicht aus Holz gemacht, ich bleibe nicht ungerührt von der Schönheit der Busen, die hier den Blicken dargeboten werden.« Einen Grund dafür hat er auch parat: »So ist der Mann! Man könnte fast sagen, der Instinkt des Tieres ... Es ist ein natürlicher Instinkt, der Ruf des Fleisches!« Mir scheint, dass in Cap d'Agde so einige diesen Ruf über die Brandung des Mittelmeers hinweg zu hören meinen. Nicht nur Männer. Ein braungebrannter, muskulöser Sportler klappt seinen blauen Hulaschirm aus Plastikstroh zusammen, schnappt sich sein Surfbrett und verabschiedet sich von seinen Kumpels: »Bis heute Abend dann in Port Ambonne.« Sein Blick bleibt auf einer bronzegebräunten Endzwanzigerin mit langem schwarzen Haar haften, die sich nicht weit von uns vor gut fünf Minuten erhoben hat und gar nicht mehr damit aufhört, sich im Stehen durch ihre Haare zu fahren, sich leicht im Kreis um eine unsichtbare Stange zu drehen und sich den Umliegenden ihren Körper zu präsentieren. »Vielleicht verwechselt sie den Familienstrand mit der Schweinebucht«, lächelt Pierre.

Die Schweinebucht – *baie des cochons* –, von deutschen Gästen mehr oder minder liebevoll Schweinchenbucht genannt, ist das Revier für die – nun ja, schweinischeren Anliegen. Hier treibt sich die wachsende Zahl der Swingerinnen und Swinger unter den Cap-Besuchenden herum, und nicht nur herum. Ich stehe auf, sage Pierre Adieu und folge dem stetigen Strom derer, die am Familienstrand vorbei auf jene Bucht zuhalten. Der Eismann kommt mir entgegen, nackt bis auf den Strohhut und mit einem Wagen Marke Eigenbau. Die alten Mofareifen auf den Felgen ermöglichen es ihm, das Gefährt durch den Sand zu schieben. Und dann, vollkommen unerwartet, der erste Bekleidete, den ich seit Stunden sehe. Ein junger Mann mit kurzen blonden Haaren, ganz in Weiß mit einem Seidenhemd über der glatt gebügelten Leinenhose, verkauft aus einem Bauchladen Erdbeeren in Schokoladensauce. Er ist der Einzige am Strand, der Kleidung trägt. Natürlich sind alle Augen auf ihn gerichtet.

Sonst scheint sich zunächst nicht viel zu ändern, außer dass sich immer mehr Sonnenanbeter auf immer weniger Platz drängen. Ich schaue hinaus aufs Meer, wo ein Mann bis knapp zum Po im Wasser steht und befriedigt zum Horizont zu gucken scheint. Oder doch nicht ganz befriedigt, wenn ich die Handbewegung der Frau neben ihm richtig zu deuten weiß. Ich mache mir eine mentale Notiz, heute nicht noch einmal baden zu gehen. Jetzt, wo ich aufs Wasser hinausblicke, bemerke ich die kleinen Menschentrauben, die sich im flachen Wasser gebildet haben, offenbar überall da, wo es Tiere, Menschen, Erektionen zu bestaunen gibt. Nein, keine Tiere, korrigiere ich mich. Ich bin baff und will weiterlaufen. Doch an der Wasserlinie ist Stau, es gibt kein Vor und kein Zurück, und zur Landseite hin ist kein Millimeter frei von in der Sonne brutzelnden Körpern. Weil ich keinesfalls über das Wasser ausweichen will, schiebe ich mich geduldig millimeterweise vorwärts. Der Strand ähnelt jetzt der Szenerie in Wimmelbüchern. Wo ist Walter? Ein junges Paar spielt Federball über die Körper der anderen hinweg. Manche haben auf ihren zwei Quadratmetern ein Zeltstädtchen *en miniature* errichtet, ein paar Regenbogenfahnen wehen im

Wind, sorgen für Orientierung. Ein junges Paar, vielleicht Ende zwanzig, hat sich in Spuckweite der Gischt, zu Füßen der Durchreisenden, aus strahlend weißen Handtüchern eine Art Bühne gebaut. Auf ihr liegen beide als Gesamtkunstwerk nebeneinander und spielen etwas gelangweilt aneinander herum. Vielleicht warten sie darauf, dass sie jemand wahrnimmt, jemand stehen bleibt? Doch die Blicke der Passanten sind noch gelangweilter als die Mienen der beiden. Der »Ruf des Fleisches« erschallt so laut aus allen Himmelsrichtungen, dass für die inszenierte Körperlichkeit nicht mal ein banaler Blick übrig bleibt.

Als der Stau sich auflöst, ist der Strand auf einmal leer. Und nach ein paar Schritten weiß ich auch, warum. »Fin de plage naturiste«, steht auf einem Schild, Ende des Nacktbadestrands. Es folgt eine Art Niemandsland, das so menschenleer ist wie die demilitarisierte Zone zwischen Nord- und Südkorea. Gut fünfzig Meter weiter dann aalen sich die Textilbadenden auf ihren Handtüchern, farbig leuchten ihre Badehosen und Bikinis bis hierher. Ich drehe um. Um dem Getümmel und der unfreiwilligen Beobachtung paarungsbereiter Badender aus dem Weg zu gehen, beschließe ich, einen großen Bogen um die Menschentraube herum zu schlagen. Doch als ich an den Dünen entlanglaufe, rennt mich fast ein nackter Mann über den Haufen, der mit seiner Brille und dem gestutzten weißen Bart an Ernest Hemingway erinnert. Noch während ich mich frage, welche Tarantel ihn gestochen hat, tauchen aus den Dünen zwei Flics in Uniform auf, die dem Mann in klamaukhaften Schritten hinterherlaufen. Eine Szene wie aus dem Louis-de-Funès-Film *Der Gendarm von Saint-Tropez*. Ich laufe weiter und an einem Schild vorbei, das das Betreten der Dünen ausdrücklich untersagt. Jetzt erinnere ich mich, wie Pierre mir eben erzählt hat, dass die Dünen lange als Rückzugsraum für ein Schäferstündchen galten, weshalb mittlerweile die Polizei in ihnen patrouilliere. Früher soll sie sogar vom Wasser her auf Jetskis herangebraust sein, wenn sie durch das Fernglas anstößige Szenen am Strand ausmachte. Ludovic Cruchot, der von de Funès gespielte Dorfpolizist, hätte das sicher aufs Schärfste begrüßt. Im Film gelingt es ihm mit einem Trick, die Nudistenkolonie von Saint-Tropez wie eine Schafherde zur Gendarmerie zu treiben.

Vom Strand kehre ich noch einmal zurück ins Dorf. In den Gebäudeschluchten fühle ich mich wie hinter den Kulissen einer Hollywoodproduktion oder vielleicht eines Softpornos. Die Betonfassaden werfen das tiefer stehende Licht immer noch mit einer solchen Wucht auf die wie Miniaturen wirkenden Passanten, dass sie sich entweder in die Kühle ihrer Apartments zurückziehen oder ihren Schritt beschleunigen. Ich entscheide mich mangels Apartment für Letzteres. Und die Kulisse öffnet sich und gibt den Blick auf den Jachthafen frei, wo mitten in der Hauptsaison Hunderte Boote liegen. Sogar ein leichter Wind weht durch die Palmwipfel auf dem offenen Platz. An den Außentischen der Restaurants haben die ersten Gäste ihre Cocktails bestellt. Die Türen der Nachtclubs sind noch verschlossen. Vor dem Spar diskutiert ein junges Paar darüber, welche Cornflakes wohl die besten seien, um morgens gut in den Tag zu starten. Ein guter Start ist wichtig, denn die Nacht kann lang sein in Cap d'Agde. Viele der Clubs gewähren bis um Mitternacht Sonderrabatte, weil es erst danach so richtig losgeht, oft bis zum Sonnenaufgang. Ohne die richtige Sorte Cornflakes verschläft man glatt den nächsten Abend, denke ich mir. Ich bummle durch die Einkaufspassage und schaue mir die Schaufenster an. Es gibt für eine Stadt der Nackten erstaunlich viele Modeläden, wobei es schwer ist, beim Angebot wirklich von Bekleidung zu reden. Vielleicht eher Entkleidung, rien-à-porter statt prêt-à-porter, der Versuch, möglichst wenig Leder, Latex oder Kunstfaser für etwas zu verbrauchen, was mit viel Fantasie an ein Kleidungsstück erinnern könnte. Oder schlicht: ein Hauch von Nichts, mit dem Nichts vorzugsweise an den Körperstellen, die normalerweise bedeckt wären. Es ist ein bisschen wie beim Erdbeerverkäufer vom Strand: Wo alle nackt sind, fällt auf, wer bekleidet ist. Und auffallen wollen hier am Abend alle, die die Discos und Nachtclubs frequentieren.

Als die Sonne sich dem Horizont nähert und die Partymeile sich zusehends füllt, wundere ich mich über den Nimbus, den Cap d'Agde besitzt. Ich erinnere mich, dass mir einige US-Amerikaner auf der Nacktkreuzfahrt durch die Karibik von ihrem jährlichen Urlaub am Cap vorgeschwärmt haben. Wenn gerade keine Pandemie wütet, kommen die Urlauber aus ganz Europa und auch aus Übersee. Deutsche gehören zum Stammpublikum. Vor dem Glamour-Club hat eine deutsche »sexpositive Community« (Eigenbeschreibung) zwei große Werbetransparente aufgehängt. Viele kommen jedes Jahr hierher, auch im Corona-Sommer 2020. Etwas Vergleichbares gibt es schließlich nirgendwo sonst. In Katalonien verwandelte vorübergehend ein Geschäftsmann die Ruinen von El Fonoll, einer im 14. Jahrhundert gegründeten und später verlassenen Stadt, in ein Naturistendorf. Rund um die mittelalterliche Kirche fanden allerdings nicht mehr als zweihundert Menschen Platz, und auch die mussten auf Luxus wie Fernsehen, Internet oder Mobilfunkempfang verzichten. Von Cap d'Agde aus gesehen klingt es wie ein Paradies. Leider schloss El Fonoll 2019 seine Tore. Bleibt das älteste Naturistendorf der Welt, Héliopolis, auf der Mittelmeerinsel Île du Levant vor der Côte d'Azur. In weiten Teilen der Insel, die für Urlauber zugänglich sind (der Rest ist militärisches Sperrgebiet), herrscht Kleidungsverbot. Allerdings entwickelte sich die Île du Levant in den letzten Jahren mehr und mehr zur Partyzone, wogegen die Einwohner protestieren – nackt, versteht sich. Das könnte in Cap d'Agde nicht passieren. Die Party gehört selbst für die dazu, die wie Pierre am Familienstrand ausspannen und zwischendurch nackt einkaufen oder essen gehen wollen. »Man muss ja nicht mitmachen, du kannst hier auch ganz normal den Alltag genießen«, hat er mir gesagt. Ich packe meinen Rucksack, werfe einen letzten Blick auf die Jachten und trete den Heimweg an. Am Parkplatz angekommen öffne ich die Fahrertür und setze mich hinter das Steuer. Ich starte den Motor, lege den Rückwärtsgang ein, parke aus – und dann gleich wieder ein. Dann öffne ich die Fahrertür erneut, gehe zum Kofferraum und ziehe mich wieder an. Da draußen, jenseits des Schlagbaums, wartet schließlich der Alltag auf mich.

Musée Villa Vauban, Luxemburg

Nackt(s) im Museum

Nachts im Museum kann einiges passieren. Keiner weiß das so gut wie Larry Daley, der erfolglose, von Ben Stiller verkörperte Tagträumer, der im gleichnamigen Film eine Stelle als Nachtwächter im New Yorker Museum of Natural History annimmt. Dort begegnen ihm nach Sonnenuntergang unter anderem ein Tyrannosaurus rex, Theodore Roosevelt und eine Bande Höhlenmenschen. Vor diesem Hintergrund bin ich erleichtert, als ich nachmittags durch das Luxemburger Musée Villa Vauban spaziere, schließlich ist die alte Villa mitten im Stadtpark ein städtisches Kunstmuseum, hier könnten also allenfalls die Bilder an der Wand lebendig werden. Dann würden mir ein antiker Krieger, eine müde Frau auf kurzen Beinen und eine Bande nackter Bacchantinnen über den Weg laufen. Warum mich das beschäftigt? Weil ich nachher wiederkommen werde, wenn das Museum geschlossen hat, denn heute bin *ich* nachts im Museum. Nachts – und nackt.

Ihren Ausgang genommen hat meine Reise nach Luxemburg einige Wochen zuvor. In Basel suche ich an einem regnerischen Morgen nach dem Antikenmuseum und werde fündig, als ich vom anderen Ende der Straße einen monströsen Hintern an der Fassade hängen sehe. Seine kräftigen Backen sind so perfekt, der Übergang in die muskulösen Oberschenkel so makellos, die Muskeln derart knackig, dass man meinen könnte, er sei aus Marmor gemeißelt. Und das ist er auch. Das Asskotchen der Ausstellung »Nackt! Die Kunst der Blöße« gehört schließlich nicht irgendwem, sondern Apoll, dem Gott der Künste, dessen Hinterteil schon qua Göttlichkeit perfekt modelliert sein musste. »Wir haben schon darüber diskutiert: Dürfen wir das so abbilden?«, fragt Kurator Tomas Lochman etwas verlegen. »Aber man sollte sich nicht einschüchtern lassen von manchen Diskussionen.« Selbst Schulklassen bekommen im Antikenmuseum schließlich nackte Brüste, Hinterteile und Penisse zu sehen, gar in erotischen Darstellungen. »Das bringt sie nicht aus der Fassung«, ist Lochman überzeugt.

Seine Ausstellung zur Nacktheit in der Antike hat Lochman zu einer Zeit konzipiert und umgesetzt, in der das Nackte in der Kunst zum Streitobjekt geworden ist. Die Kuratorin der Manchester Art Gallery etwa ließ 2018 ein einhundertzwanzig Jahre altes Bild von John William Waterhouse abhängen, auf dem der Argonaut und Liebhaber von Herakles, Hylas, von barbusigen Nymphen in einen Teich gelockt wird. Die jungen Mädchen seien passiv-dekoratives Beiwerk und deshalb in Zeiten von #MeToo nicht mehr tragbar, soll Kuratorin Clare Gannaway ihre Entscheidung begründet haben. Dass 1896 womöglich vierzehnjährige Mädchen im Atelier von Waterhouse für die Nymphen Modell standen, galt als weiterer Grund, das Gemälde im Archiv verschwinden zu lassen. Später dann ruderte Gannaway zurück, sie habe nur eine Debatte auslösen wollen. »Das Bild ist allerdings besonders schlecht für eine solche Debatte geeignet, wird Hylas doch in der Sage von den Nymphen erst verführt, dann vergewaltigt und schließlich ertränkt«, schüttelt Lochman den Kopf. Von passiv und dekorativ könne also keine Rede sein. Für Lochman und sein Team löste *Hylas und die Nymphen* allerdings tatsächlich eine Debatte aus, die letztlich in der Ausstellung mündete, durch die ich an diesem Tag laufe. »Für uns war das Bild der Ausgangspunkt für die Frage, welche Hintergründe Nacktheit in der Antike hatte – und da gab es immer einen Grund, billige Nacktheit kam nicht vor.« Selbst der Vatikan räumt das inzwischen ein: Früher wurde im Kirchenstaat das Geschlecht von Statuen mit eigens angefertigten Feigenblättern abgedeckt, heute sind sie nackt. Dass ausgerechnet Italiens damaliger Regierungschef Matteo Renzi in vorauseilendem Gehorsam nackte Statuen im Kapitol verhüllen ließ, als 2016 Irans Präsident Hassan Rohani zu Besuch nach Rom kam, wirkt auch vor diesem Hintergrund geradezu grotesk.

In den Hallen des Antikenmuseums jedenfalls wird nichts verhüllt. Auch sonst schon ist mehr als die Hälfte aller figürlichen Darstellungen im Museum unbekleidet, für Lochmans Sonderausstellung gilt das zu einhundert Prozent. Die Vitrinen sind prall gefüllt mit Statuetten, Tonplaketten und Fayencen. Im alten Ägypten noch gaben sich die meisten Nackten eine Blöße: Es wurden diejenigen nackt dargestellt, die nicht zur Elite gehörten, denn die Art der Bekleidung symbolisierte auf Abbildungen den gesellschaftlichen Status. Arbeiter und Bauern, die ohnehin nackt arbeiteten, wurden nackt gezeigt, aber auch die Götter und Göttinnen, die es nicht nötig hatten, etwas anzuziehen. Ein Sargboden zeigt die Himmelsgöttin Nut mit üppiger Brust, ausladenden Hüften und einem dreidimensional herausgearbeiteten Schambein, schließlich gebar sie jeden Tag aufs Neue Sonne und Mond. Im antiken Griechenland bedeutete Nacktheit schon etwas ganz anderes. Vor allem nackte Männer wurden abgebildet, als jugendliche Helden, väterliche Götter oder Athleten aus dem Bilderbuch der Sagenwelt, körperlich auf jeden Fall Ideale, denen echte Männer allenfalls nacheifern, sie wohl aber nie gleichkommen können. Ich bleibe vor dem Speerträger Doryphoros stehen, den Polyklet um 440 vor Christus modellierte. Sein Sixpack wirkt fast schon bedrohlich, dazu kommen der gespannte Bizeps, die straffen Hinterbacken und der perfekte Penis, der nach Polyklets kanonischen Berechnungen genau ein Dreißigstel der Körpergröße messen musste und damit ebenso lang war wie die Nase. Vielleicht rührt daher ja der sprichwörtliche Vergleich, dass man an der Nase des Mannes dessen Johannes erkenne. Im alten Rom jedenfalls entsprach ein kleiner Penis dem Schönheitsideal, mit dem sich die zivilisierten, rational handelnden Römer von den lustgesteuerten Wilden abhoben. Als Faustregel gilt: Wer in der Antike mit großem Penis abgebildet wurde, der war dumm oder animalisch gesteuert, wie der auf einem Weinkrug abgebildete, üppigst ausgestattete Satyr, der als Mischwesen von Mensch und Bock Dionysos, dem Gott des Rausches und der Ekstase, zur Seite stand. Das Schönheitsideal seiner Zeit hielt Aristophanes in seiner Komödie *Die Wolken* fest. Dort erklärt der Vertreter des Rechts: »Wenn also du tust, was ich dir empfahl, und hierauf nur hinwendest den Sinn: Dann schaffst du dir stets eine vollkräftige Brust und ein blühend Gesicht und die Schultern gewölbt und das Zünglein kurz, hübsch großes Gesäß, hübsch kleines Gemächt.« Die Kunsthistorikerin Ellen Oredsson schüttet im Übrigen noch etwas Wasser in den Wein: So viel kleiner als die durchschnittlichen Penisse von heute seien die der antiken Statuen gar nicht, seltsam sei allerdings schon, dass die Männer in den Kommentarspalten ihrer Webseite das ganz anders sehen. Die antike Hüfte jedenfalls maß idealerweise ein Fünftel, der Kopf war einen siebten und halben Teil hoch. Diese Maße galten nicht nur im alten Griechenland, sondern in der ganzen Antike als Idealbild – ein Grund dafür, dass der Doryphoros so oft kopiert wurde. Der auf einem Sockel stehende Diadumenos, der vermutlich den nackten Paris, Sohn des Priamos, zeigt, wie er nach einem Wettkampf eine Siegerbinde um sein Haupt befestigt, ist nicht weniger fantastisch gebaut. Diesem Bild eiferte wohl ein Großteil jener Sportler nach, die an den Olympischen Spielen der Antike teilnahmen, die grundsätzlich nackt ausgetragen wurden. Frauen waren dabei übrigens nicht zugelassen. Und auch im Skulpturenpark waren sie zunächst verhüllt, wenigstens das hat sich geändert.

Und so gehört der schönste Hintern der Stadt (und der Ausstellung) an diesem Tag weder Paris noch dem Speerträger, sondern der Frau, die diese Schönheit schon im Namen trägt: Aphrodite Kallipygos heißt übersetzt »die mit dem schönen Hintern«, und sie wirft einen so verführerischen Blick über ihre Schulter, dass die Liebesgöttin auch nach 2100 Jahren nichts von ihrem zeitlosen Charme verloren hat. Auch die erste bekannte nackte Großskulptur der Aphrodite hat Lochman in seine Ausstellung integriert. Als Christus Praxiteles sie 340 Jahre vor unserer Zeitrechnung schuf, schuf er zugleich einen Skandal. Massenhaft reisten die Menschen an, um die unerhörte Skulptur zu sehen, sie wurde unzählige Male kopiert und erlaubte es anderen antiken Künstlern, Skulpturen nach ihrem Vorbild zu meißeln. So wurde aus dem Skandalon eine Mode. In Basel wird die anstößige Skulptur mal unverhüllt, mal mit schwarzem Balken über den blanken Brüsten gezeigt. Damit will Kurator Lochman auf die Gefahr eines neuen, prüden Bildersturms hinweisen, den er beobachtet. »Wir haben in der europäischen Kunstgeschichte ja bereits eine solche Zäsur erlebt«, erinnert er. »Schon in der Spätantike kündigte sich an, dass der Körper zum Problem wurde.« Mit dem Christentum kam der Begriff der Erbsünde auf, der in einem übersteigerten Schamgefühl gipfelte. »Im Mittelalter gibt es auf bildlichen Darstellungen nackte Körper, aber sie sind limitiert, eben auf das unschuldige Jesuskind beispielsweise oder auf die Opferrolle Jesu am Kreuz.« Erst in der Renaissance wurde der nackte Körper wiederentdeckt, im Rückgriff auf die Antike. »Donatellos David etwa zeigt den biblischen König als griechischen Heros in seiner jugendlichen Nacktheit.« Allerdings gab es in der Gegenreformation erneut einen Rückschlag, der in der Schaffung eines eigenen Berufszweigs der Malerei gipfelte: dem des Schamtuchmalers, der potenziell anstößige Körperpartien auch auf Kunstwerken wie Michelangelos *Kreuzigung des heiligen Petrus* übertünchte. Als der Vatikan das in einer der päpstlichen Privatkapellen gemalte Fresko 2004 restaurieren ließ, ließ er das nachträglich von einem unbekannten Maler hinzugefügte Schamtuch nicht entfernen. Auch auf Michelangelos berühmtem Weltgericht in der Sixtinischen Kapelle wurden die ursprünglich nackten Gestalten mit Tüchern und Gewändern übermalt, bis heute. Papst Paul IV. hatte eigentlich gefordert, das Bild wegen der vielen Nackten ganz herunterschlagen zu lassen. Der Urheber der Gewänder, Daniele da Volterra, stieß im Volk auf wenig Gegenliebe. Er wurde künftig nur noch *Braghettone* – Hosenmaler – gerufen.

Zwischen den Schamtuchmalern von einst und den Bilderstürmern von heute sieht Tomas Lochman durchaus Parallelen. Dabei habe die Kunst überhaupt erst mit der Darstellung des nackten Körpers begonnen, mit Abbildungen aus der Altsteinzeit und Figuren wie der Venus von Willendorf, die vor geschätzten 30.000 Jahren mit üppigen Hüften, Brüsten, Bauch und Hinterteil aus Stein geschnitzt wurde. »Nacktheit ist eine Konstante der Kunstgeschichte, das kann man nicht verleugnen«, betont er. »Nur weil die Diskussion um nackte Körper heute eine andere ist, darf man nicht frühere Werke anprangern, zensieren oder verstecken.« Die eigene Kultur aus Rücksicht auf moderne Empfindungen zu verleugnen, sich gar für einen Maler oder Bildhauer aus der Vergangenheit fremdzuschämen – »das ist völlig falsch«, urteilt der Kunstexperte. Lochman meint festgestellt zu haben, dass zeitgenössische Künstler bereits auf die neue Prüderie reagiert haben und eindeutig sexuell konnotierte Kunstwerke auf Messen seltener zu sehen sind. »Das kann sich aber auch schnell wieder ändern.« Ein Ende der Debatte um die nackte Kunst ist jedenfalls nicht in Sicht. Gleich zwei Denkmäler sorgten im Jahr 2020 bei Kritikern und Kritikerinnen für nacktes Entsetzen: Eine von der britischen Künstlerin Maggi Hambling geschaffene Skulptur zu Ehren der frühen Feministin Mary Wollstonecraft löste einen Sturm der Entrüstung aus – weil die nackte Figur samt ausdruckslosem Gesicht an eine britische Barbie-Variante erinnerte, vor allem aber wegen ihrer üppig sprießenden Schamhaare, die *Guardian*-Kolumnistin Rachel Cooke als »Blumenkohl« verhöhnte. Britinnen und Briten überboten sich damit, der nackten Statue (der umstrittenen Künstlerin zufolge kein Abbild Wollstonecrafts) T-Shirts, gehäkelte Kleider und Ähnliches überzuwerfen. Luciano Garbati sorgte nahezu zeitgleich mit der ebenfalls nackten Skulptur einer Medusa vor einem New Yorker Gerichtsgebäude für Furore: einer Medusa, die zwar den Kopf voller Schlangen trug, ansonsten aber die Umkehrung der Skulptur des Renaissance-Bildhauers Benvenuto Cellini sein sollte. Cellinis Perseus, nackt, hält den abgeschlagenen Kopf der Medusa mit einer Hand in die Höhe, den nackten Körper der Medusa tritt er mit Füßen; die Bronzeplastik *Perseus mit dem Medusenhaupt* steht heute in Florenz. Garbatis Skulptur in New York zeigt die nackte Medusa, die den abgeschlagenen Kopf des Perseus in die Höhe hält. Ist das schon Feminismus? Die New Yorker diskutierten jedenfalls vor allem darüber, dass die Medusa splitternackt ist, auch im Schambereich. Da half auch der Verweis auf antike Traditionen nicht, auf Garbati hagelte es Kritik. Und er wird nicht der Letzte sein. Das Feuilleton der *Süddeutschen Zeitung* vermisste vor allem das Ideale: Garbatis Medusa sei so plump, als habe er seine Lieblingstrainerin aus dem Fitnessstudio überredet, ihm zu posieren; Hamblings Ode an die Weiblichkeit mache den Eindruck, als habe ihr irgendeine Nachbarin Modell gestanden, der das schon währenddessen peinlich war. Haben also nur die Schönen das Recht, nackt auf die Leinwand gebannt oder in den Marmor gemeißelt zu werden?

Das ist die Frage, der ich mich in Luxemburg stelle. Verbunden mit der Zusatzfrage, wie es mit denen vor der Leinwand aussieht. Ist es den ausgestellten Akten in der Villa Vauban zuzumuten, wenn Fitnesstrainerinnen oder Nachbarn nackt vor ihnen stehen? Immer vorausgesetzt, die Bilder könnten – wie nachts im Museum oder in Hogwarts – zurückblicken. Ein seltsamer Gedanke. Im Park vor dem Museum, wo sich nach und nach die Teilnehmer unserer Nacktführung sammeln, lässt er sich noch gut verdrängen. Organisiert hat die Führung Armand, ein von Spaniens Sonne braungebrannter Naturist mit dunklen Haaren, die nur an den Schläfen langsam grau werden. Er ist gerade aus dem Urlaub zurückgekehrt. Unter dem Arm trägt Armand eine dicke Ledermappe, aus der er eine Teilnehmerliste zieht. »Wir haben Anmeldungen aus Luxemburg, aber auch aus Großbritannien, Deutschland und Frankreich, manche sind aus Paris gekommen.« Ob es denn anders sei, Bilder nackt zu betrachten, als angezogen, will ich von ihm wissen. Armand zuckt mit den Schultern. »Da bin ich gar nicht so sicher – wir sind Naturisten, uns ging es einfach darum, eine neue nackte Aktivität auszuprobieren.« Henri, einer der Pariser, der sich dazugesellt, schwärmt vom nackten Rundgang, den er im Jahr zuvor durchs Palais de Tokyo gemacht hat. In der Ausstellung unter dem Motto »Discorde, fille de la nuit« (Zwietracht, Tochter der Nacht) wurden dort moderne Installationen gezeigt. »Und ich finde schon, dass ein nackter Rundgang durchs Museum die Perspektive verändert: Man ist näher, unmittelbarer dran an dem, was die Künstlerinnen und Künstler geschaffen haben.« Offenbar findet das nicht nur Henri. Er habe Glück gehabt, sagt er, als Mitglied des Pariser Naturistenverbandes ANP sei er vorgewarnt gewesen, als die Anmeldung auf Facebook live ging. »Es gab hunderteinundsechzig Plätze, und mehr als 28.000 wollten dabei sein.« Nach wenigen Minuten war die Veranstaltung ausgebucht. Hinterher wertete die ANP die Anmeldungen aus. Die Mehrheit der Interessierten war jung, die meisten in den 1990er-Jahren geboren, etwas mehr Frauen als Männer. »Solche Events ziehen also ganz offensichtlich auch Leute an, die mit klassischem Naturismus sonst weniger zu tun haben.« Die Association des Naturistes de Paris ist dafür bekannt, dass sie den Naturismus locker und modern angeht. Im Bois de Vincennes haben sie einen eigenen Bereich für Naturisten erstritten, in dem regelmäßig Picknicks und Yogakurse stattfinden. Gemeinsame Ausflüge aufs Land, aber auch Theaterbesuche oder eben Museumsrundgänge gehören zu den beliebtesten Nacktivitäten, zu denen auch viele Nichtmitglieder stoßen.

Vor der Villa Vauban haben sich inzwischen gut zwei Dutzend Männer und Frauen versammelt. Die Uhr zeigt sechs, das Museum hat jetzt offiziell geschlossen. »Auf geht's, rein mit euch«, ruft Armand, und die Gruppe setzt sich in Bewegung. An der Einlasstheke wartet bereits die Museumsführerin auf uns. Der Direktor und die Kuratorin haben mir vorher erklärt, sie könnten leider nicht dabei sein, und dann ein wenig verlegen gekichert. Unsere Führerin, die morgens Schulklassen und am Wochenende Senioren durch die Ausstellung mit dem Titel »Plakeg!« führt, was auf Lëtzebuergesch schlicht »Nackt!« bedeutet, ist vermutlich Schlimmeres gewohnt. Auf jeden Fall begrüßt sie uns entspannt und freundlich, mit ihrer netten Art bricht sie gleich das Eis. In Plakeg!, so sagt sie uns vorab, drehe sich alles um den Akt um 1900, eine Zeit, in der sich die Kunst vom idealisierten Körper verabschiedete, den die Renaissance aus der Antike übernahm. Stattdessen verewigten Impressionisten und die Künstler, die nach ihnen kamen, durchschnittliche, alltägliche Menschen mit all ihren körperlichen Makeln. Diese Bilder werden wir zu sehen bekommen, auf und vor der Leinwand, wie mir scheint. Denn vom idealisierten Körper haben sich auch viele von uns Teilnehmerinnen und Teilnehmern schon längst verabschiedet. Und der Eindruck bestätigt sich, als wir in einem Veranstaltungssaal ganz unprätentiös unsere Kleidung zu Boden fallen lassen. Wir kehren zur unverändert freundlich lächelnden Museumsführerin zurück. Sie behält ihre weiße Bluse, die schwarze Dreiviertelhose und die rosa Plateauschuhe an. Als alle da sind, geht es los. Wir laufen nackt durchs Museum.

Und haben dabei ähnliche Probleme, die vielleicht damals die ersten Modelle hatten. Denn auf einmal malten Künstler ihre Nackten nicht mehr anhand von Statuen, nach den kanonischen Maßen eines Polyklet oder zumindest in festgelegten klassischen Posen. Für die Modelle, oft einfache Leute, Hausfrauen, auch Prostituierte, stellte sich die Frage, wohin mit ihren Gliedmaßen, wenn sie eine möglichst natürliche Position einnehmen sollten. Oft mussten sie sich an Kordeln festhalten, um bestimmte Posen über Stunden zu halten. Auch wir fragen uns: Wohin mit unseren Händen, die sonst in den Hosen- oder Jackentaschen stecken? Ich betrachte verstohlen, wie die anderen die Herausforderung lösen. Die meisten haben ihre Hände hinter dem Rücken verschränkt. Einige legen den Arm über ihren Bauch, einer fasst sich mit der Linken unablässig ans Kinn. Eine junge Frau stemmt beim Laufen beide Hände in die Hüften. Ein sportlicher Besucher im Studentenalter schließlich bemüht sich nervös, seine Hand möglichst unauffällig auf der linken Hinterbacke zu positionieren, um so einen leuchtend roten Pickel zu bedecken. So laufen wir in Gedanken über unsere Körper versunken hinter unserer Führerin her, die schließlich vor einem monumentalen Gemälde stehen bleibt, auf dessen Leinwand eine Orgie in vollem Gange ist.

Lovis Corinths *Bacchanale* zeigt ein wildes Fest, bei dem der römische Gott des Weines und des Rausches, Bacchus, es so richtig krachen lässt. Er ist umgeben von nackten, tanzenden Bacchantinnen oder Mänaden, seinen Anhängerinnen, die Bacchus im Rausch huldigen. Am Boden liegt bereits der junge Pentheus, dem seine ebenfalls berauschte Mutter den Arm auszureißen versucht. Er hatte versucht, die Frauen beim Fest auszuspionieren. So weit, so unskandalös: Denn die Szenerie entsprach dem mythischen Original, wie es von Euripides in seinem Drama *Die Bakchen* festgehalten wurde. Skandalös dagegen waren die gar nicht mythischen Körper der Männer und Frauen: so skandalös, dass die eigentlich als fortschrittlich geltende Kunstvereinigung Münchener Secession es 1897 ablehnte, das Bild auszustellen. Es wurde erst sechzehn Jahre später in Berlin öffentlich gezeigt. Unsere Führerin zeigt auf den gebeugten alten Mann mit schwabbelndem Wanst, der womöglich Bacchus selbst sein soll. Kein Vergleich mit dem Bacchus eines Caravaggio, dessen ausgeprägte Muskulatur von einer strahlenden Haut bedeckt ist und der wie ein junger Apoll den Betrachter anschaut, ein Weinglas in den Händen. Auch bei der Feier, die William Bouguereau nur wenige Jahre vor Corinth auf die Leinwand bannte, ist Bacchus ein makelloser junger Gott. Corinths Bacchanale sagte man dagegen nach, dass sie in Wirklichkeit die bürgerliche Dekadenz der Münchner Bohème abbilden sollte, im fadenscheinigen Kostüm der nackten Antike. Wenige Jahre später verließ Corinth München und nahm das zwei mal ein Meter große Gemälde mit. Mein Nachbar streicht sich während des Vortrags gedankenverloren über seinen üppigen Bauch, der es mit dem von Bacchus nicht ganz aufnehmen kann. Vielleicht freut er sich darüber. Auch die von Corinth 1898 gemalten *Heimkehrenden Bacchanten* sind mit Bäuchen, schlaffem Fleisch und Runzeln ganz schön menschlich geraten.

Als wir das Bild aus der Nähe betrachten dürfen, stoße ich beinahe mit einem anderen Besucher zusammen. Zeitgleich springen wir zur Seite. Heute Mittag bin ich immer wieder einmal mit Leuten zusammengestoßen, die in Gedanken in ein Bild versunken waren und nicht darauf geachtet haben, wohin sie gehen. Das ist jetzt anders. Als ich der Bacchanale gegenüberstehe, habe ich den Eindruck, dass Corinth recht damit hatte, den Bacchus und die anderen Nackten, die in dieser Ausstellung von ihm zu sehen sind, nicht zu idealisieren. Sie scheinen mir viel näher, gerade auch, wenn wir als Besucher ganz gleichberechtigt vor ihnen stehen. Dort Bacchus' Wampe, hier ein gebeugter Rücken, ein haariger Hintern oder ein leuchtender Pickel. Beim Betrachten des Bildes ist die Hand des Sportlichen ganz unbemerkt verrutscht, im Reich der unperfekten Körper scheint das nur folgerichtig zu sein. Auch auf dem Rest der Tour wird der Pickel leuchten, und niemanden wird es stören. Alle sind damit beschäftigt, den Nackten an der Wand zuzuschauen, für die davor interessiert sich niemand. Außer natürlich die Bilder schauen doch unbemerkt zurück. Tatsächlich aber hatte Henri recht: Ich fühle mich den Bildern unbekleidet unmittelbarer ausgesetzt als noch am Nachmittag, als ich die Ausstellung zum ersten Mal gesehen habe. Vor allem aber fühle ich, wie mir langsam kühl wird. Die Erfahrenen wie Henri haben Sandalen mitgebracht, manche tragen zum Handtuch, das sie als Sitzunterlage mit sich herumtragen, die Straßenschuhe. Nur die Unerfahrenen wie ich sind barfuß unterwegs. Doch die Kälte des Museums dringt nicht nur vom Parkettboden langsam nach oben, auch sonst ist die Temperatur in den Räumen mit den wertvollen Gemälden auf festgelegte 17 Grad eingestellt. Das ist komfortabel, wenn man Kleidung trägt. Ohne, und das zeigt sich jetzt, ist das nicht viel. Als unsere Führerin ankündigt: »Jetzt geht es nach unten, Achtung, da wird es kalt«, ahne ich Fürchterliches. Und sehe unten an der für alle sichtbaren Gänsehaut der anderen, dass ich nicht der Einzige bin, der sich ausgerechnet während einer nackten Führung wärmende Kleidung herbeiwünscht. Selbst unserer Führerin fröstelt es ein wenig in ihrer kurzärmligen Bluse.

Dennoch machen wir ein wenig länger bei *Miss Robinson* Station, einige hüpfen auf der Stelle, um warm zu bleiben. Miss Robinson, 1910 vom Saarländer Albert Weisgerber verewigt, ist eine Liegende, die mit dem Vorbild für Weisgerbers Gemälde, Édouard Manets *Olympia*, nichts gemein hat. Olympia ist eine junge, weiße und allen Schönheitsidealen entsprechende Frau, die nackt auf einem blütenweißen Laken liegt, während eine hinter dem Bett stehende schwarze Frau ihr einen Blumenstrauß reicht. Ist Miss Robinson womöglich diese Frau? Wenn ja, dann sind einige Jahre vergangen. Auf Weisgerbers Bild liegt Miss Robinson in einer ähnlichen Pose wie die Olympia auf ihrem Bett, schläft aber. »Das Modell wird schonungslos mit Hautfalten, Doppelkinn und kurzen Beinen dargestellt«, wie unsere Führerin betont. Miss Robinson ist eine Art Anti-Olympia, die vor 1900 auf keiner Leinwand einen Raum bekommen hätte. Mit ihr wirbt die Villa Vauban in der ganzen Stadt für die Ausstellung, und auch auf Facebook schaltete das Museum Anzeigen – die dann allerdings der Zensur des US-Konzerns zum Opfer fiel, schließlich ist Miss Robinson nackt. Und so sorgt sie auch mehr als einhundert Jahre nach ihrer Entstehung für einen Skandal.

Am Ende der Führung, eineinhalb Stunden sind vergangen, sind alle froh, in ihre Kleidung zu schlüpfen und sich wärmen zu können. Keine der Figuren ist durch die Ausstellung gewandert, nachts geht es also nicht in jedem Museum rund. Ein Deutscher, der schon lange in Luxemburg lebt, gesellt sich zu mir. Er ist älter, hat weiße Haare und fast ebenso helle Haut. »Ich bin heute gekommen, weil so ein Besuch auch ein Stück künstlerischen Widerstands ist«, sagt er. »Wenn man im Musée d'Orsay darüber diskutiert, ob Gustave Courbets *Ursprung der Welt* noch gezeigt werden darf, dann muss man unbedingt unterstützen, dass sich ein Museum wie die Villa Vauban so weit öffnet.« Courbets *Ursprung der Welt*, ein überraschend kleines Gemälde, etwa fünfzig Zentimeter hoch und breit, bildete 1866 ab, was bis dahin als unabbildbar galt: den Ort, aus dem die meisten Menschen das Licht der Welt erblickt haben, eine leicht geöffnete Vagina zwischen gespreizten Beinen, die den Blick derart auf sich zieht, dass Nabel, Bauch und Busen fast unbemerkt bleiben; Kopf, Arme und Unterschenkel der Schönen befinden sich außerhalb des Bildrands. Das Bild war eine Auftragsarbeit für einen Lebemann, den türkischen Gesandten in Paris, Khalil-Bey. Erst 2018 kam angeblich heraus, wer Courbet Modell gestanden hatte: die Tänzerin Constance Quéniaux, damals vierunddreißig Jahre alt. Seit 1995 ist das Bild überhaupt erst öffentlich zu sehen. Die Erben des französischen Psychoanalytikers Jacques Lacan hatten es dem Museum überlassen, aus steuerlichen Gründen. Tatsächlich denke derzeit niemand darüber nach, Courbets Skandalwerk abzuhängen, wende ich ein. »Aber das kann ja noch kommen«, meint der Deutsche und schüttelt den Kopf, und da hat er recht. Auf Facebook wurde bereits der Account eines französischen Kunstlehrers gesperrt, weil er das Gemälde eingestellt hatte.

Wir plaudern noch ein wenig. Ein Luxemburger im mittleren Alter erzählt, wie er 2013 mit dreihundert anderen im Wiener Leopold Museum die Ausstellung »Nackte Männer. Von 1800 bis heute« nackt besucht hat. »Das war eine tolle Ausstellung, eine regelrechte Zeitreise, die mit einer Statue aus dem alten Ägypten begonnen und mit ganz aktuellen Aktfotografien aufgehört hat.« Kurator Tobias Natter hatte damals auf die Frage eines Journalisten, warum er diese Ausstellung zusammengestellt habe, geantwortet: »Dafür gibt es viele Gründe. Der wichtigste: Sie ist überfällig.« Genauso überfällig wäre wohl eine Ausstellung von Aktmalerinnen. Bei Plakeg! jedenfalls waren allenfalls die Modelle weiblich, die Maler waren alle Männer. Dabei gehörte es zum radikalen Wandel der Kunst um 1900, dass auch Frauen zum Pinsel griffen und Akte malten – zu den Bekanntesten von ihnen gehört Paula Modersohn-Becker. Lovis Corinth, der mit seiner Bacchanale für Furore sorgte, eröffnete 1901 in Berlin eine Malschule für Frauen, in der auch Akte eingeübt wurden. Das war ihnen bis dahin, von wenigen Ausnahmen abgesehen, versagt geblieben.

Die Reise nach Luxemburg hat noch ein Nachspiel. Nachdem ich gesehen habe, wie Akte über die Jahrhunderte hinweg verewigt wurden, und eine Aktausstellung nackt besucht habe, frage ich mich, wie es sich wohl auf der anderen Seite der Leinwand anfühlt. Wie muss es sein, gemalt zu werden? Um das herauszufinden, fahre ich einige Monate nach dem Besuch in der Villa Vauban ins Ruhrgebiet, um mich von Emily Korte zeichnen zu lassen. Ihre mit Kohle, Ölkreide und Tusche gefertigten Akte, die Gegenständlichkeit und Abstraktion verbinden, haben mich spontan angesprochen. Sie selbst spricht von einer »Verdichtung der körperlichen Erscheinung in ihrem Ausdruck«, die das Wesen einer Person zeigt, den seelischen Ausdruck, vermittelt über den Körper. Ich bin gespannt, was dabei bei mir herauskommen wird. Und trotzdem hochnervös, als Korte nach einem Vorgespräch beim Tee vom Tisch aufsteht und sagt: »Ich bin richtig aufgeregt.« Dabei wird sie ihre helle Leinenhose und das schwarze Hemd jetzt gleich anbehalten, während ich mich in jeder Hinsicht nackig machen werde. Was für Bilder das zur Folge haben wird, mag ich mir in diesem Moment gar nicht ausmalen. Aber malen muss ja auch sie. Mein Abbild gebe ich voll und ganz aus meiner und in ihre Hand.

Ich habe zunächst genug damit zu tun, ordentlich zu

posieren. Mein linker Unterschenkel liegt auf dem Parkett des Ateliers, das rechte Bein angewinkelt. Mein Blick ist zum Fenster gewandt, durch das zwischen dem Grün der Linden Tageslicht hindurchscheint. Ich ziehe den Bauch ein und schaue entschlossen nach draußen. Frauen, erzählt Emily Korte mir, würden ihr oft noch vor Beginn sagen, dass sie sich vor allem ihres Bauches wegen schämen (zu dick). Das Hinterteil (zu ausladend), die Oberschenkel (nicht straff genug) oder die Brüste (zu groß, zu klein) kommen weit abgeschlagen dahinter. Männer dagegen schämten sich ihres Bauches kaum, »das Selbstbewusstsein hätte ich auch mal gerne«, sagt sie. Ich atme ertappt wieder aus. Sie zeigt mir ihre Mappe mit Bildern: Einen Mann mit sehr dicker Kugel hat sie schon gezeichnet, der sich ganz offensichtlich aus seinen überzähligen Pfunden und Kilos so gar nichts machte. Aber auch eine Frau, die sie einmal zeichnete und fünfzehn Jahre später noch mal, da war sie knapp neunzig Jahre alt. »Da schau her, das ist jetzt alles Hackfleisch«, sagte die Gemalte und zuckte mit den Schultern. »So ist das halt. Mal einfach weiter, ich jongliere jetzt noch ein bisschen.« Ein anderes Mal stand eine Künstlerin vor Kortes Staffelei Modell, die ihre Beine so weit spreizte, dass es ihr fast unangenehm wurde. Und jetzt: ich.

Die Künstlerin Larissa Pham hat in der *Paris Review* eine hervorragende Anleitung für das Modellstehen verfasst, an die ich mich jetzt zu entsinnen versuche. Zunächst erinnere ich mich daran, wie sie sich vor ihrem ersten Gig im Keller der Kunsthochschule – Stundenhonorar: fünfundzwanzig Dollar – ihren Körper nicht nur spiegelglatt rasierte, sondern ihre Dusche so ansetzte, dass die Haare schon trocken, der Körperschweiß aber noch nicht zurückgekehrt sei. Nach ein paar Sitzungen habe sie dann begriffen, dass sich kein Mensch für widerspenstige Körperhaare oder ihre Schweißausbrüche interessierte, sondern jeder nur für seine Zeichnungen. Um Inspiration für ihre Posen zu sammeln, besuchte Pham regelmäßig das Metropolitan Museum of Art, um sich gerade bei den klassischen Skulpturen etwas abzugucken. Für die schnellen, dreißigsekündigen Posen zum Aufwärmen der Studierenden bevorzugte sie klassische Posen mit klaren vertikalen und horizontalen Linien, so wie bei ägyptischen Begräbnisfiguren oder den klassischen griechischen Kouros Statuen, die junge Männer in geraden, stehenden Posen zeigen. Die darauffolgenden Posen von je ein bis fünf Minuten nutzte Pham für Momentaufnahmen in der Bewegung, bei denen ihr selbst unklar war, wie lange sie sie halten können würde: der Körper beschwingt wie im Tanz antiker römischer Grazien oder gebückt und verdreht wie Aphrodite, die durch ihr Haar streicht. Und schließlich die langen Posen, zehn bis fünfzehn Minuten, bei denen sie sich bevorzugt liegend oder sitzend einrichtete, wiederum nach Vorbildern aus der griechischen Antike oder dem Rokoko. Das klang alles logisch und wohl durchdacht. Doch in der Praxis weiß ich zunächst einfach gar nicht so recht, wohin mit mir.

Doch das macht nichts, am Anfang misst mich Emily Korte mit ihren Blicken ohnehin erst einmal ab und sagt mehr zu sich selbst Sätze wie: »So weit geht die Linie, dann die nächste, das wäre eine Strategie.« Es gehe ihr darum, die Essenz eines Modells zu erfassen, das, was den Menschen ausmacht, sagt Korte. »Genauer kann ich das nicht erklären, aber es dauert oft ein bisschen, bis ich das Gefühl habe, es geschafft zu haben.« Kortes Staffelei steht auf Rädern. Ich stehe am anderen Ende des Raums, versuche, möglichst natürliche Positionen einzunehmen und zu halten. Das ist leichter gesagt als getan. Erschöpft lehne ich mich gegen die Tür. »Lässig«, sagt Korte und zeichnet. Diesmal schaue ich nicht ins Nichts, sondern sie an. Mit der Kreide wirft sie schnelle, lange Striche, ihre Augen wechseln unablässig vom Blatt zu mir, zum Blatt und wieder zu mir, hin und her, die Pupille springt, mal hier, mal dorthin, ab und an verzieht sich ein Mundwinkel. Ein leichtes Lächeln: Der Strich saß, ein Stirnrunzeln: Das ging daneben. Das Schwierigste, sagte Korte, sind die Proportionen, sobald die sitzen, geht es schneller. Mal sitze ich auf dem Bett, die Beine auseinander, den Kopf gedreht. Dann den linken Arm nach oben angewinkelt, den Blick zur Decke gerichtet. Als auch dieses Bild fertig ist, braucht mein Nacken eine Auszeit. Am Ende gefällt mir das Bild, bei dem ich schon während des Posierens am unverkrampftesten war, am besten. Ich stehe mitten im Raum, der Blick zur Seite, eine Hand auf der Hüfte. Eine natürliche Haltung, für mich. So hätte ich noch lange stehen können.

Emily Korte nutzt zunächst Wachsmalkreide und einen Stift, der Rötel oder roter Eisenocker genannt wird, eine Mischung aus Ton und Hämatit. Er ist ein weicher Stift für satte rote Linien. Später greift sie zur Tusche, um mich zu skizzieren, während ich knie. Das fertige Bild wirkt so dynamisch, als habe sie die Feder nicht einmal abgesetzt. Oft zeichnet sie auch mit Graphit. Die Bilder in ihrer Mappe sind entsprechend vielseitig: ein Frauenakt, naturalistisch, dann wieder ein Mann, mit nur wenigen Linien, ganz minimalistisch. Ist ein Mann schwieriger zu zeichnen als eine

Frau?, will ich wissen. »Nein«, sagt sie. »Oder doch? Ich bin mir nicht sicher.« Als sie in einem Café einmal nur Männerakte ausstellte, waren die Besucher irritiert. Akte, das sind doch eigentlich Frauenakte, sagten die Besucher. Die nackten Männer auf den Zeichnungen überraschten viele. Wichtig für ein gelungenes Aktbild sei am ehesten die Ausstrahlung, das Körperbewusstsein, das das Modell mitbringt, sagt sie. »Je selbstbewusster jemand seinen Körper präsentiert, desto selbstbewusster und beeindruckender wirkt der Akt.« Das Gesicht gehöre im Übrigen eigentlich gar nicht dazu. Emily Korte hat früher selbst Modell gestanden. Das sei schrecklich gewesen. »Das ist wirklich nicht meins, nackt vor einer Klasse mit vielen Männern zu stehen.« Spannend finde sie es hingegen, in einer solchen Klasse durch die Reihen zu spazieren, zu sehen, was die anderen aus dem gleichen Motiv da vorne machen. Das hätte ich auch gerne gesehen, aber die Marburger Sommerschule, zu der eine befreundete Künstlerin mich vermittelt hatte, wurde pandemiebedingt abgesagt.

Am Ende des Tages hat Emily Korte einen Berg von Zeichnungen geschaffen, und ich bin erschöpft, so als hätte ich hart gearbeitet. Dabei musste ich eigentlich nur dastehen und die Position halten. Bald zeigt sich, welche Positionen wirklich natürlich waren und bei welchen ich das nur dachte. Spannung im Körper zu halten ist harte Arbeit. Noch am selben Abend setzt der Muskelkater ein.

Als ich am nächsten Tag zurückkehre, bin ich dennoch viel gelöster als am Tag zuvor. Ich weiß, was mich erwartet. An der Wand hänge ich, einmal, zwei-, drei-, viermal und mehr, alle Bilder von gestern nebeneinander. Ich stehe davor und schüttle verwundert meinen Kopf. Es ist ein vollkommen anderes Gefühl als das, was ich beim Ansehen der Akte in Emily Kortes Mappe gespürt habe. Diese Bilder bin ich und doch wieder nicht. In welchem Abbild finde ich mich wieder? Welches berührt mich? Das wird mich später beim Auswählen der Bilder, die ich mit nach Hause nehme, noch beschäftigen. Jetzt ist dafür keine Zeit. Emily hat auf einem Tisch bereits rote Tusche bereitgestellt und sich einen dynamischen Einstieg überlegt. »Wir machen jetzt ein paar ganz schnelle Skizzen, ein, zwei Minuten, dann die nächste.« Das klappt, ich komme in Bewegung, und ihre Arme fliegen förmlich über das Papier. Ich bin lockerer als gestern, habe Ideen davon, was ich mit meinem Körper machen kann. Ich nehme mal ein Buch in die Hand, lese im Stehen, wir unterhalten uns dabei. Als Korte beginnt, mit der schweren Tuschefeder zu zeichnen, sitze ich im Schneidersitz auf dem Boden.

Längst besteht die Spannung nicht mehr darin, nackt vor den großen Panoramafenstern zu stehen, die von der Straßenbahnhaltestelle schräg gegenüber gut einzusehen wären, wenn man nach oben schaut. Die Spannung liegt jenseits der Leinwand: Was sieht die Malerin? Wer entsteht unter ihren Strichen, die ihren Blicken folgen, mal in klaren, langen, durchgezogenen Bewegungen, mal in kurzen Schraffuren, auf und ab. Ein kritischer Blick auf die Staffelei, dann auf mich. Wer entsteht dort? Zu Beginn habe ich Emily Korte noch erklärt, dass ich Aktfotos vermutlich viel entblößender fände: Der nackte Körper wird auf ihnen gezeigt, wie er ist, von Licht und Photoshop abgesehen. Alles, für das wir uns schon immer geschämt haben, der hängende Hintern, der bollernde Bauch, das ergraute Haar, jedes Muttermal, mit dem wir hadern, alles ist da, erbarmungslos. Wie romantisch dagegen die Vorstellung der Zeichnung, des Bildes, das mein Abbild zeigt, mich, wie ich idealerweise wäre. Fältchen? Ich doch nicht. Aber so ist es nicht. Jede Zeichnung verrät vermutlich mehr über mich als jedes Foto, vor allem mir selbst.

Und dann, als es vorbei ist, hängt eine Auswahl vor mir in schier unendlicher Vielfalt – schnelle Striche, langgezogene Linien, karikaturenhafte Umrisse, dann wieder ein naturalistisches Abbild. Eine Tuschezeichnung erschreckt mich, sie ist in Schwarz und Blutrot gehalten, der Akt wirkt, als flösse das Blut aus mir heraus. Hätte ich das so empfunden, wenn das Motiv jemand anderes gewesen wäre? Korte versteht, was ich meine, aber sie selbst sieht das Bild mit anderen Augen. Wie hätte jemand Drittes es gesehen, der nicht am Entstehungsprozess beteiligt war? Und wie ich jemand anderen? Einen Akt von mir anzusehen, ist etwas anderes als der Blick in den Spiegel, merke ich. Eine banale Erkenntnis eigentlich, die mich aber jetzt fast körperlich trifft. Auf den Bildern tritt mir jemand gegenüber, der im besten Fall mein Bildnis ist, das Bild dessen, den die Malerin in mir sieht. Mein eigener Einfluss darauf ist begrenzt. Das Ergebnis anzuschauen kann schmerzen. Oder bewegen. Gleichgültig lässt mich kaum eines der Bilder, auch nicht die schnellen, mit blauer Wachskreide hingeworfenen Skizzen. So wirke ich also auf eine andere. So sieht mein Hintern aus für Emily, so meine Haltung, mein Bauch. Das Gesicht: meistens leer oder nur skizziert. Das Gesicht ist kein Teil des Akts, rufe ich mir wieder in Erinnerung.

Kommen Kunden mit konkreten Wünschen zu Korte? Manche. Die Frau, die alle Makel aus dem Bild verbannen wollte, das Pickelchen, den Hautauswuchs, Details, die Emily gar nicht berührten, als sie sie malte. Ein Aktbild ist kein Aktfoto. Es spricht anders zum Betrachter, vor allem wenn man selbst Betrachter und Motiv ist. Mich überrascht, wer da ist. Wer das da ist. Auf der Zeichnung von mir entdecke ich mich neu und anders. Nicht immer gefällt mir das, aber es ist auch ich, natürlich mit einem Stück von derjenigen, die mich gemalt hat. Aber auch sie hat ja versucht, mich so zu malen, wie sie mich sieht. Und so ist jeder Akt auch ein Vexierbild.

Ob Miss Robinson sich ähnlich gefühlt hat, als sie sah, wie Albert Weisgerber sie gemalt hatte? Hatte sie insgeheim gehofft, er möge eine Falte glätten, ihre Beine verlängern? Oder sah sie sich auf einmal selbst auf eine Art, die sie zuvor nicht für möglich gehalten hätte? Ich werde es nie erfahren. Ich weiß nur, dass zum Schluss dann doch geschah, was nachts im Museum passiert: dass das Motiv auf dem Bild, das man eben noch angeschaut hat, auf einmal in der Wirklichkeit herumläuft. Auch wenn es sich in diesem Fall um mich selber handelt.

Troisdorf, Deutschland

An der Schwelle zum Paradies

Lars fängt bei Adam und Eva an. Genau gesagt hört er damit auf, denn als er auf die Schöpfung und das Paradies zu sprechen kommt, ist der Tag schon fast vorüber. Er sitzt nackt im Schneidersitz auf einem Kissen, hinter ihm der indische Gott Vinayaka, neben ihm Sabine, und zitiert aus dem Alten Testament. »Sie waren beide nackt, der Mensch und seine Frau, und schämten sich nicht«, heißt es in der Schöpfungsgeschichte. Dann aber aßen Adam und Eva die Früchte vom Baum der Erkenntnis und erkannten voller Schrecken, dass sie nackt waren. Als Gott sie zu sich rief und fragte, wo beide seien, antwortete Adam: »Ich bin nackt, darum versteckte ich mich.« Und Gott wird sogleich zornig: »Wer hat dir gesagt, dass du nackt bist?« Für Lars nun folgt daraus, dass Gott Adam und Eva nicht aus dem Paradies verstoßen hat, weil sie vom Baum der Erkenntnis aßen, sondern weil sie erkannt hätten, dass sie nackt sind. »Und darüber, dass sie dieses Nackte als etwas Unnatürliches sahen, ist er in einen Zorn ausgebrochen, der sich biblisch so nur noch in der Apokalypse findet.« Seither wird der Garten Eden von den Cherubim mit flammenden, blitzenden Schwertern bewacht.

Adam und Eva aber machten sich Schurze aus Feigenblättern und Röcke von Fellen, deren Nachfolgekollektionen wir bis heute tragen. Die Rückkehr ins Paradies beginnt für Lars deshalb ganz folgerichtig mit einem einfachen Schritt: »Lasst uns nackt sein und sagen: Ja natürlich bin ich nackt, was denn sonst?«

Weg mit den Feigenblättern! Das ist kurz und knapp das Programm an diesem Sonntag. Trotz des paradiesischen Rahmens befinden wir uns nicht in einer Kirche, sondern in einem Meditationszentrum in Troisdorf, das pandemiebedingt ziemlich einsam daliegt. Lars und Sabine hatten eingeladen, gemeinsam Antworten auf die Frage »Nackt. Wer sind wir wirklich?« zu suchen. Es ist nicht das erste Mal, dass Lars dieses Seminar veranstaltet, und eine Teilnehmerin war sogar schon zweimal dabei. Wieder gekommen ist sie, weil – so sagt sie selber – sie immer wieder Neues für sich findet. Da stört es sie auch nicht, dass sie abgesehen von Sabine diesmal allein unter Männern ist, denn die wenigen Frauen, die sich angemeldet hatten, haben kurzfristig abgesagt. So sitzen Sabine und Lars eine Frau und vierzehn Männer gegenüber, die sich in jeweils anderthalb Meter Abstand voneinander auf Massagematten setzen, die sie zuvor mit mitgebrachten Decken, Handtüchern und Kissen eingerichtet haben. Ich ergattere den letzten freien Platz in der hinteren linken Ecke des großen, lichtdurchfluteten Saals, an dessen Decke Yin und Yang prangen und dessen Parkett noch verlassen daliegt. Hinter mir hängt einer der mobilen Heizkörper, was sich als glücklicher Zufall erweisen wird. Doch als ich mich setze, ist mir noch warm. Kunststück, ich trage dicke Socken, Jeans und Pullover, draußen hat die Schafskälte voll zugeschlagen.

Es ist sonnig, aber kalt. Aus der Musikanlage dudelt ein Lied, das *Kleider machen Leute* heißt. Ich google es später, der Sänger heißt Ben. Nie gehört und musikalisch nicht mein Fall. Aber der Text passt zum Tag. »Jetzt wird sich ausgezogen und ganz ungelogen, denn nackt sehen wir fast alle gleich aus.« Dazwischen eine Aufzählung praktisch aller Kleidermarken, die die Boutiquen hergeben, zum Dreivierteltakt aus der Soundmaschine. Die alte Sparkassenwerbung kommt mir in den Sinn, »Mein Haus, mein Auto, mein Boot«, die für die Rollen stehen, die wir in der Welt tragen wie die Kleider, die wir alle noch am Leib haben. Diese Rollen, so erklärt jetzt Lars, verleihen Sicherheit. Und wenn wir gleich unsere Kleidung ablegen, dann sollten wir die Rollen gleich mit ablegen. Damit wir wissen, wessen wir uns da entledigen, beginnen wir mit einer Vorstellungsrunde. Der erste Teilnehmer beginnt: mein Name, meine Rolle, mein Haus, mein Auto ... Sabine stoppt den Redefluss. Letztlich soll jeder von uns nur die eine Rolle benennen, die er für den Rest des Tages gerne los wäre. Als ich dran bin, hebe ich den Stift in die Höhe, mit dem ich bisher Skizzen und Notizen in meinem Block gemacht habe. Ich will meine Rolle als Berichterstatter ablegen, der alles stets möglichst detailgetreu wiedergeben soll. Was jetzt an diesem Tag passieren wird, speichere ich allein in meinem Kopf. Für einen Notizblock wird mein nackter Körper ohnehin keine Taschen haben. Grundlage dieses Kapitels sind Erinnerungen, Assoziationen und Gefühle. Und an nichts davon wird es am Ende dieses Tages mangeln.

Noch aber halte ich den Stift in meinen Händen, und ich notiere mir in meinem Block, wer sich da heute alles nackt machen will. Dabei geht es nicht allein ums Ausziehen, sondern um mehr. Kleidung solle man nicht durch einen inneren Schutz ersetzen, fordert Lars. Und hat gleich ein Not-how-to zur Hand. »Sabine und ich haben vor dem ersten Nacktseminar, das wir veranstaltet haben, einen Urlaub im FKK-Club gemacht, und die Leute da waren prüder als die Kirche – da legt man die Sexualität mit der Kleidung an der Garderobe ab, ist bestenfalls ein Neutrum.« Das soll heute nicht der Fall sein, mit dem Männerüberschuss eine echte Herausforderung, jedenfalls für mich. Und auch andere beklagen die Abwesenheit von mehr »weiblicher Energie«. Trotz des Rückgriffs auf das Alte Testament sind Lars und Sabine nämlich keine Christen, Juden oder Muslime, die alle auf die eine oder andere Weise von Adam und Eva erzählen, sondern Tantriker. Freilich sieht Lars auch in den dem Tantra zugrundeliegenden Mythen aus dem Osten Parallelen zur Genesis. Viele in der Runde wissen das schon, kennen Sabine und Lars schon aus tantrischen Zusammenhängen. Andere sind neu wie ich. Die meisten Männer sind zudem in meinem Alter, ein signifikant überdurchschnittlicher Teil von ihnen arbeitet in der IT, ein noch höherer ist mit der bisherigen Rolle im Leben unzufrieden, sei es im Job, in der Beziehung, als Vater. Ich schaue in Richtung Decke und blicke auf das herabhängende Symbol von Yin und Yang. Mit so viel Ichbezogenheit hatte ich nicht gerechnet, als in der Ausschreibung »Ferien vom Ich« angekündigt wurden. Doch dann wird doch noch alles anders. Zwischen Vinayaka und Yucca, Yin und Buddhabronze, Yang und Felltrommeln fallen alle Hüllen.

Es gibt ein Vorbild für diesen Sonntag, und es stammt von der British Broadcasting Corporation, BBC. Die stellte die schlichte Frage: »Was ist das Problem mit dem Nacktsein?«, und lud, zum gemeinsamen Erarbeiten der Antwort, acht Freiwillige ein, achtundvierzig Stunden gemeinsam in einem Haus zu verbringen. Nackt. Eine Ballettlehrerin ist dabei, ein Büroangestellter, ein Polizist, eine Museumsführerin und so weiter, alle im Alter zwischen zwanzig und fünfzig, aus allen Teilen Englands. Gemeinsam haben sie nur, dass sie sich noch nie öffentlich ausgezogen haben, schon gar nicht im Fernsehen. Im Haus angekommen ziehen sich vier der acht vor einem Spiegel aus – ohne zu ahnen, dass auf der anderen Seite jeweils ein anderer, eine andere zuschaut. Wie unangenehm das war, auf einer Skala von eins bis zehn? Zehn, sagt Rosie vor dem Spiegel. Sieben, sagt Katie hinter ihm. Woran es liegt, dass allein das Ausziehen schon Stress erzeugt, versuchen die Filmemacher von Wissenschaftlern zu erfahren. Die Primatenforscherin Nina Jablonski von der Pennsylvania State University etwa versucht, in Ostafrika herauszufinden, warum der Mensch als einziger Primat seine Körperbehaarung verloren hat. Charles Darwin beantwortete die Frage damit, dass weniger Haar eine höhere sexuelle Anziehungskraft zur Folge gehabt habe, was seine Theorie der natürlichen Auslese bestätigt hätte. Und tatsächlich ist es so, dass die acht von der BBC ausgewählten WG-Mitglieder auf Zeit die Fotos haarloser männlicher Oberkörper denen derer vorziehen, die behaart sind. Schlechte Nachricht für die Behaarteren, die sich später noch ausziehen werden.

Als sich im evolutionären Stammbaum vor etwa sechs Millionen Jahren unsere ersten Vorfahren vom Affen entfernt haben, waren sie mit an Sicherheit grenzender Wahrscheinlichkeit noch so behaart wie ein Schimpanse heute.

Mit der Zeit – in evolutionären Maßstäben: über drei Millionen Jahre hinweg – erwies sich die nackte, haarlose Haut aber als Selektionsvorteil. Für einen aufrecht gehenden, weite Wege wandernden Menschen war die Produktion von Schweiß die bessere Möglichkeit, den Körper zu kühlen. Kein anderes Tier schwitzt so stark wie der Mensch. Mit einem Fell oder Kleidung allerdings kann der Schweiß seine kühlende Wirkung nicht oder nur schlecht entfalten. Die britischen Filmemacher belegten das in ihrem Nackthaus mit Hitzekameras. Anthropologen glauben: Nur weil der Mensch so stark schwitzen kann, konnte sich das menschliche Gehirn zur heutigen Größe entwickeln. Die zwanzig Watt Leistung, die das Gehirn dauerhaft erzeugt, würden andernfalls zur Überhitzung führen. Vermutlich ist das einer der limitierenden Faktoren für die Hirngröße bei allen anderen Tieren, auch wenn selbst beim Gehirn Größe nicht allesentscheidend ist. Erst vor 500.000 Jahren begannen Menschen, sich anzukleiden, wie genetische Untersuchungen an Läusen zeigen (unappetitlich, aber zielführend). Wenn also Adam wirklich »Röcke von Fellen« für sich und Eva schneiderte, dann erst, nachdem beide fünfeinhalb Millionen Jahre nackt gelebt hatten. So war das im wirklichen Paradies. »Nackte Haut zu zeigen, das entspricht dem menschlichen Zustand«, bilanziert Nina Jablonski von der Pennsylvania State University.

Die BBC und ihre acht nackten Versuchskaninchen beschäftigt auch, wie es um die Scham steht, eine Fähigkeit, die vermutlich nur der Mensch besitzt. Sie ziehen Brillen auf, die absolut fälschungssicher zeigen, wohin sie bei den Mitbewohnern zuerst blicken. Aus lauter Scham hält einer der Teilnehmer seinen Blick starr auf das Gesicht gerichtet, während die umherwandernden Blicke der anderen ziemlich deutlich zeigen, was uns am anderen interessiert: Gesicht, Hüften und Taille – jedenfalls dann, wenn das Gegenüber bekleidet ist. So und anhand des Gangs machen wir uns selbst aus weiter Entfernung ein Bild davon, wer uns gegenübersteht: Mann oder Frau. Wenn uns jemand nackt gegenübersteht, ist das leichter herauszufinden. Entsprechend wandern die Blicke. Generell gilt: Scham und Anstand sind nicht angeboren, sondern erlernt. Die Grenzen dafür können wir entsprechend selbst verschieben, vorausgesetzt, die anderen Beteiligten geben grünes Licht. So entwickeln die acht Nackten von der BBC über das Wochenende ihre eigenen Regeln. Zum Finale bemalen sie sich gegenseitig mit Körperfarben, die Stimmung ist locker, bevor sie ihr Wochenende mit einer Cocktailparty ausklingen lassen – mit Cocktails, aber ohne Cocktailkleider. So eine Party ist uns, in coronagemäßer Abwandlung, auch versprochen worden. Vorher aber nehmen wir uns alle noch einmal ordentlich in die Mangel, in Dreiergruppen. So hatte ich mir das Paradies nicht vorgestellt.

Voll bekleidet macht sich jetzt jeder zunächst einmal seelisch nackt, meine beiden Sitznachbarn übernehmen die Rolle der Inquisition. Ihre Frage ist immer die gleiche: »Wer bist du in deiner Rolle?« Und so lächerlich es klingt, indem immer wieder ein und dieselbe Frage gestellt wird, hallt diese umso bohrender in meinem Kopf nach, zehn Minuten lang. Wer bin ich in meiner Rolle? »Ein Reisender«, wie schön, aber: »Wer bist du in deiner Rolle?« Ein Suchender, vielleicht manchmal ein Findender, ein Neugieriger? Und je langsamer die Sekunden verstreichen zwischen der immer gleichen Frage, desto tiefer aus dem Bauch kommen die Antworten, das ist jedenfalls die Idee. Mitten in den Bauch trifft dann die Rückrunde, in der ich meine Befrager frage: »Wer bin ich in meiner Rolle?« Sabine, die sich zu uns gesellt hat, sagt kurz zusammengefasst: »Du bist glücklich.« Das klingt nicht anklagend. Und sie hat recht, wenn ich es auch in diesem Moment selbst kaum glaube. Ich bin nass geschwitzt. Von mir aus können wir uns jetzt ausziehen, denke ich, dann kann wenigstens mein T-Shirt trocknen. Aber dafür ist es immer noch zu früh. Denn jetzt verteilen sich erst mal alle auf der einen Hälfte des Parketts, so gut das mit Abstandsregeln eben geht, und nacheinander tritt einer auf die leere andere Hälfte, um eine These zum Nacktsein in den Raum zu stellen. »Ich habe Angst, nackt zu sein, weil mein Geschlecht so klein ist, dass ich mich schäme.« Jetzt sollten all die, die diese Angst teilen, zu dem Handwerker aus dem Rheinland treten, der mit so entwaffnender Ehrlichkeit seine größte Angst benannt hat. Niemand tut es. Bei keinem Seminar wird so viel gelogen wie bei diesem, hat Sabine am Anfang gesagt. Jetzt auch? Immerhin, als der Nächste seinen dicken Bauch als Grund für die gleiche Scham anführt, gesellen sich ein paar zu ihm, die tatsächlich nur mit Übertreibung rundlich genannt werden könnten. Manche aber, die wahre Wampen vor sich herschieben, bleiben trotzdem auf ihrer Seite. Ob es daran liegt, weil sie sich ihrer nicht schämen oder vielleicht zu sehr, bleibt offen. Drei haben Angst vor einer Erektion, wenn sie nackt sind. Die große Mehrheit würde gerne einmal nackt wandern gehen (das habe ich hinter mir, freue ich mich im Stillen). Und dann stellt sich Lars in Position und sagt: »Ich will mich jetzt endlich nackig machen.« Und fast alle laufen zu ihm über.

Aber nein, auch jetzt ist es noch nicht so weit, jedenfalls noch nicht ganz. Denn hier zieht sich nicht jeder für sich aus, sondern legt in der Mitte des Kreises ab, alle Augen auf ihn oder sie gerichtet. Und wer die BBC-Sendung gesehen hat, der weiß auch ohne Technobrille, wohin gleich alle gucken werden. Lars macht es vor: Er legt den Gegenstand, der seine Rolle bezeichnet, in eine Kiste und sagt: »Hiermit lege ich meine Rolle ab.« Dann zieht er sich aus. Wie wir das machen, sei uns selbst überlassen, sagt er dabei. Der Vorgang selbst ist unspektakulär. Vielleicht wäre es ja wirklich anders, wenn die Gruppe halb mit Männern, halb mit Frauen besetzt wäre?, denke ich als heterosexueller Mann. Wer weiß, was die anderen denken. Aber wirklich aufgeregt sieht niemand aus, auch als Lars' Unterhose als letzte Hülle fällt. Schließlich sind wir alle ja zu einem »Nacktseminar« angereist und haben gewusst, was uns bevorsteht. Da ist es eher verwunderlich, dass wir so kurz vor der Mittagspause immer noch angezogen sind. Und am aufreibendsten ist es ohnehin zu warten, während einer nach dem anderen aufgerufen wird und in den Ring aus Blicken tritt, um sich auszuziehen. Mich scheint in meiner Ecke an der Heizung erst mal niemand zu bemerken.

Vielleicht ist das ein guter Moment, um über das männliche Geschlechtsteil zu schreiben, dessen Größe ja bekanntlich keine Rolle spielt. Im Gegensatz dazu gibt es erstaunlich viele Studien, die genau diese Größe vermessen und vergleichen. Ein Team aus fünf Medizinern und Psychologinnen – drei Männer, zwei Frauen – verglich 2014 eben diese Studien und verfasste einen Aufsatz mit dem Titel

Am I normal? Übersetzt heißt das: *Bin ich normal?* Und im Untertitel weiter: *Eine systematische Übersicht und Konstruktion von Nomogrammen für schlaffe und erigierte Penislängen und -umfang bei bis zu 15.521 Männern*. Die Ergebnisse wurden, Nomogramm hin oder her, als Durchschnittswerte mit Standardabweichungen angegeben. Die Forscherinnen und Forscher betonten, dass ihre Ergebnisse in klinischen und therapeutischen Kontexten verwendet werden könnten, vor allem dann, wenn Männer sich über einen zu kleinen Penis beklagten. Natürlich stellt sich die Frage, warum man solche Daten überhaupt erhebt und veröffentlicht, mithin Werte produziert, an denen Männer sich messen können. Dem entgegnet die Wissenschaft mit dem Argument, dass die meisten Männer die Länge ihres Penis unterschätzen. Dass es dem angeblich unter Frauen getuschelten Witz zufolge Penisse nur in drei Größen gibt – riesig, gigantisch und so groß, dass er nicht mehr durch die Tür passt, jedenfalls dann, wenn man den Männern glauben darf –, ist mithin eine Fehleinschätzung. Nicht einmal Männer fallen darauf rein. Zurück zur Wissenschaft: Die hat herausgefunden, dass der schlaffe Penis durchschnittlich 9,16 Zentimeter lang bei einem Umfang von 9,31 Zentimeter ist, wenn er einfach so abhängt. Erigiert wächst er auf durchschnittlich 13,12 Zentimeter an, der Umfang beträgt dann 11,66 Zentimeter. Der Sinn solcher Werte ist natürlich nicht zuletzt, Aufmerksamkeit für die Arbeit der Sexualwissenschaft zu erzeugen. Keine Studie zu Penislängen, -breiten und -höhen, die es nicht ins Vermischte und – noch wichtiger – in die Onlineportale schafft. Natürlich mit Ländervergleich, in dem wir lernen, dass Franzosen besser dastehen als Deutsche. Was wiederum auch viel mit Messtechniken zu tun haben dürfte, denn in manchen Studien wird gemessen, in manchen misst man selber; mal werden Tausende Männer vermessen, mal gerade (wie in Deutschland) einhundertelf.

Ist mein Penis normal? Und wie ist es mit denen, die mir jetzt auf dem Parkett nacheinander vorgeführt werden? Wenn ich eines lerne an diesem Sonntag, dann dies: Die Frage stellt sich nicht, außer man ist Mediziner, Psychologe oder Verleger und auf der Suche nach Forschungsgeldern oder Klicks. Viel aussagekräftiger als die zentimetergenauen Studien scheint mir ein Projekt, das die britische Fotografin Laura Dodsworth durchgeführt hat. Sie hat einhundert Penisse fotografiert und in einem Bildband veröffentlicht, in dem die Inhaber des Geschlechtsteils außerdem ihre persönlichen Glied-Geschichten zu Protokoll gaben. Damit will Dodsworth den Mythos des virilen Mannes mit seinem ähnlich unkomplexen Geschlecht entzaubern, der nicht zuletzt viele Männer belastet. Herausgekommen ist ein Buch, das in jeder Hinsicht Vielfalt zeigt, nicht nur in der Hose, sondern auch im Kopf. Penisse sehen unterschiedlich aus, sind dick und dünn, kurz und lang, und man braucht kein Zentimetermaß, um mit seinem eigenen Exemplar glücklich zu sein. Genauso unterschiedlich sind die Erlebnisse, die Männer mit ihren Penissen hatten, die Gefühle und Erinnerungen. In Troisdorf sehe ich die gleiche Vielfalt und sehe sie auch wieder nicht. Beim Handwerker, der uns vorsorglich auf sein »kleines Geschlecht« hingewiesen hatte, bemerke ich außer dem stattlichen Bauch vor allem die tätowierte Schlange, die sich einen muskulösen Oberarm entlang zum Himmel schlängelt. Unter den Bauch spinkse ich erst verstohlen, als mir seine Geschichte wieder einfällt.

Und schließlich, praktisch alle stehen schon wie Adam da (und zwei wie Eva), bin ich an der Reihe. Ich gehe in die Mitte und schaue mich um. Ich bin mit anderen nackt gewandert, habe eine Kreuzfahrt voller Nackter überstanden, Sauna und Hammam. Aber ausgezogen, während die Blicke von siebzehn Augenpaaren auf mich gerichtet sind, habe ich mich noch nie. Und spüre ich da nicht ein flaues Gefühl in der Magengrube, so beobachtet, taxiert zu werden? »Ich lege meinen Stift in diese Kiste und damit meine Rolle als Journalist ab«, sage ich und schaue mich noch einmal um. Wohin soll ich mich beim Ausziehen eigentlich wenden? Ein Teil der Gruppe wird unweigerlich meine Rückseite zu sehen kriegen und ein anderer die Front. Soll ich mich deshalb lieber drehen beim Ausziehen? Zu viel Show, denke ich, das ist kein Striptease. Zum Glück für alle Beteiligten. Am Schluss schaue ich die Vinayaka-Statue an und ziehe mich aus, als würde ich gleich zu Bett gehen. Aber bloß nicht zu schnell, denn einer der Teilnehmer hat berichtet, dass er seine Unterhose immer besonders langsam auszieht, seit er sich dabei einmal einen Finger verknackst hat. Details will er lieber für sich behalten, was ich begrüße. Am Ende schaue ich einmal provokativ in die Runde und gehe dann zu meinem Platz zurück. Das Spiel hat begonnen. Wir sind nackt. Jetzt gibt es was zu essen.

Eigentlich hätten wir uns jetzt den Cocktailempfang verdient gehabt, doch Corona hat daraus einen Lunch mit Asia-Gerichten vom Lieferdienst gemacht. Bei Sushi und Frühlingsrollen statt Margarita und Martini beginnt der nackte

Small Talk etwas stockend, doch schließlich ist das Gespräch von Matte zu Matte im Gang. Natürlich geht es um Körper, nicht unsere eigenen, die ja quasi als Elefanten im Raum gut sichtbar für alle sind, sondern um die perfekten und genormten, die im angezogenen Alltag die sind, die wir am meisten zu sehen bekommen. Nicht nur Penislängen werden wissenschaftlich vermessen, auch Busen, Bauch und Hüfte sind Gegenstand von Studien und natürlich Retuschen, die in der Werbung und auf Social Media zum Standard gehören. Kenntnisse in Photoshop sind dafür längst nicht mehr nötig. »Es gibt Apps, die sind extra dafür gemacht, selbst aus meinem Körper eine Traumfigur rauszuholen«, weiß einer unserer IT-Fachleute zu berichten, selbst eher rundlich. »Die sind gleich doppelt erschreckend: Zum einen siehst du den Bildern kaum noch an, dass sie retuschiert wurden, zum anderen geht das total intuitiv. Mit einem Wisch ist alles weg.« Erschreckend ist das, weil die perfektionierten Körper von Lieschen Müller und Hinz Kunz das Körperbild von Millionen Social-Media-Nutzerinnen und -Nutzern prägen. »So makellose Haut, wie man sie durch Photoshop in der Werbung sieht, hat kein Mensch«, sagte einmal die Psychoanalytikerin Ada Borkenhagen in einem Interview im Magazin *Fluter*. »So kursieren dann völlig unrealistische Körperbilder, die zum Ideal werden.« Mit jedem optimierten Bild, das über Instagram, Tiktok oder Snapchat verschickt wird, verschiebt sich der Maßstab des perfekten Körpers weg von der Wirklichkeit. Supermodels waren in den Neunzigerjahren noch eine rare Erscheinung, der Abstand zwischen ihnen und normalen Menschen unerreichbar groß. Heute verschwimmen diese Grenzen immer mehr. Seinen Körper betrachte der Mensch inzwischen als optimierbar, glaubt Borkenhagen. »Sozusagen als teure Ware, in die wir investieren müssen.«

Einer der jüngeren Männer, der drei Matten weiter sitzt, hat in Haarentfernung investiert. An seinem Körper ist jenseits des Haupts kaum ein Härchen zu sehen. Eine schmerzhafte Angelegenheit?, frage ich ihn. Er zuckt mit den Schultern. »Ich war schon öfter beim Waxing, weh getan hat's eigentlich nur beim ersten Mal.« Angeblich öffnen sich beim Auftragen des warmen Bienenwachses die Poren, sodass das Ausreißen von Haar und Wurzel erträgliche Schmerzen bereitet. Später werde ich ergoogeln: Allein im Umkreis von Troisdorf gibt es Dutzende Studios, die Waxing oder Laserhaarentfernungen anbieten. Das ist ein lukratives Geschäft, denn alle vier bis sechs Wochen muss die Prozedur wiederholt werden. Wo man sich mit heißem Wachs begießen lässt, ist Geschmackssache und hängt sicher auch von der Schmerztoleranz ab. Die Entfernung »sämtlicher Haare im Intim- und Pobereich«, bei Männern noch detaillierter im »Intim-, Po-, Hoden- und Penisbereich«, klingt – nun ja – nicht direkt angenehm. »Aber mir war es das wert, ich fühle mich jetzt viel wohler in meinem Körper.«

Andere investieren dauerhafter. 2020 war jede siebte Schönheitsoperation eine Brustvergrößerung. Dahinter rangieren Fettabsaugen, Bruststraffung, Bauchdeckenstraffung. Wer sich für solche Operationen entscheidet, ist im besten Alter, sagt die Statistik der Deutschen Gesellschaft für Ästhetisch-Plastische Chirurgie: knapp über vierzig. Noch jünger sind diejenigen, die sich für »Intimkorrekturen« entscheiden, wie es der Dachverband der Schönheitschirurgen nennt.

»Viele Frauen leiden unter zu großen oder zu kleinen inneren oder äußeren Schamlippen«, heißt es auf ihrer Homepage. Die »Labioplastik« boomt offenbar, obwohl es auch für sie keine exakten Zahlen gibt. Im Zentrum für plastische Chirurgie einer Zürcher Privatklinik gibt man an, dass die Schamlippenkorrektur es schon in die Top Ten geschafft hat. Zwei von fünf Frauen, die sich für die Operation entscheiden, sind zwischen sechzehn und fünfundzwanzig Jahre alt. Der Chef der Schweizer Sozialdemokraten, Cédric Wermuth, fand den wachsenden Trend so besorgniserregend, dass er 2018 im Parlament eine Anfrage an die Schweizer Regierung, den Bundesrat, lancierte. »Expertinnen und Experten registrieren eine Zunahme bei kosmetischen Operationen an den Genitalien, insbesondere der Labioplastik«, heißt es darin. »Teilt [der Bundesrat] die Einschätzung, dass gesellschaftliche Rollenbilder, Stereotype und Normen bezüglich Geschlecht und Ästhetik entscheidend sind für den Umgang und die Selbstsicherheit in Bezug auf den eigenen Körper, gerade bei (jungen) Frauen?« Der Bundesrat gab sich in seiner Antwort ratlos und nicht zuständig. Daten gebe es nicht, man wolle auch keine erheben und schon gar kein Werbeverbot für Schönheitschirurgie im Intimbereich.

In Troisdorf läuft jetzt die Diskussion. Die letzten Frühlingsrollen werden kalt. Einer von uns hat von einer Studie gelesen, die ich mir später besorge. Die australische Anthropologin Lindy McDougall berichtet darin, es gebe einen Trend zum »clean slit«, dem sauberen Schlitz, den sie auch Barbie-Vagina nennt. Die bei der Labioplastik häufigste Prozedur, die Verkleinerung der inneren Schamlippen, die bei den meisten Frauen über die äußeren hinausragen, habe genau damit zu tun. Die Motivation sei ästhetisch, nicht medizinisch motiviert, sagen befragte Schönheitschirurgen der Australierin. »Herunterhängende« Schamlippen sähen aus »wie ein Penis« und seien eine »Behinderung«, sagt einer. Ein anderer vergleicht das Aussehen »mit zwei Hoden«. Wenn diese Ärzte junge Frauen beraten, meine ich mir vorstellen zu können, wie die Beratung ausgeht. Dabei bedecken die äußeren Schamlippen bei nicht mal einem Drittel aller Frauen die inneren, wie Zahlen der Deutschen Gesellschaft für Intimchirurgie und Genitalästhetik von 2014 zeigen. McDougall führt die »Clean slit«-Ästhetik auf mehrere Gründe zurück: auf den Trend zu Intimrasur oder Waxing, sodass enthüllt wird, was vorher verborgen war; auf für die weibliche Zielgruppe zugeschnittene Softpornos, die besonders auf den »Barbie-Look« achten, wie ein Produzent der Anthropologin verrät: Sehr oft werde die Intimzone deshalb digital derart nachbearbeitet, dass die asymmetrische Vulva der Schauspielerin »barbiesiert« wird. Und schließlich macht McDougall die Mode verantwortlich, die immer enger und durchsichtiger geworden sei, gerade Leggings, Lingerie und Badeanzüge. »Wie gut, dass ich nie einen Badeanzug trage«, sagt unsere einzige Teilnehmerin, und damit ist der Bann gebrochen. Wir lachen.

Genitalästhetik ist wohl vor allem eins: ein gutes Geschäft. Für den Mann wird die Penisvergrößerung je nach Umfang der Behandlung für zwischen 3.000 und 7.000 Euro angeboten. Korrekturen im weiblichen Intimbereich sind ab 1.000 Euro zu haben, können aber auch mal 6.000 Euro kosten. Viel günstiger und fröhlicher ist es da doch, sich der Vielfalt des weiblichen Geschlechtes zu versichern, denke ich mir.

Entweder persönlich in Troisdorf und anderswo oder wenigstens aus der Ferne. Laura Dodsworth hat nicht nur einhundert Penisse fotografiert (ich muss unweigerlich an den Zusatz der Reiseführer mit den mehr als einhundert Orten denken, »die Sie gesehen haben müssen«), sondern auch einhundert Vulven. Noch mehr Vielfalt gibt es auf der Vulva Gallery, die die Künstlerin Hilde Atalanta auf Instagram geschaffen hat, »um die Vulva-Diversität zu feiern«. Mehr als 661.000 Abonnenten taten das im Frühsommer 2021 bereits.

Ich schaue mich um und bin nach unserem geistigen Mittagsausflug in die chirurgische Ästhetik froh, hängende Hintern, pralle Bäuche und alle anderen Facetten menschlicher Nacktheit zu sehen. Und jetzt startet Lars auch noch Musik und fordert uns auf zu tanzen. Wir sollen unsere nackten Körper ordentlich durchschütteln. Er hat noch einen Song zum Thema gefunden: Schlagerstern Jay Khan singt *Wir sind nackt* und dass alle Menschen hinter ihren Masken gleich sind, egal ob arm oder reich, schwarz oder weiß. Dazu hüpfen alle begeistert mit. Und bei Gloria Gaynor legen einige noch Tempo zu. Ich bin irgendwann atemlos und schaue zu, wer da mit mir nackt das Tanzbein und noch mehr schwingt. Und alle merken jetzt selbst, wie praktisch es ist, dass der Schweiß auf der Haut so schnell verdunstet. Gut, dass das Fenster offen ist. Wir wiederholen an diesem Nachmittag den Seelenstriptease vom Vormittag noch einmal, doch die Frage »Wer bist du wirklich?« scheint mir weniger bedrohlich als die nach der Rolle vom Vormittag. Vielleicht liegt es daran, dass wir uns alle unbekleidet interviewen und meine Gegenüber dadurch offener, freundlicher wirken. Vielleicht kennen wir uns aber auch einfach schon ein bisschen besser und haben Scheu und Scham verloren. Das lässt sich leicht ändern, müssen Lars und Sabine sich gedacht haben, als sie sich die nächste Aufgabe überlegten: Wir sollen »Likes« verteilen und anderen Teilnehmern sagen, was wir an ihren Körpern besonders schön finden. Dazu kleben wir genau dort Klebesmileys fest. Faszinierend, was sich manche trauen. Mir fällt es schon schwer, dem einen für seine geschwungene Nase, der anderen zu ihrem kräftigen Fuß zu gratulieren. Andere heften Klebepunkte auf intimste Stellen, als würden sie im Karneval Kamelle werfen. Schwer zu sagen, was mir peinlicher ist: das Liken oder das Gelikedwerden. Ich bin immer noch daran gewöhnt, mein nacktes Gegenüber mit einem eher diffusen Blick zu betrachten, der alle Details außer Acht lässt. Die Cyberbrille der BBC hätte bei mir vermutlich einen schnell wandernden Blick verzeichnet. Bloß nirgends zu lange verweilen! Genau das aber sollen wir jetzt machen, und die anderen schauen mich genauso aufmerksam an. Jedes Muttermal, jede Hautunebenheit, jedes Haar. Meine meisten Likes verteile ich an jene, die von innen her zu leuchten scheinen, die sich dem einen oder anderen körperlichen Makel zum Trotz in ihrem Körper wohlfühlen. Sie strahlen echte Schönheit aus.

Der französische Soziologe Jean Baudrillard kritisiert, dass der Körper zum Konsumobjekt geworden ist. Eines seiner Beispiele bezieht sich auf einen Artikel in der Frauenzeitschrift *Elle*, die ihren Leserinnen empfahl, »in den eigenen Körper zurückzukriechen« und ihn »von innen her narzisstisch« zu besetzen. Nicht etwa um ihn besser kennenzulernen, wie Baudrillard bedauert, sondern um ihn »der Außenwelt als ein geschmeidigeres, funktionaleres Objekt zu präsentieren«. Obwohl die Wiederaneignung des Körpers zum Beispiel im Schönheitssalon mystisch mit Befreiung und Erfüllung aufgeladen werde, gehe es in Wirklichkeit immer um eine Investition der ökonomischen Art, die verschleiern solle, wie tiefgreifend man von seinem Körper entfremdet sei. Die Idee des glorreichen, vollendeten Körpers bestimmt für Baudrillard seinen Gebrauchswert. Ich denke mir, dass Baudrillard kein Freund von »Genitalästhetik« gewesen wäre; im »Paradies« von Troisdorf hingegen hätte er sich vermutlich ganz wohlgefühlt.

Wir sind am Ende angelangt. Während ich Stift und Kleidung einsammle, plaudern meine Nachbarn schon über das nächste Wochenendseminar. In der BBC-Sendung steigen die acht Nackten zum Schluss in ein klassisches schwarzes London Cab. Die Nachbarn jauchzen und zücken ihre Handys, eine brillante Schlusseinstellung. Ich schlurfe in Jeans und T-Shirt über den Hof zum Auto und atme einmal tief durch, bevor ich den Motor starte. Das Paradies liegt hinter mir.

New York, USA

Nackte Katze, Kuh und Krieger

Ganz ehrlich: Meine Yogastunde mit Willow Merveille hatte ich mir völlig anders vorgestellt. In meiner Fantasie war ich tagsüber durch die schattigen Wolkenkratzerschluchten von Manhattan gelaufen, hätte vielleicht ein paar Interviews am Rande irgendeines Gipfeltreffens am Hauptsitz der Vereinten Nationen geführt, danach noch etwas frische Luft auf der Highline geschnappt, dem früheren Hochbahnviadukt nicht weit vom Hudson River, das heute eine Mischung aus Parkanlage, Kleinkunstbühne und Open-Air-Büfett ist. Und dann, wenn ich der permanenten Geräuschkulisse der Stadt, die niemals schläft, genug gelauscht, die bunten Massen ausreichend beobachtet, die von Block zu Block wechselnden Aromen bis zum Anschlag eingesogen hätte, dann wäre ich in eines der Yogastudios gegangen, die Merveille sowie ihre Mitstreiterinnen von »Naked in Motion« für ihre Kurse mieten, und hätte dort die Großstadthektik hinter mir gelassen. Stattdessen sitze ich im Zwielicht meines Dachbodens, eine Treppe tiefer gärt es im Homeoffice. Ob wohl gerade eine wichtige Mail eingegangen ist? Ich versuche, auf der Yogamatte eine bequeme Sitzhaltung einzunehmen und gleichzeitig dem etwas hallenden Ton Merveilles zu folgen, die den heutigen Yogakurs »für absolute Anfänger« beginnt. Online. Seit der Corona-Pandemie unterrichtet sie nur noch per Videoübertragung. Das macht es etwas schwieriger, den Alltagsstress abzulegen. Abgelegt haben sie und ich und vermutlich auch die achtzig anderen, die zugeschaltet sind, aber auf jeden Fall unsere Kleidung. Denn Willow Merveille unterrichtet ihre Yoga- und Pilatesklassen seit vielen Jahren nackt.

New York scheint genau der richtige Ort dafür zu sein. Die mehr als acht Millionen New Yorker sind schließlich dafür bekannt, dass sie jeden Trend ausprobieren und nichts unversucht lassen, was irgendwie exotisch scheint. Praktisch täglich werden Kurse in Yoga-Boxen, Hip-Hop-Yoga oder Heavy-Metal-Yoga angeboten. Nichts, was es nicht gibt. Ihr Nacktyoga aber sei anders, vor allem sei es kein Marketing-Gag, betont Merveille. »Nacktyoga heute findet in einem modernen Kontext statt, aber unser Zugang rührt aus alten Traditionen her.« Nagna Yoga, das in Indien von den einsam und zurückgezogen lebenden Naga Babas oder Naga Sadhus praktiziert wird, ist öffentlich während des Kumbh Mela zu sehen, der hinduistischen Pilgerschaft, deren Ziel das Bad in mehreren heiligen Flüssen Indiens ist. Das Bhagavata Purana, eine heilige Schrift aus dem 10. bis 6. Jahrhundert vor unserer Zeitrechnung, beschreibt Nacktheit als ein Zeichen der Erleuchtung: »Eine Person in einem entsagenden Zustand des Lebens sollte versuchen, ihren Körper nicht mehr zu bedecken. Wenn sie irgendetwas trägt, dann allenfalls einen Lendenschurz.« Im Jainismus, einer indischen Religion, die ungefähr zur gleichen Zeit entstand, leben die asketischen Digambara, deren Name aus dem Sanskrit übersetzt »Luftgekleidete« bedeutet, vollständig nackt. Auch die Götterbilder sind unbekleidet. Bahubali, dessen bekanntestes nacktes Abbild im Heiligtum von Shravanabelagola zu sehen ist, hat die Askese so vervollkommnet, dass an seinem Körper Pflanzen emporranken. Auch Yoga praktizieren die Digambara nackt, allerdings sind Frauen traditionell von den Übungen ausgeschlossen – nicht zuletzt, weil sie Männer ablenken und damit vom Pfad zur Erleuchtung abbringen könnten. Sie müssen zunächst in einen Mann reinkarnieren, bevor sie die Übungen unbekleidet durchführen dürfen.

Jain- und Hindutraditionen inspirierten die Gründer der Lebensreformbewegung, wie sie sich Anfang des 20. Jahrhunderts etwa auf dem Monte Verità etablierte. Dorthin werde ich zum Abschluss auch noch reisen. Die Traditionen inspirierten auch Willow Merveille, aber ihr Nacktyoga würde sie weder traditionell noch jainistisch oder hinduistisch nennen. Wenn sie vom Nacktyoga spricht, fallen Begriffe wie feministisch, inklusiv, körperbejahend, queer- und transfreundlich. »Wir sind keine Mönche oder Ästheten«, heißt es auf ihrer Webseite. »Unser Ziel ist es, einen inklusiven, sicheren Raum anzubieten, in dem man gemeinsam eine innere Reise antreten kann, die das Selbstwertgefühl verbessert, sodass man friedlicher mit anderen zusammenleben kann.« Was das genau bedeutet, werde ich sehen. Und dabei ordentlich schwitzen müssen. Der Crashkurs beginnt.

Wie immer, so beginnt er bei Willow Merveille auch diesmal mit einer ausführlichen Vorrede, die sie »die Regeln« nennt. Sie sollen eine vertrauensvolle Atmosphäre schaffen und allen Anwesenden Sicherheit geben. Grundsätzlich gilt: Beim Nacktyoga sind alle nackt. Im Studio in New York hätten Ausnahmen für Frauen und alle, die bei der Geburt als Frau identifiziert wurden, gegolten: Sie dürfen eine Unterhose tragen. Auch Kleidungsstücke, die als geschlechtsbestätigend gelten, sind erlaubt: eine Unterhose samt Packer etwa, einem Penisersatz aus Silikon, der vor allem von Transpersonen benutzt wird, um einen Penis zu simulieren; oder ein Binder, ein straff sitzendes Unterhemd, das Brüste so abbindet, dass sie nicht mehr oder kaum noch zu sehen sind. Alles Kleidungsstücke, die eines gemein haben: Ihre Funktion geht weit über die Bedeckung einzelner Körperregionen hinaus. Sie helfen Menschen, ihre Geschlechtsidentität zu stärken, auch wenn sie bei der Geburt einem anderen Geschlecht zugerechnet wurden. »Ich habe diese Regeln auf der Grundlage dessen ergänzt, was ich selbst erlebt und gelernt habe, als mehr Transfrauen und -männer zu meinen Kursen kamen – und ich bin diesen sehr, sehr, sehr mutigen Leuten wirklich sehr dankbar, dass sie sich getraut haben, das auszuprobieren.«

Merveille meint es ganz offensichtlich ernst damit, wenn sie ihre Kurse inklusiv nennt. Während sie die Regeln vorträgt, sprechen zudem ihre Hände mit und gestikulieren in Zeichensprache. Für die Onlinekurse, die sie seit der Pandemie anbietet, gilt zudem die Zusatzregel: Alle dürfen tragen, was sie wollen. Selbst bekleidet am Nacktyoga teilzunehmen ist jetzt erlaubt, schließlich üben alle für sich. Im Studio dagegen wäre es wohl schon zu seltsam, einen einzelnen Bekleideten unter Nackten zu haben. Schließlich geht es um Vertrauen, und das herrscht erst, wenn sich alle Teilnehmenden gleichermaßen entblößen. Willow Merveille redet in etwa so schnell wie Dieter Thomas Heck oder die

Werbestimme nach der Medikamentenwerbung (»Zu Risiken und Nebenwirkungen fragen Sie Ihren Arzt oder Apotheker ...«), nur etwas chaotischer. Liebenswürdig chaotisch. Sie besteht noch schnell auf Atmosphäre, die nicht sexuell aufgeladen ist – Anmachen jeder Art ist bei ihren Kursen strengstens verboten, unfreiwillige Erektionen dagegen kein Grund, sich zu schämen. Offenbar handelt es sich dabei um die am häufigsten gestellte Frage überhaupt, weswegen Merveille sie inzwischen ungefragt vorab beantwortet. Schließlich: keine Berührungen ohne ausdrückliche Zustimmung. Und die goldene Regel: ein respektvoller und liebenswürdiger Umgang miteinander.

Ich stelle mir vor, wie Merveille diese Regeln zu Beginn einer abendlichen Yogastunde in Manhattan vorträgt. Wie Menschen aus der dampfenden Subway über die zum Feierabend überfüllten Gehwege und die gealterten, quietschenden Fahrstühle nach und nach eintrudeln, bis das Schild an die Tür gehängt wird, dass der Kurs begonnen hat. Nachzügler müssen draußen bleiben. Wer die Regeln nicht hören will, und sei es zum x-ten Mal, der oder die ist nicht willkommen. »Ich habe selbst eine Menge Ungewünschtes erlebt, auch in sozialen Situationen, und ich kann mir einfach nicht vorstellen, auf diese nötige Klarheit zu verzichten.« Diese rigorose Haltung verstehe ich ein wenig mehr, als mir Merveille berichtet, wie verunsichert gerade viele neue Teilnehmer bei ihr an diesen Abenden ankommen. »Am Anfang, fürs Vorgespräch, das Willkommen und die Regeln, da sind wir alle angezogen – und das ist gut so, denn viele Leute haben wirklich Angst, mit anderen Leuten nackt in einem Raum zu sein.« Natürlich gebe es auch die anderen, die Naturisten, die in New York nach ständig neuen nackten Aktivitäten suchen und für sich behaupten, nackt sein, das ist doch keine große Sache. »Aber auch die müssen anerkennen, dass Nacktsein und Yoga für viele eine große Sache ist.« Selbst denjenigen, die für sich ein natürliches Verhältnis zur Nacktheit in Anspruch nehmen, graut es oft davor, eine Position wie den »herabschauenden Hund« einzunehmen, bei der der Körper die Form eines umgekehrten V annimmt und man dem Hintermann, der Hinterfrau Hintern und Geschlecht entgegenstreckt. Bei anderen Übungen werden die Beine noch weiter gespreizt. Merveille selber dreht sich vor der Kamera schon gewohnheitsmäßig ein, wenn sie solche Asanas vorführt. Im Studio aber ist das nicht möglich. Als es vor Corona noch ging, hat sie einmal in der Woche einen Kurs gegeben, der Frauen und Transmenschen vorbehalten war. Für alle, die häufiger kommen wollen, kommt es auf die vertrauensvolle Atmosphäre an. Daher die strikten Regeln.

Manche brauchen dennoch lange, bis sie sich zur Teilnahme überwinden. Einige seien Merveille und Naked in Motion jahrelang online gefolgt, hätten sich bis zu diesem Abend aber nicht durchringen können, tatsächlich einmal zu erscheinen. »Manche sind sehr nervös, sie zittern am ganzen Körper, sie nehmen mich zur Seite und bitten mich, ihnen ganz hinten im Raum einen Platz für sich und ihre Matte zu geben.« Merveille sagt von sich selbst, dass sie sehr sensibel ist für die Gefühle, die die Teilnehmenden mitbringen. Eine Nacktyoga-Klasse, das sei mehr als eine starke physische Präsenz. »Die Menschen bringen tonnenweise Scham mit und genauso viel Angst und Beklemmung. Ich und meine Kolleginnen, wir müssen es dann schaffen, ein sicheres Umfeld für alle herzustellen, sodass sie sich langsam, ganz langsam wohlfühlen können.«

Auf meinem Dachboden lausche ich den Regeln, sitze nackt auf meiner Yogamatte und frage mich, ob das wohl auch bequemer geht. Diese Frage beantwortet Willow als Nächstes, schließlich ist das ein Crashkurs für Dummies. Auf die korrekte Sitzhaltung folgt das Atmen, ein und aus, ein und aus, ein und aus ... War das ein Pling in meinem E-Mail-Eingang? Habe ich eigentlich daran gedacht, diese eine Anfrage zu beantworten? Da fällt mir ein: Ich wollte eigentlich noch ... »Wenn deine Gedanken wandern, versuch, den Fokus zurück zum Yoga zu verschieben«, unterbricht Merveilles Stimme meine Überlegungen. Entweder kann sie über den Atlantik hinweg Gedanken lesen, oder ich bin nicht der Einzige, dessen Gedanken zum Beginn einer Nacktyoga-Session nicht im Zaum zu halten sind. Tatsächlich scheint das eher normal zu sein. Und nicht alle Gedanken sind so banal wie der Arbeitsalltag. Auch die nackten Körper im Seminarraum, der winzige Körper von Merveille auf dem Bildschirm eines Laptops oder Handys und der eigene, dem man auf einmal widerspruchslos ausgeliefert ist mit seiner Form, seinen Eigenheiten, seinen Fehlbarkeiten. »Manche Leute vermeiden es, nackt zu sein«, hat Merveille festgestellt. »Auch vor ihrer Partnerin, ihrem Partner oder sogar sich selbst. Wenn du nicht einmal in den Spiegel gucken willst, dann hast du beim Nacktyoga die Chance, dich selbst und viele andere nackt zu sehen, jedenfalls dann, wenn wir die Kurse persönlich abhalten.« Merveille lenkt die Gedanken auf das eigene Körpergefühl, auf das Gewicht der Füße auf dem Boden, den Fluss des Atems in Lunge und Bauchraum. »Eine sehr, sehr verkürzte Definition von Yoga könnte die Kontrolle des eigenen Geistes sein, sodass man lernt, Stimmungsschwankungen durch Meditation, Atmung und Atemübungen, die Pranayama, zu beruhigen.« Wer auf diese Weise immer stärker in sich hineinhorche, sich frage, wie sich der eigene Körper fühlt, der oder die setze sich automatisch mit der eigenen Scham und Angst auseinander. Dafür gebe es keine Regeln, kein Richtig oder Falsch. Je mehr man aber dem nackten Körper, auch dem eigenen, auf diese Weise ausgeliefert sei, umso weniger beängstigend sei das alles am Ende, hofft Merveille. »Du bist vielleicht wirklich sehr nervös oder hast Angst, wenn du dich ausgezogen hast, aber dann hast du tatsächlich nicht viel Zeit, darüber nachzugrübeln. Du musst dich schließlich bewegen, Übungen machen. So verwandelst du deine Ängste in körperliche Aktivität: Du bewegst dich und fühlst dabei, wie du dich bewegst.«

Die Arme weit ausgestreckt versuche ich, mich auf meinen Atem zu konzentrieren. Ich atme ein, während ich die ausgestreckten Arme über den Kopf strecke, und aus, während ich sie nach unten zurückführe. Ein, aus, ein aus, ein … Am Anfang versuche ich, Willow auf dem Bildschirm zu folgen, wie sie Lockerungsübungen demonstriert. Zugucken und gleichzeitig machen, das ist das, was mir schon bei den Gymnastikeinheiten im Sportunterricht nie gelungen ist. Ich erinnere mich dunkel daran, wie ich bereits im Kindergarten unter einen Tisch kroch, wenn die wöchentliche Gymnastikstunde begann. Auch danach wurde ich kein Fan. Doch ein Satz, den Willow immer wieder sagt, macht mir Mut dabeizubleiben: »It doesn't have to be graceful«, es muss nicht graziös sein. Hervorragend, denn die Gefahr besteht bei mir garantiert nicht. Bei jeder Übung macht sie klar, dass ihre Ansagen nur Vorschläge sind, selbst bei den Atemübungen: »Vielleicht ist eure Nase verstopft, oder ihr habt Allergien, atmet durch den Mund – Hauptsache, ihr atmet.« Auf einmal fühle auch ich als Sportallergiker mich wohler und versuche mein Bestes. Es muss ja nicht graziös sein, wenn ich jetzt versuche, einen Katzenbuckel zu imitieren. Ich gehe auf Hände und Knie, mache den Rücken rund, ziehe den Bauchnabel in Richtung Brust und das Becken nach unten, das Kinn zum Brustbein. Tatsächlich, wie eine Katze. Ich schaue von unten auf meinen gekrümmten Körper, habe dazu aber nur den Bruchteil einer Sekunde Zeit, denn schon beginnt die Rückbewegung: Kopf und Brustbein nach oben, Bauch nach unten, Hintern nach oben. Die Kuh. Ich atme ein und verwandle mich wieder in die Katze. Beim Ausatmen fühle ich den Atem auf meiner Haut. Kuh, Katze, Kuh, Katze ... Utthita Chakravakasana heißt die Übung in Sanskrit, wobei das Asana am Ende für »Pose« steht, von denen ich noch mehr kennenlernen werde. Sie alle haben gemeinsam, dass sie gar nicht so anstrengend zu sein scheinen. Erst am nächsten Tag merke ich, dass die Behauptung, Katze und Kuh beanspruchten die Rückenmuskulatur, tatsächlich zutrifft. Meine Katze erzeugt einen kräftigen Muskelkater.

Nicht alle, die in Willow Merveilles Kurse kommen, sind erfahrene Yogis oder kommen in erster Linie, um Yoga zu machen. Corrina, die bis zur Pandemie regelmäßig an den Kursen in New York teilnahm und die ich gerne getroffen hätte, erzählt in einem Interview mit Merveille, dass sie nicht des Yogas, sondern der Nacktheit wegen dazustieß. »Ich dachte mir, dass mich das in meiner Arbeit stärken würde, und das tat es tatsächlich, also kam ich immer wieder.« Corrina unterrichtet Medizinstudierende und angehende Krankenpflegende in Gynäkologie. Mit der Zeit sei Willow ihr immer mehr ans Herz gewachsen, und sie habe Gefallen am Yoga gefunden. »An das Nacktsein habe ich mich gewöhnt, jetzt steht für mich die Übung im Mittelpunkt – und als mittlerweile erfahrene Teilnehmerin kann ich für andere da sein und ihnen das Gespräch anbieten.« Corrina hat nach eigenen Angaben sexuelle Gewalt und ein damit zusammenhängendes Trauma überstanden. Zum Nacktyoga kam sie auch, weil sie ihr Verhältnis zum Nacktsein »aggressiv desexualisieren« wollte, wie sie sagt. »Wenn Leute mir auf der Straße hinterherpfeifen oder etwas hinterherrufen, dann zieht mich das zurück in einen traumatischen Zustand, aber beim Nacktyoga bin ich in einem Raum voller nackter Menschen, die unterschiedliche sexuelle Identitäten oder Orientierungen haben, und es spielt alles keine Rolle. Mein nackter Körper ist kein Konsumobjekt, für niemanden im Raum. So kann ich ein neues Verhältnis zu ihm in der Gegenwart von anderen aufbauen.« Dass die anderen Teilnehmenden im Raum genauso verletzlich und ebenso wie sie auf Vertrauen angewiesen seien, sei einer der Hauptgründe dafür, dass sie immer wieder komme. »Klar, ich kann auch alleine zu Hause nackt Yogaübungen machen, was gut ist, weil ich meine Körperausrichtung viel besser kontrollieren kann, aber es ist nicht dasselbe.« Corrina besuchte bis zur Pandemie auch andere Yogakurse, bei denen alle Sportsachen trugen. Während sie beim Nacktyoga praktisch gar nicht auf die anderen achte und in ihrem Körper versinke, habe sie sich dort durch die Outfits abgelenkt gefühlt. »Und es war viel mehr Wettbewerb darin, die Posen möglichst am besten hinzukriegen.«

Dass Willow Merveille eine Atmosphäre schafft, in der schneller, höher, weiter nicht zählen, merke ich selbst über die Satellitenverbindung hinweg. Als sie uns auffordert, stehend mit den Fingern den Boden zu berühren, sagt sie gleich dazu: »Es ist nicht schlimm, wenn ihr dazu die Knie etwas einknicken müsst.« Sie versucht, alle mitzunehmen, und obwohl sie keinen von uns sehen kann, weiß sie aus jahrelanger Erfahrung, dass Statur, Gewicht oder schlicht mangelnde Übung dazu führen können, dass man die Asana zunächst nicht so schafft, wie sie im Buche stehen. Mit der Zeit, wenn man dranbleibt, kann sich das ändern – oder auch nicht. »Mehr ist nicht besser, es ist einfach mehr« ist einer von Merveilles Leitsprüchen, den sie mühsam lernen musste. Auch sonst wurde ihr scheinbar nichts von dem, was sie so überzeugend ausstrahlt, in die Wiege gelegt. Aufgewachsen ist sie nicht etwa im kosmopolitisch-toleranten New York, sondern in einer Kleinstadt in den Appalachen. Yoga gab es dort nicht, stattdessen lernte Merveille klassisches Ballett und dort die Kultur des »No pain, no gain« kennen, die schmerzhafte Variante von »Ohne Fleiß kein Preis«. Aufgewachsen ist sie nach eigenen Angaben in einem religiösen sowie sex- und körperfeindlichen Umfeld. Von Naturismus habe sie erst gehört, als sie viel älter war und in New York aufs College ging.

Als sie Anfang 2016 immer mittwochabends in Manhattan ihren ersten Nacktyoga-Kurs gab, hielt sie das vor ihrem Arbeitgeber, einem sehr traditionellen Pilatesstudio, geheim. »Am Anfang war ich froh, wenn drei, vier Leute kamen, ich habe für die Studiomiete meistens draufgezahlt.« Trotz der finanziellen Schieflage habe sie sich wohlgefühlt, weil Nacktyoga alle ihre Bedürfnisse vereint habe. Also habe sie weitergemacht. »Und dann, nach ein paar Monaten, im April, da hatte ich einen Abend, wo richtig viele Leute kamen und enthusiastisch mitgemacht haben, das war wirklich großartig.« Einer dieser vielen Leute war ein Reporter der *New York Post*, wie sich später herausstellte. Sein Artikel fiel ähnlich enthusiastisch aus wie der Abend. »Und von diesem Moment an sind viel mehr Leute gekommen, das war der Wendepunkt.« Für Willow Merveille bedeutete das, sich zu entscheiden, ob Nacktyoga der heimliche Feierabendjob bleiben oder zum Hauptberuf werden sollte. Sie entschied sich für Letzteres. Vor der Pandemie bot Naked in Motion Kurse nicht nur in New York, sondern auch in Boston und Seattle an. Schon damals begann sie damit, Kurse für diejenigen aufzuzeichnen, die ihr aus Übersee schrieben und fragten, wie sie teilnehmen könnten. Als die Studios infolge von Corona schließen mussten, hatte sie so bereits eine Basis auf Patreon, der Internetplattform, auf der man Engagements wie das ihre mit monatlichen Spenden unterstützen kann. »Ich hatte wirklich Glück, dass ich bereits Erfahrung mit Internetkursen hatte.« Wenn die Pandemie überhaupt einen Vorteil habe, dann den, dass sie mehr Menschen erreicht habe, die außerhalb ihrer bisherigen Bubble lebten, zu Hause saßen und normalerweise niemals in ihrem Leben von Nacktyoga gehört hätten. Noch während der Hochzeit der Pandemie begann Merveille deshalb damit, einen mehrteiligen Anfängerkurs zu konzipieren und zu filmen, der alle Aspekte ihrer Arbeit umfasst. »Die Zukunft unserer persönlichen Kurse ist ungewiss, wer weiß, wie viel Studios es in Zukunft noch geben wird«, sagt sie.

Auf meinem Dachboden fließt unterdessen der Schweiß, nicht nur, weil ich Stühle, Kartons und andere Gegenstände verschieben muss, um meine Matte mal hier-, mal dorthin auszurichten. In einem Studio ist viel Platz, auf einem Dachboden eher wenig. Und ich beginne mich zu fragen, wie das diejenigen machen, die noch weniger Platz haben als ich, die eine kleine Wohnung mit der ganzen Familie oder einer WG teilen und für Yogaübungen das Wohnzimmer frei räumen müssen. Nach einer Stunde sind wir bei der ersten Kriegerposition angelangt, im Sanskrit Virabhadrasana, benannt nach einem großen Krieger, der vom indischen Gott Shiva persönlich erschaffen wurde. Ich stelle mich in Position, den linken Fuß nach vorn, den hinteren Fuß abgewinkelt, Hüfte und Schultern nach vorn. Beim Einatmen führe ich die Arme nach oben, beim Ausatmen winkle ich das linke Bein an, sodass mein Knie über die Ferse geführt wird. »It doesn't have to be graceful«, versichert Merveille mir und den anderen. Ich schaue schnell auf den Bildschirm: Es sind noch alle dabei, also kann und werde ich jetzt auch nicht aufgeben. Ich verstehe, dass die Kriegerposition vor allem mentale Bedeutung und nichts mit Kampfsport zu tun hat. Angeblich dehnt die Übung Schultern, Leiste, Bauch-, Nacken- und Rückenmuskulatur, macht die Hüfte flexibler und verbessert die Balance. Unter anderem. Ich atme ein, aus, ein, aus …

Nacktyoga-Kurse gibt es auch in Deutschland. Wer danach sucht, wird fündig. Ich erinnere mich an einen Fernsehbeitrag von 2017: Eine Yogalehrerin aus Westfalen hatte Naturisten und Yogis aus ganz Deutschland zu einem Kurs eingeladen. Nur nackt könne man beim Yoga Respekt und ein liebevolles Verhältnis zum eigenen Körper entwickeln, erklärte sie dem

Fernsehteam, das an einem Tag vorbeikam. Sie selbst habe als Jugendliche unter Magersucht gelitten und deshalb später mit dem Nacktyoga begonnen, sagt sie. Zwanzig Jahre Essstörung hätten Spuren hinterlassen, und selbst während der Magersucht sei Yoga eine gute Methode gewesen, um ihren Körper noch spüren zu können. Die Teilnehmer waren überwiegend erfahrene Yogis, manche hatten zu Hause schon für sich nacktes Yoga ausprobiert, aber in der Gruppe hatten sie es noch nicht versucht. »Einem Yogi ist es nicht wichtig, Kleidung zu tragen, ich will mich ganz auf meinen Körper konzentrieren und von dort aus anfangen, in die Seele zu wandern«, sagte ein Teilnehmer, selbst Yogalehrer, in die Kamera. Ein anderer glaubte, empfänglicher für Energien zu sein, wenn er nichts am Leib trüge, was diese Energien abwehren könne. Das mögen alles gute Gründe sein, denke ich mir, wenn man überhaupt einen Grund braucht, um Yoga nackt zu praktizieren. Warum sollte man?

Was mich an Willow Merveilles Kurs hingegen so berührt, ist noch etwas ganz anderes: die doppelte Reflexionsebene, die sie eingebaut hat, die für mich als weißen Cis-Mann – Cis bezeichnet die Übereinstimmung von Geschlecht und Geschlechtsidentität – zunächst ein bisschen schwerfällig daherzukommen drohte. Willow Merveille, selbst Cis und in einer heterosexuellen Beziehung, wie sie sagt, versucht, jedem und jeder Einzelnen einen Zugang zum Nacktyoga zu ermöglichen. Sie gibt sich nicht damit zufrieden, Menschen, die sich beim Nacktyoga mit anderen unwohl fühlen, es aber eigentlich probieren wollen, auszugrenzen. »Typischerweise, einfach weil unsere Welt so funktioniert, weil Frauen und Transmenschen so behandelt werden, wie sie behandelt werden, gibt es in Kursen für Nacktyoga einen großen Anteil von Cis-Männern, und ich denke, das liegt auch daran, dass sie im Alltag weniger als alle anderen Sexualisierung und Objektivierung ausgesetzt sind.« Was aus ihrem Mund sehr theoretisch klingt, ist für die, die es betrifft, alltäglich. Merveille ist von Nacktyoga-Kursen in manchen Resorts erzählt worden, bei denen sich nur Paare oder Frauen anmelden durften. Vermutlich wollte der Veranstalter damit vermeiden, dass sich männliche Voyeure anmelden. »Als Transfrau etwa bist du, wenn du äußerlich männliche Geschlechtsteile hast, aus einem solchen Kurs ausgeschlossen, schließlich sind alle nackt, und du kannst nichts verbergen.«

Es wäre leicht zu sagen, dass die Transfrau in einem solchen Fall doch einfach auf die Teilnahme verzichten soll. Was ist schließlich so wichtig daran, an einem Nacktyoga-Kurs teilnehmen zu dürfen? Doch zum einen betont Merveille, dass Nacktyoga jedem helfen könne, ein besseres Verhältnis zum eigenen Körper aufzubauen. »Ich glaube, dass Nacktyoga, alleine und vor allem in einer Gruppe, eine wirklich heilsame Erfahrung sein kann.« Mit welcher Begründung sollte sie einer Person wegen ihrer Geschlechtsidentität vorenthalten bleiben? Zum anderen geht es aus der Perspektive der Transfrau um alles andere als einen Einzelfall: Ihr würden ständig Türen vor der Nase zugeknallt. Willow Merveille will das Gegenteil: Sie will Türen öffnen. »Meine, unsere Mission ist es, Nacktyoga für all jene zugänglich zu machen, die normalerweise davon ausgeschlossen sind – und das bedeutet dann, auf die Hürden für die verschiedenen Gruppen einzugehen.« Gerade weil Cis-Männer viele nackte Aktivitäten wie auch das Yoga dominierten, fühle sie sich verpflichtet, allen anderen eine sichere Umgebung anzubieten, in der sie nicht der üblichen Diskriminierung ausgesetzt seien. »Unsere transphobe Gesellschaft fokussiert sich in absolut übertriebenem Maße auf die Geschlechtsteile, um Transmenschen auszuschließen oder abzuwerten – und wenn sie derart auf bestimmte Körperteile reduziert werden, kann man sich vorstellen, wie zögerlich sie sich in einen Kontext begeben, der Nacktheit voraussetzt.« Schließlich seien alle Körperteile klar und deutlich zu sehen. Wenn sie dem mit ihrer eigenen Definition von »Nacktheit« entgegenkommen kann, indem sie Packers oder Binders zulässt, gebe das bisher Ausgeschlossenen die Chance, Nacktyoga zu betreiben, während der Rest der Gruppe keine Nachteile dadurch habe.

Natürlich kann Willow Merveille der LGBTQ+-Community nicht über Nacht und im Alleingang mehr Gleichberechtigung in der Gesellschaft verhelfen. Aber das wenige, das sie beitragen kann, will sie tun – und sie denkt den Gedanken konsequent zu Ende: »Für mich ist das Ziel, in einer Gruppe Nacktyoga zu betreiben, dass wir unsere Verletzlichkeit teilen, um uns gemeinsam fortzuentwickeln. Und an irgendeinem Punkt müssen wir uns dann fragen: Wenn umfassende Nacktheit dauerhaft ganze Bevölkerungsgruppen ausschließt, wie viel Nacktheit ist genug? Was können wir in diesem Rahmen verhältnismäßig von Menschen erwarten?« Corrina, die Yogaschülerin aus New York, traute sich erst nach mehr als einem Jahr Nacktyoga, in gemischten Kursen eine Unterhose anzuziehen. »Ich habe gelernt, mich selbst zu verstehen, meine Gefühle und Grenzen besser einzuschätzen – und deshalb ziehe ich mir jetzt untenrum etwas an, wenn mir danach ist.« In den monatlichen Kursen, die alleine Frauen und Transmenschen vorbehalten sind, ist sie weiterhin nackt. Dass sie mehr auf ihren Körper hört, betrachtet Corrina als riesigen Fortschritt auf ihrem Weg.

Nach fast eineinhalb Stunden Yoga unterm Dach und einigen Asanas mehr bin ich ausgepowert. Dabei habe ich den Baum, Vrksasana, bei dem man stehend auf einem Bein balanciert, ganz gut hinbekommen. Jetzt fehlt nur noch eine Pose, Shavasana, auch Totenstellung genannt. Und das beschreibt, was man auf dem Rücken liegend tut: nichts. Es fühlt sich herrlich an, alle Muskeln loszulassen und ... Moment, bin ich da fast eingeschlafen? Noch einmal fokussiere ich mich, achte auf meine Atmung, bevor Willow Merveille uns mit dem Wunsch entlässt, freundlich zu uns selbst zu sein und uns gut zu behandeln. Ich atme tief durch, richte mich langsam auf und gehe duschen. In New York hätte ich jetzt erst zurücklaufen müssen durch die von Leuchtreklamen erhellten Straßen, hätte mir mit anderen Teilnehmerinnen oder Teilnehmern – ihr Einverständnis vorausgesetzt – den Weg geteilt, vielleicht wären wir noch irgendwo eingekehrt. Am späten Abend hätte ich die Gruppenatmosphäre nachwirken lassen, die gemeinsame Anstrengung, die Überwindung, der als Gruppe genossene Erfolg in einer Stadt voller Individualisten. Nichts gegen meinen Dachboden, doch das wäre doch etwas anderes gewesen.

Willow Merveille ist wild entschlossen, so bald wie möglich wieder persönlich zu unterrichten. Auch den siebentägigen Anfängerkurs will sie dann nicht nur online, sondern auch für Gruppen anbieten. »Viele Teilnehmende kommen schon seit Jahren und sind mir durch alle Etappen von Naked in Motion gefolgt«, sagt sie. Schon bei der Begrüßung nehme sie die Energie wahr, die sie umgebe, und an schlechten Tagen nehme sie das Licht auf, das Neuankömmlinge wie Stammgäste gleichermaßen abstrahlten. »Das hat etwas Magisches, das ich wirklich sehr vermisse.« Auch nach vielen Jahren als Nacktyoga-Lehrerin ist sie jedes Mal erneut nervös, hat Lampenfieber. Doch sie wisse eben auch, dass sie – online und vor Ort im Studio – Teil einer Gemeinschaft sei. »Oft fühlt es sich an, als wären wir eine große Familie.«

Kiew, Ukraine

Busen gegen Diktatoren

Samstagfrüh um Viertel vor zehn pfeift der Wind über den Plain de Plainpalais, den großen Platz im Genfer Univiertel, zwischen den Flüssen Rhône und Arve. Vor dem geschlossenen Jahrmarkt steht ein Häufchen Frauen und wartet darauf, dass es losgeht. Wer schon einmal zu einer Demo gegangen ist, kennt diesen Moment. Man kommt an, steht ein wenig verloren da, und von den anderen weiß man wenig, außer dass man für das gleiche Ziel auf die Straße zu gehen bereit ist. Passanten kommen vorbei, auf dem Weg zum nahen Flohmarkt. Händler fahren ihre leergeräumten Autos weg. Ein Vorgeschmack darauf, dass viele nachher einfach weitergehen werden, vorbeisehen werden, nichts von dem wissen wollen, was einem so sehr auf den Nägeln brennt, dass man seit Wochen diese Aktion geplant hat. Eine Aktion, von der man hofft, dass sie die Welt ein bisschen verändern wird. Doch kurz bevor die Demo startet, ist da immer dieser nagende Zweifel, ob das wirklich gelingen kann, gerade hier und heute. Wäre ein anderer Platz, ein anderer Ort nicht besser geeignet? Sollte man den Protest nicht noch einmal aufschieben, bis bessere Bedingungen herrschen?

Wer dann trotzdem handelt, den Moment bestimmt, in dem aus Individuen eine Gruppe wird, braucht Stärke. Und muss überzeugt sein von dem, was er oder sie vorhat. Und wie viel mehr gilt das, wenn man etwas Unerhörtes plant. Wie die Frauen, die im kalten Genfer Wind an diesem Samstag losmarschieren, hinein in die Innenstadt zum Klang einer einzelnen klagenden Trommel. Erst noch unauffällig, leise und geordnet, Rucksäcke über den dicken Mänteln. Und dann, mit jedem Meter selbstbewusster, mit langen Schritten und in breiter Formation. Die Gruppe erobert den Platz, an dem Nichtsahnende auf die Straßenbahn warten. Eine eingeübte Bewegung, und die Mäntel liegen am Boden. Barbusig, die Brustspitzen mit Kreuzen aus schwarzem Klebeband abgeklebt, legen die jungen Frauen als Flashmob vor den verblüfften Passanten los. »Das Patriarchat bestraft uns dafür, dass wir geboren sind«, rappen sie in lautem, stechendem Stakkato. »Unsere Strafe ist die Gewalt, die du nicht wahrnehmen willst.« Der heutige Protest der Frauen richtet sich gegen Femizide, also Frauenmorde, die zu oft ungeahndet bleiben – und noch seltener als gezielte Gewalt gegen Frauen verstanden werden, wie die Aktivistinnen vom »Grève des Femmes« anprangern. »Mich trifft keine Schuld, es war nicht, wie ich mich gekleidet habe, nicht, wo ich war. Der Vergewaltiger bist du!« Und die Finger der versammelten Frauen zeigen anklagend auf die, die um sie herum stehen geblieben sind. Kurz bleibt es still. Doch noch ist es nicht vorbei. Sie rappen weiter, gegen die Justiz, die Polizei, den patriarchalen Staat, der Frauen nicht vor ihren Mördern schützt. Aus dem Schnellrestaurant, vor dem der Flashmob tobt, schauen die Menschen gebannt zu, Handys filmen die minutiös sitzende

Choreo. Die linke Faust erhoben, springen die Demonstrierenden im Takt, die nackten Brüste beben, die Haare fliegen. Dann, nach nicht einmal drei Minuten, ist der Protest vorbei. Die Umstehenden klatschen Beifall, die Frauen ziehen ihre Mäntel über und mischen sich unter die Passanten, bevor Polizisten die unangemeldete Demo auflösen können.

»Der Moment, in dem die Angst am größten ist, ist der, wenn man in der Menge steht und weiß: Jetzt gleich werde ich meine Jacke oder Bluse ausziehen und stehe ab dann im Mittelpunkt des Geschehens.« Die Frau, die mir das erklärt, hat diese Furcht selbst überwunden. Anna Hutsol hat 2008 mit einigen Freundinnen Femen gegründet, die radikale Frauenaktion, die ihre nackten und mit Slogans bemalten Brüste auf der Straße entblößte und Autokraten, Diktatoren sowie allgemein dem Patriarchat entgegenhielt. Ihre Proteste sind laut, chaotisch, wild. Im Gründungsmanifest von Femen heißt es: »Unser Gott heißt Frau, unsere Mission Protest. Unsere Waffen sind unsere nackten Brüste.« Femen ist heute eine weltweite Bewegung, viele andere Frauengruppen, auch der Schweizer »Frauenstreik«, sind von Hutsols Aktionen inspiriert worden. »Wir wollten mit unseren nackten Frauenkörpern den männlich dominierten Herrschaftsbereich erobern, und das hat funktioniert«, freut sich die Ukrainerin mehr als zehn Jahre später. »Wir wurden verhaftet, festgenommen, man hinderte uns daran, uns auszuziehen – spätestens da haben wir erkannt, dass unser Körper eine effektive Waffe ist.« Ihre Protestform tauften die Femen-Gründerinnen »Sextremismus«, und das, obwohl die protestierenden Frauenkörper alles andere als sexy seien, wie Hutsol sagt. »Wenn man unsere protestierenden Körper sieht, dann denkt man nicht an Sex. Aber der nackte Körper stört die Diktatoren. Unsere Brüste entweihen auf gewisse Weise die Zusammenkünfte und die Hoheitsgebiete, die von Putin und anderen Männern beherrscht werden.« Im Dokumentarfilm *Je suis Femen* drückte Hutsol es so aus: Angesichts nackter Frauen stellten Männer sich unweigerlich die Frage, wie es komme, dass das Sexobjekt Frau protestiere. Die Objektivierung von Frauen werde damit unterlaufen.

Die Anfänge von Femen waren vergleichsweise zahm. Bei einer ihrer ersten Aktionen sprangen Anna Hutsol und ihre drei Mitstreiterinnen Inna Schewtschenko, Sascha Schewtschenko und Oksana Schatschko mit über fünfzig Aktivistinnen kostümiert in den Springbrunnen auf dem Kiewer Maidanplatz, um gegen die Rationierung von Heißwasser in Teilen der ukrainischen Hauptstadt zu protestieren. Die Journalisten waren zunächst verwirrt von der Performance, solche Aktionen hatte es in der Ukraine bisher nicht gegeben. Aber sie berichteten. In der gemeinsam verfassten Geschichte von Femen schreiben die vier: »Wir fanden heraus, dass protestierende Frauen dann in der Presse auftauchen, wenn sie eine Show veranstalten. Journalisten brauchen etwas Spektakuläres, ihre Nahrung sind Skandale, Sex, Tod.« Alles das sollten sie bekommen, als sich Femen nach zwei Jahren ernsteren Themen zuwandte, wie Anna Hutsol heute sagt. Es war die eigentliche Geburt von Femen, dem Femen, das man heute kennt.

Ich hätte Anna Hutsol gerne in Kiew auf dem Maidan getroffen, dort, wo für sie in mehrfacher Hinsicht alles begann: die ersten Aktionen von Femen ebenso wie die Proteste gegen das Regime von Viktor Janukowytsch, die ihr 2014 die

Rückkehr aus dem Exil in der Schweiz und Frankreich ermöglichten. Doch die Corona-Pandemie macht die geplante Reise bis zum Frühsommer 2021 unmöglich. Und auch aus noch einem viel offensichtlicheren Grund ist dieses Kapitel anders als die anderen. Diesmal kann ich als Mann nicht selbst dabei, sondern nur Zuschauer sein. Und so treffe ich Anna Hutsol über Zoom, eine dank ihrer Begeisterung auch mit Mitte dreißig immer noch jugendlich wirkende Frau mit akkuratem blondem Pagenschnitt, hellgrauem Hoodie und gewinnendem Lächeln. Sie kommt ins Erzählen, lacht viel, wirkt gelöst. Die Ukraine im Jahr 2021 ist eine andere als die unter Janukowytsch. »Ausgezogen haben wir uns, als wir angefangen haben, gegen die Prostitution in der Ukraine auf die Straße zu gehen – einige haben sich auch ausstaffiert, sodass sie wie Huren aussahen, und die Leute haben uns wahrgenommen und sich gefragt: Was ist das? Was wollen die?« Selbst da habe die Polizei sie noch geschützt, sagt Hutsol. Geändert habe sich das erst, als Femen dagegen protestierte, dass im Kabinett von Viktor Janukowytsch so gut wie keine Frau saß. »Wir haben einen Protest vor dem Regierungsgebäude organisiert, und da ist die Polizei auf einmal brutal gegen uns vorgegangen. Das hat uns beim ersten Mal noch sehr verwundert.« Als sich die Proteste gegen den mächtigsten Mann im Staat richteten, hatte Femen offenbar eine Grenze überschritten. Nicht zuletzt ein Zeichen, wie groß die Macht der nackten Brüste wirklich war.

Anna Hutsol sagt heute, Femen habe keine Vorbilder gehabt. »Das Ganze hat sich aus der Praxis heraus entwickelt, wir haben sozusagen mit den Aktionen unseren eigenen Weg geebnet und währenddessen den theoretischen Überbau entwickelt.« Wichtig sei allen Femen-Aktivistinnen stets gewesen, in ihren Forderungen und Aktionen radikal zu sein, um maximale Aufmerksamkeit für ihre Anliegen, die Anliegen von Frauen, zu bekommen. 2012 zersägten Femen-Aktivistinnen in der Kiewer Innenstadt ein Kreuz, um ihre Solidarität mit der russischen Punk-Aktionsgruppe Pussy Riot zu bekunden. 2013 richtete sich der Protest von fünf Femen-Aktivistinnen gegen Wladimir Putin, als er mit Angela Merkel einen Rundgang über die Hannover Messe unternahm. Russlands Präsident hatte gerade den Stand von Volkswagen verlassen, als die Frauen auf ihn zustürmten. Auf ihre Brüste hatten sie den Spruch »Fuck dictator« gemalt. Zwar gab sich Putin danach konziliant: Die Aktion habe ihm gefallen, so sei sein Messebesuch doch noch mehr beachtet worden. Doch in der Ukraine, deren Präsident Janukowytsch enge Verbindungen zum Kreml unterhielt, nahm die Gewalt gegen die Aktivistinnen danach weiter zu. Femen-Mitgründerin Oksana Schatschko werden im Sommer 2013 beide Hände gebrochen. Nach Aktionen in der Ukraine und in Weißrussland werden mehrere Aktivistinnen schwer misshandelt, von Polizei und Geheimdienst. Anna Hutsol selbst sagt, nach der Aktion mit Putin sei sie zweimal zusammengeschlagen worden. Der Frauenprotest gegen die Gewaltherrschaft der Männer wird von den Männern mit Gewalt beantwortet. Als Hutsol dann im Femen-Büro auch noch Waffen entdeckt, die jemand – Hutsol vermutet: der Geheimdienst – den Aktivistinnen untergeschoben hat, ergreifen die vier Femen-Gründerinnen die Flucht. Der französische Botschafter stellt ihnen Blitzvisa aus. Anna Hutsol reist von Paris aus weiter in die Schweiz, wo ihre Schwester lebt. Doch ihr Asylantrag wird abgelehnt, und bevor sie in Frankreich einen neuen Antrag stellen kann, wird Janukowytsch aus dem Amt gejagt. »Und ich dachte: Dann kehre ich lieber in die Ukraine zurück, ich liebe meine Heimat.«

Dass die Liebe auf Gegenseitigkeit beruht, kann man nicht sagen. Der mediale Erfolg der radikalen Aktivistinnen liegt auch darin, dass sie konservative Traditionen und Moral ihrer Heimat bewusst missachtet haben. Die 1984 geborene Anna Hutsol ist in den letzten Tagen der UdSSR aufgewachsen, eine Zeit, die für sie nach Haselnusseis, Schokolade und frischem Schnee schmeckte, wie sie einmal sagte. Als die Sowjetunion auseinanderbrach, kehrten die Eltern aus Murmansk in ihr Heimatdorf im Westen der Ukraine zurück. Sie glaubt nicht, dass sie jemals in die Enge des Dorflebens zurückkehren will, das Leben zwischen grasenden Kühen und Gemüsegarten, das ihre Eltern bis zu ihrer Scheidung führten. Anna Hutsol zog es in die Stadt, an die Universität, in abendliche Diskussionszirkel in postsowjetischen Hinterhöfen, wo Marx und Bebel diskutiert wurden. Doch bei aller Radikalität weiß sie genau, was viele Frauen bewegt, wenn sie sich für eine Aktion das Hemd vom Leib reißen und plötzlich nackt dastehen. »Man hat zunächst Angst, auf jeden Fall«, sagt sie. »Ich dachte beim ersten Mal: Was, wenn meine Mutter mich so sieht!« Sie lacht. »Aber wissen Sie, wenn man an etwas glaubt, dann kann man diese Ängste überwinden. In Spanien gehen Femen-Aktivistinnen gegen Nazis auf die Straße, sie werden von ihnen angegriffen, verprügelt, aber sie glauben daran, dass sie für das Richtige protestieren, das hilft.« Sie erinnert sich, wie Sascha ihr erzählte, was sie fühlte, kurz bevor sie damals in Hannover barbusig auf Putin losstürmte. »Sie hatte Angst, große Angst, aber sie dachte: Ich muss einfach, ich muss.« Manchmal siege in solchen Situationen die Furcht. »Ich habe Verständnis dafür. Wir alle haben Angst, das ist nur menschlich.«

Als die Polizei beginnt, die Aktivistinnen von Femen zu verhaften, zieht sich Anna Hutsol von der Straße zurück. »Immer mehr von uns wurden festgenommen, und die anderen haben mir gesagt: Du musst bekleidet bleiben, damit du uns helfen kannst, aus dem Gefängnis rauszukommen.« Hutsol plant stattdessen die Aktionen, fungiert als Ideologin, wie sie sagt. »Es ist nicht an sich interessant, zum Präsidentenpalast zu ziehen und seine Brüste zu präsentieren«, sagt sie. »Nur wenn da etwas geschieht, wenn dort gerade ein politisches Thema aktuell ist, dann machen wir das.« Außer Ort und Ereignis sei auch wichtig, wer genau vor Ort sein kann. »Nicht alle von uns können schnell über einen Zaun klettern oder einen Fahnenmast hochsteigen, wie es eine von uns vor der belarussischen Botschaft in Paris gemacht hat, um die Flaggen zu wechseln.« Weil gegen viele Femen-Aktivistinnen gerade in osteuropäischen Ländern dauerhaft Einreisesperren verhängt worden sind, kann zudem nicht jede Aktivistin überallhin reisen. Heute, mit Femen-Gruppen in Dutzenden Ländern, ist das einfacher als in den Anfangsjahren, als die erweiterte Kerngruppe oftmals selbst anreisen musste. Und schließlich: der Slogan. »Wir betrachten den nackten Frauenkörper nicht nur als Symbol für Freiheit und Gleichheit, sondern zugleich als ein Plakat, und darauf muss eine ganz kurze, eindeutige Forderung stehen, eine Botschaft wie ›Fuck dictator‹ oder ›Putin muss weg‹.«

Trotz der Femen-Aktionen fehlt es in der Region heute

nicht an autoritären Männern, die ihr Volk gängeln. In der Ukraine sei es noch ganz gut, urteilt Hutsol. »Wir haben schon ein paarmal protestiert gegen Wolodimir Selenski, den heutigen Präsidenten, und wir wurden auch festgenommen. Aber das empfinden wir nicht als Problem; wir wissen, es kommt zu keinen schwerwiegenden Folgen.« Dagegen würde sie derzeit niemandem raten, zu Protesten nach Russland oder Belarus zu fahren. Dazu erinnert sich Hutsol zu genau daran, wie 2011 nach einem Femen-Protest in Belarus die Aktivistinnen von der Geheimpolizei in einen Wald gefahren wurden. Dort wurden sie misshandelt, schließlich wurden ihnen Schaufeln in die Hand gedrückt. »Man hat ihnen gesagt: Grabt. Ihr schaufelt eure eigenen Gräber.« Die Gewalt hinterließ tiefe Spuren. Ihre Mitstreiterin der ersten Tage, Oksana Schatschko, nahm sich 2018 in Paris das Leben. Und Anna Hutsol erreichte ihre eigenen Grenzen. »Nach acht Jahren aktiver Tätigkeit musste ich zwei Jahre lang aussteigen, ich habe mich mit einer posttraumatischen Belastungsstörung behandeln lassen.« Trotzdem würde sie, hätte sie die Chance, wenig anders machen, das ist Anna Hutsol anzumerken. »Wir haben gezeigt, dass Frauen auch radikale Protestaktionen durchführen können«, bilanziert sie. »Und wir haben bewiesen, dass der weibliche Körper als Plakat fungieren und Veränderungen fordern kann.« Wenn in anderen Ländern Aktionen stattfinden und die Zeitungen schreiben, diese erinnerten an Femen, dann ist Anna Hutsol stolz. Das radikale Netzwerk, aus dem sie eine ukrainische Bewegung machen wollte, ist zum globalen Phänomen geworden, das bis heute ohne zentrale Führung feministische Aktionen durchführt. »Und das ist gut so.«

Wie viel Macht Frauen mit ihren Körpern ausüben können, ist spätestens seit Lysistrata bekannt, die im antiken Griechenland die Frauen Athens und Spartas dazu bewegte, mit dem Entzug körperlicher Liebe das Ende des Kriegs zwischen den beiden Städten zu erzwingen. Dieser Sexstreik wird bis heute nachgeahmt, zuletzt in Kenia im Jahr 2009. Da kündigten Frauen an, sie würden so lange nicht mit ihren Männern ins Bett steigen, bis Präsident Mwai Kibaki und Ministerpräsident Raila Odinga sich versöhnt hätten. Tausende Ehefrauen, auch die Odingas und Kibakis, beteiligten sich an dem Protest. So wollten sie verhindern, dass der erst gut ein Jahr zurückliegende blutige Konflikt zwischen den Volksgruppen im Land erneut aufflammen würde. Der Plan ging auf. Nach sieben Tagen trafen Odinga und Kibaki sich, um Frieden zu schließen. Die Frauen hatten gesiegt.

Es war nicht das erste Mal, dass kenianische Frauen die Männer das Fürchten lehrten. Gut neunzig Jahre bevor Anna Hutsol und ihre Mitstreiterinnen in der fernen Ukraine Femen gründeten, nahmen die Kolonialbehörden in Kenia Harry Thuku fest, einen besonders eloquenten Redner und Kämpfer gegen die britische Herrschaft in Ostafrika. Zu ihren Mitteln gehörten nicht nur die Verdopplung der Steuern und die Gewalt der Polizei, sondern vor allem die Zwangsarbeit von Frauen und Kindern auf den Kolonialplantagen. Dort war Missbrauch fast alltäglich, wie Dokumente aus der Zeit belegen: Frauen wurden geschlagen, sexuell belästigt, vergewaltigt. Als Thuku verhaftet wurde, weil er sein Volk, die Kikuyu, aufrief, bis zur Behebung der Missstände keine Steuern mehr zu zahlen und die Arbeit zu verweigern, marschierten 7.000 seiner Unterstützer zur Polizeistation, in der er einsaß. Nur einhundertfünfzig von ihnen waren Frauen. Doch als die Polizei die Kundgebung auflöste und die Männer sich anschickten, unverrichteter Dinge nach Hause zu ziehen, übernahmen die Frauen das Kommando: Sie zogen ihre Kleider über den Kopf und stießen, nackt, wie sie waren, laute, johlende Schreie aus. Ihr nackter Protest richtete sich nicht gegen die Polizei, sondern gegen ihre eigenen Männer. Symbolisch boten sie den Männern an, ihre Kleider gegen deren Hosen einzutauschen – und damit die Hosen anzuhaben, wie man auch im Deutschen bildlich sagt. Und natürlich setzten die Frauen sich durch. Die Männer blieben, und die, die sich schon abgewandt hatten, kehrten beschämt zurück. Als die Menge – vom mutigen Protest der Frauen beflügelt – vorstieß, um Thuku zu befreien, eröffnete die Polizei das Feuer. Siebzehn Männer und vier Frauen starben im Kugelhagel, noch mehr wurden verletzt. Doch obwohl auch damals schon die autoritären Herrscher mit brutaler Gewalt auf die Frauenproteste reagierten, zogen sie am Ende den Kürzeren. 1963 wurde Kenia unabhängig, nachdem gerade die Kikuyu sich auf lange Sicht als unbeugsam herausgestellt hatten.

Auf der anderen Seite des Kontinents, in Nigeria, sind die Frauenaufstände in Aba von 1929 bis heute als »Krieg der Frauen« bekannt. Der Aufstand richtete sich gegen die repressive Politik der Chiefs, die von der britischen Kolonialregierung eingesetzt worden waren. Sie beschlagnahmten, was ihnen gefiel, erließen drakonische Gesetze und erhöhten die Steuern nach Belieben. Dann beschloss die Kolonialregierung auch noch, zusätzlich die Marktfrauen, die fast alle zum Volk der Igbo gehörten, zu besteuern. Doch die autoritären Herrscher hatten die Rechnung ohne die Marktfrauen gemacht, die für die Versorgung der stark wachsenden Städte in der Region mit Lebensmitteln verantwortlich und entsprechend mächtig und gut organisiert waren. Im November 1929 versammelten sich Tausende von ihnen überall in der Region und zogen vor die Paläste der Chiefs. Dort begannen sie einen traditionellen Protest, der von den Igbo »auf einem Mann sitzen« genannt wird: Die Frauen entblößten ihre Brüste, tanzten und sangen Spottlieder auf das männliche Geschlecht. Der Protest hatte eine solch durchschlagende Wirkung, dass mehrere der von den Briten ernannten Chiefs ihre Ämter aufgeben mussten. Als die Frauen schließlich koloniale Behörden und Gerichte stürmten und anzündeten, wurde die Armee mobilisiert. Gemeinsam mit der Polizei eröffnete sie das Feuer und tötete alleine in den Großstädten Calabar und Owerri mehr als fünfzig Frauen. Der Frauenaufstand war damit aber längst nicht vorbei. Historiker nehmen an, dass schließlich 25.000 Frauen auf die Straße gingen. Der »Krieg der Frauen« dauerte zwei Monate und endete erst, als die Kolonialregierung ihren Plan, die Marktfrauen zu besteuern, zurückzog.

Es ist nicht so, als wäre es in Kenia oder Nigeria üblich gewesen, dass Frauen in der Öffentlichkeit nackt oder halbnackt auftraten. Im Gegenteil herrschte rigorose Etikette, auch was die Form und Art der Kleidung anging. Doch das war nicht die ganze Geschichte. Nackten Frauenkörpern und vor allem Körpern älterer Frauen wurden übernatürliche Kräfte nachgesagt, mit denen schon Jahrhunderte vor der Kolonialzeit diejenigen verflucht wurden, die die Frauen verärgert hatten. »Der Körper der Frau besitzt gleichermaßen die Macht, Leben zu schenken und Leben zu nehmen«, erklärte mir eine Heilerin in Calabar einmal. Diese Macht der Frauen ist bis heute in der Kultur der Igbo und weit darüber hinaus verankert. Erst im Juli 2020 kopierten Frauen in der Provinz Kaduna die Proteste von einst, um gegen die Kriminalität in der Region und die Untätigkeit der nigerianischen Behörden zu protestieren. Eine Gruppe nackter älterer Frauen zog im Dorf Samaru Kataf vor das Hauptquartier der Verwaltung, um diese zum Handeln zu zwingen. Natürlich gibt es auch soziologische Erklärungen dafür, dass nackte Proteste von Frauen Männer (nicht nur) in Afrika so sehr ängstigen. Die Soziologieprofessorin Kathleen M. Fallon und die Feminismusforscherin Julie Moreau bezeichnen nackte Proteste als den letzten Ausweg vieler Frauen: »Sie nutzen in letzter Konsequenz die Nacktheit, um ihre Gegner zu beschämen und um allen, die sie sehen, klarzumachen, dass sie nicht bereit sind, bestimmte Verhaltensweisen weiterhin zu akzeptieren.« Sie setzten ihre Körper und die Möglichkeit, andere mit ihrem Anblick zu beschämen, als Waffe ein. Nicht mehr die Frauen müssten sich für ihre Blöße schämen, sondern diejenigen, die sie verursacht hätten. Der nackte Protest ist außerdem ein Akt der Emanzipation, wie die nigerianische Historikerin Funmilayo Obasa über den jüngsten Protest in Kaduna urteilt. Sowohl das Christentum als auch der Islam betrachteten den Frauenkörper als »Tempel Gottes und des Ehemanns«. Indem die Frauen, zumal in einer stark religiös geprägten Gesellschaft wie der nigerianischen, ihre Kleider ablegten, eroberten sie ihre eigenen Körper wieder zurück. »Denn nur die Frauen können für sich entscheiden, ob sie nackt protestieren.«

Auch Anna Hutsol sieht in Kirchen und Moscheen das Patriarchat am Werk, das Frauen unterdrückt. Dass Burka oder Niqab ein Symbol der Stärke oder Befreiung sein können, wie es die Fotografin Yumna Al-Arashi im Jemen empfunden hat, ist für sie unvorstellbar. »Der weibliche Körper ist keine Sünde, und wir plädieren für die Freiheit. Wir haben das Recht, unsere Brüste zu zeigen.« Um dieses Recht zu verteidigen, habe eine Femen-Aktivistin etwa ihr Kind im Vatikan in aller Öffentlichkeit gestillt. »Das ist Freiheit. Verhüllung kann niemals Freiheit sein.« Doch Verhüllung findet längst nicht mehr nur mit Umhängen und Gewändern statt. In den meisten sozialen Medien sind nackte Brüste ebenso tabu. Verhüllt werden die Brustspitzen mit Pixeln, Balken oder Smileys. Automatisierte Programme sind darauf geeicht, Brustwarzen zu erkennen und entsprechende Posts und ihre Urheber zu sperren. »Femen hatte zwei große Accounts mit zusammen 450.000 Followern, aber dann wurden sie gesperrt«, sagt Anna Hutsol. Für eine Organisation, deren Credo es ist, gesehen zu werden, ist das der GAU. Zwar schreibt Facebook in seinen Community Standards zum Thema Nacktheit: »Uns ist bewusst, dass Nacktheit aus vielen Gründen geteilt werden kann. U.a. als eine Form von Protest.« So würden zwar Bilder weiblicher Brüste eingeschränkt, wenn die Brustwarzen zu sehen seien, Facebook lasse »aber Bilder zu, die etwa Protestaktionen oder stillende Frauen darstellen«. In der Praxis allerdings müssen in solchen Fällen oft automatisch gesperrte Posts einzeln wieder freigeschaltet werden.

Und natürlich ist an sich fraglich, warum gerade die weibliche Brust zensiert wird, während die männliche Brust samt Brustspitzen uneingeschränkt abgebildet wird. Darin könne man durchaus die Diskriminierung einer Protestform sehen, die nur Frauen offenstehe, sagt Anna Hutsol. In den USA hat sich inzwischen eine Protestbewegung gegen die Zensur der weiblichen Brustwarzen gegründet. Für »Free the Nipple« engagieren sich Feministinnen, aber auch Künstler wie Spencer Tunick, der seine Nudescapes derzeit nicht in den sozialen Medien posten kann – außer sie sind aufwändig retuschiert. Ein Grund, warum die Protestierenden vom Anfang des Kapitels ihre Brustspitzen mit schwarzem Klebeband kaschiert hatten, war der, dass sie zur Verbreitung ihres Protests auf die sozialen Medien angewiesen sind. Ihr mutiger Protest wäre andernfalls durch die Zensur von Facebook und Co. unsichtbar geworden. So als hätte er gar nicht stattgefunden.

Solche Probleme hatte Eugène Delacroix nicht, als er 1830 sein Bild *Die Freiheit führt das Volk an* malte. Das monumentale, mehr als drei Meter breite und über zweieinhalb Meter hohe Ölgemälde zeigt das Volk, das während der Julirevolution an den Pariser Barrikaden stand. Die Menge wird angeführt von einer fast lebensgroßen Marianne, die die Trikolore in den Wind hält und mit entblößter, unverpixelter Brust nach vorne stürmt und die Männer hinter ihr aufruft, ihr zu folgen. Bis heute ist die Marianne die Nationalfigur der Französischen Republik, ihre Büste wird regelmäßig nach dem Vorbild prominenter Französinnen neu gefertigt und in den Rathäusern aufgestellt. Brigitte Bardot, Mireille Mathieu und Laetitia Casta durften dafür schon posieren, allerdings mit bedeckten Brüsten, versteht sich. Bedeckt geben sich auch die Feministinnen von heute, wenn es um die Brust geht, glaubt zumindest Camille Froidevaux-Metterie. Vorbei die Zeiten wie 1968, als Frauen am Rand der Miss-Amerika-

Wahlen in Atlantic City ihre Büstenhalter in eine »freedom trash can« warfen, die Mülltonne der Freiheit, um sie zu verbrennen. Selbst die auf den Busen als politischen Schauplatz fokussierten Aktionen von Femen erreichten mittlerweile immer weniger Frauen, schreibt die französische Philosophin in ihrem Essay *Brüste. Auf der Suche nach Freiheit*. Stattdessen prägten Vulva und Vagina als Orte der Lust seit Jahren immer mehr die feministische Debatte. Froidevaux-Metterie bedauert die Entwicklung, weil sie die Brüste als Inbegriff der Weiblichkeit versteht: Sie repräsentierten die Privilegien des Frauseins, der Mutterschaft und der Sexualität in einem Paar. Es scheint für sie durchaus nicht ausgeschlossen, dass der Busen bald schon ein politisches Revival erlebt.

In Kiew arbeitet Anna Hutsol inzwischen für Invisible Battalion, eine Nichtregierungsorganisation, die für mehr Gleichberechtigung und Bürgerrechte innerhalb der ukrainischen Armee kämpft. »Ich helfe dabei, Protestaktionen zu organisieren, aber ohne nackte Brüste – manchmal, wenn ich etwas plane, kommt jemand und sagt zu mir: ›Stopp, stopp, nicht so radikal.‹« Sie lacht. Manchmal vermisst sie die Radikalität von Femen. »Da ist sehr viel Adrenalin im Spiel, wenn man so etwas organisiert und durchführt. Am Ende ist man begeistert, freut sich und denkt: Ja, das war cool. Vielleicht ein bisschen so, wie wenn man mit einem Fallschirm aus dem Flugzeug springt.« Was würde sie jungen Frauen raten, die sich heute gegen die Verhältnisse wehren wollen? »Erstens: Kämpft! Zweitens: Habt keine Angst. Wenn Frauen kämpfen, dann hört man ihre Stimmen, und dann erreichen sie ihre Ziele.« Ihre Kampfeslust hat Anna Hutsol nicht verloren.

Monte Verità, Schweiz

Nackt für eine bessere Welt?

Ich stehe auf dem Balkon des historischen Bauhaus-Hotels und schaue über die Tannenwipfel hinweg auf den Lago Maggiore, der, so denke ich an diesem Morgen, vollkommen zu Recht als letzter Ausläufer des Mittelmeers beschrieben wird. Hinter mir leuchten die noch schneebedeckten Gipfel der Alpen, und das Licht ist so einzigartig, dass der Schweizer Stararchitekt Mario Botta vermutlich recht hat mit seiner Behauptung, die Siedler auf dem Monte Verità hätten sich überhaupt erst wegen »la luce« auf dem Berg am Südfuß der Alpen niedergelassen. Es ist der perfekte Ort, um meine Reise noch einmal Revue passieren zu lassen und Bilanz zu ziehen.

Schließlich hat der »Berg der Wahrheit«, wie die Gründer der Kommune ihn im Jahr 1900 nannten, viele Verrücktheiten erlebt. Siebzehn Jahre lang tummelten sich Naturapostel und Veganerinnen, Künstlerinnen und Freimaurer, Tanzende und Politisierende, Literaten, Revoluzzer und viele mehr auf dem Monte Verità und suchten nach Wahrheiten, nie nach der einen Wahrheit. Wenn sie davon Pause machten, lebten sie wahrhaftig, wie sie es nannten. Zu den auf dem

Berg erwünschten Kleidungsstücken gehörte neben weiten Umhängen und Roben das Luftkleid. Derart, also mit nichts als warmer Luft bekleidet, übten sie unter der Anleitung des ungarischen Tanzlehrers Rudolf von Laban eine neue Bewegungskunst ein, sonnten sich (nach Geschlechtern getrennt) in Lichtluftbädern oder ackerten wie der Anarchist Erich Mühsam ohne ein Stück Stoff am Leib auf den Feldern. Der berühmte Jugendstilkünstler Hugo Höppener, genannt Fidus, malte auf dem Monte Verità sein Lichtgebet, das einen jungen Mann zeigt, der von einem Berggipfel aus mit ausgestreckten Armen die Sonne anbetet. Auch er natürlich hüllenlos.

Die Nackten auf dem Berg, die die Einheimischen in breitem Lombardisch »Balabiott«, Nackttänzer, nannten, lockten Touristen an, die mit dem Dampfer in Ascona anlegten, den Berg bestiegen und für jeweils fünfzig Rappen einen Blick auf die Naturistenkolonie werfen durften. Und sie waren nicht die Einzigen, die kamen. Zu denen, die zum Monte Verità pilgerten, gehörte etwa August Bethmann, der später auf die Pazifikinsel Kabakon übersiedeln sollte, wo er mit August Engelhardt (nicht verwandt, nicht verschwägert) den »nackten Kokovorismus« lebte, der ein tragisches Ende nahm. Bethmann starb ein Jahr nach seiner Ankunft, und Engelhardt begründete einen Kult, der Sonne und Kokosnuss verehrte. Das von ihm entworfene nudistische und sorgenfreie »Imperium der Kokosnuss« auf vier Kontinenten blieb ein Hirngespinst. 1919 starb er, verwirrt und abgemagert, an Malaria. Auch der Naturapostel Gustav Nagel fand auf dem Monte Verità Unterschlupf: Er trug aus Prinzip nie Kleidung, auch nicht, als er eines Tages durchs Schneegestöber lief und dabei offenbar schrecklich fror. Weitere prominente Gäste waren etwa Paul Klee, Ernst Bloch, Michail Bakunin, Gerhart Hauptmann und auch Hermann Hesse, der vom Monte Verità aus nackt durch die Tessiner Wälder zog und erklärte, dass durch das Nacktleben »eine Regeneration unsrer Völker und ihres gesamten Lebens möglich wäre«. Als ich über das mehr als drei Hektar große Gelände streife, auf dem heute ein Tagungszentrum steht, finde ich in einer entlegeneren Ecke noch die inzwischen verrosteten Luftduschen – nichts als nackte Rohre mit Duschköpfen, die einfach so in der Landschaft stehen. Unter ihnen duschten sich die ersten Kommunarden, wenn sie im Sommer von der Arbeit oder dem Tanz verschwitzt zu ihren Lichtlufthütten zurückkehren wollten. Freilich erst, nachdem 1904 eine Wasserleitung auf den Berg verlegt wurde. Die Ideen der Lebensreformer der ersten Stunde und aller, die nach ihnen kamen, waren vielfältig, teils widersprüchlich. Die einen suchten nach der neuen Religion, andere nach freier Liebe oder einer »neuen ortografi«. Doch die Idee, dass der Mensch sich bildlich und körperlich frei machen müsse, um den Zwängen der Gesellschaft zu entkommen und in die Natur zurückzufinden, einte die Kommunarden. Den Sinn, den sie suchten, fanden auf dem Monte Verità allerdings die wenigsten. Vielleicht ist das normal, schließlich sind Sinnsuche und Sinnfindung zwei grundsätzlich verschiedene Dinge.

Auch die Nackten (und Nichtnackten), denen ich auf meiner Reise begegnet bin, geben dem Nacktsein ganz unterschiedlichen Sinn. Die einen suchen nach Freiheit von den Zwängen des Alltags, ähnlich wie einst die Siedler auf dem Monte Verità, oder fühlen sich aus der Tiefe ihres Körpers heraus einfach wohl, wenn sie nackt sind. Andere versuchen, mit ihrem Körper ins Reine zu kommen, wieder andere, ihn als Waffe gegen Unterdrückung oder Konsum einzusetzen. Ich habe gelernt, dass die, die sich heute über ihren dicken Hintern oder kleinen Penis ärgern, im alten Rom Modelfiguren gehabt hätten. Den einen ist Nacktheit ein Kampf, den anderen ein Fest. Dabei geht es immer um Grundsätzliches: um Körperbewusstsein, Eigenliebe und Selbstbestimmtheit, um Toleranz und – letzten Endes – um Glück. Eine meiner Grundüberzeugungen lautet: Jeder und jede soll nach seiner und ihrer Fasson selig werden, solange es niemand anderen verletzt. Das gilt fürs Nacktsein genauso wie für Religion oder politische Weltanschauung, was ungleich ernster klingt. Doch jedes Mal steht die persönliche Freiheit im Mittelpunkt.

Im dänischen Fernsehen gibt es eine Sendung, in der sich mehrere Erwachsene nackt vors Publikum stellen und Fragen zu ihren Körpern beantworten. In der Sendung *Ultra strips down* im öffentlich-rechtlichen Jugendkanal Ultra sollen Jugendliche sehen, dass Körper in allen Formen, Farben und Größen vorkommen. Das Studiopublikum, Jugendliche zwischen elf und dreizehn, stellt dabei erstaunlich ernste und teils intime Fragen, die offenbar viele in ihrer Generation bewegen. Die Sendung wurde jedenfalls ein solcher Überraschungserfolg, dass Ultra eine zweite Staffel auflegte.

Rosie Haines Bilderbuch *It isn't rude to be nude*, in etwa »Es ist nicht rücksichtslos, zeigst du dich hüllenlos«, wurde im Herbst 2020 als herausragendes Bilderbuch und eines der besten Kinderbücher des Jahres ausgezeichnet. Neben den passenden Tuschezeichnungen stehen darin selbstverständliche Sätze wie »Nippel sind normal« oder »Wer eine Vulva hat, darf stolz darauf sein«. Auch die schwedischen Kinderbuchautorinnen Annika Leone und Bettina Johannson feiern die Körpervielfalt in einem Bilderbuch mit dem Titel *Überall Popos*, bei dem die kleine Mila beim Schwimmbadbesuch alles zu sehen kriegt, was menschliche Körper hergeben – und das, natürlich, ganz natürlich findet.

Müssen wir also nackt sein, um die Welt zu einem besseren Ort zu machen? Bin ich, sind Sie moralisch verpflichtet, morgen den Koffer zu packen und nackt in die Welt hinauszureisen, um endlich mehr Freiheit zu wagen? Nein! Als ich die Fotografin Yumna Al-Arashi fragte, ob sie Nacktheit mit Freiheit gleichsetzen würde, sagte sie mir entschieden: »Auf keinen Fall! Ich denke, Nacktheit ist einfach eine von vielen Arten, sich selbst auszudrücken, so wie auch Mode es sein kann. Nacktheit kann sogar oft auch Unterdrückung bedeuten.« Und Willow Merveille, die seit Jahren Nacktyoga unterrichtet, erklärte mir: »Menschen, die Nacktyoga machen, sind nicht besser oder cooler als diejenigen, die es nicht machen, man verpasst nichts, wenn man es nicht machen will – ich bezwecke allein, denen, die es ausprobieren wollen, einen einladenden Rahmen dafür zu gestalten.« Nacktheit, wie ich sie erlebt habe, hat so viele Facetten, wird so unterschiedlich gelebt und aus so unterschiedlichen Motiven, dass für mich vollkommen klar ist, dass jede und jeder für sich über sein oder ihr Nacktsein entscheiden muss. Genauso klar ist aber: Jeder und jede muss die Freiheit haben, nackt sein zu dürfen.

Wenn es Sie juckt, die Kleider einmal abzuwerfen, dann sind die Möglichkeiten unendlich. Man muss es nicht gleich wie das belgische Paar machen, das seit 2017 durch Europa reist, Naturistenresorts und andere nackte Plätze besucht und darüber bloggt. Vielleicht möchten Sie am internationalen Tag des Nacktseins, dem 14. Juli, einfach mal die Badehose zu Hause vergessen? Oder am 1. Mai, dem internationalen Tag des Nacktgärtnerns (den gibt es wirklich), hüllenlos daheim die Hecke schneiden? Seit 2001 demonstrieren Radfahrerinnen und Radfahrer beim World Naked Bike Ride in Städten überall auf der Welt für ihre Rechte, und wenn Sie Lust haben: Fahren Sie mit. Oder Sie lassen in einer Sommernacht einfach mal den Schlafanzug im Schrank, angeblich ist das gesund. Eine Studie der Goldsmiths University in London fand 2017 sogar heraus, dass Naturisten glücklicher sind als andere Menschen. Der Psychologe Keon West und sein Team befragten dafür immerhin achthundertfünfzig Britinnen und Briten. Woher dieses Glück rührt, konnten sie nicht erklären. Vielleicht lag es ja einfach daran, dass die Naturisten das taten, was sie gerne tun wollten: nackt sein.

Meine Reise zu den Nackten dieser Welt war aufregend und lehrreich, aber vor allem hat sie Spaß gemacht. Ich würde es wieder tun. Wer weiß: Wenn die Sonne zu warm und der Anzug zu eng wird, dann packe ich vielleicht erneut meinen Koffer nur halbvoll und fahre los. Im Paradies gibt es keine Badehosen, dort heißt es einfach: Ich bin dann mal nackt.

Adressen, Quellen, Literatur

Reiselektüre

Zum Reisen gehört für mich immer auch die richtige Reiselektüre. Die folgenden Bücher und anderen Medien habe ich mit Freude gelesen oder angesehen. Manche habe ich in den betreffenden Kapiteln zitiert, andere lege ich Ihnen einfach so ans Herz. Diejenigen, die dem einen oder anderen Ziel selber nachreisen mögen, finden hier außerdem die wichtigsten Internetadressen.

SCHAABE, RÜGEN
NACKT UND FREI AM OSTSEESTRAND

Hagen, Friedrich: *FKK – Zwischen Ostsee und Vogtland*, Berlin/Leipzig 1987
McLellan, Josie: *Liebe, Sex und Sozialismus. Vom intimen Leben in der DDR*, Berlin 2019
Kupfermann, Thomas: *FKK in der DDR*, Berlin 2008
Lars, Mario: *FKK. Die nackte Wahrheit*, Berlin 2020
Pludra, Benno: *Haik und Paul. Eine Hiddensee-Erzählung*, Stralsund 2020

»Außenseiter – Spitzenreiter« am FKK-Strand, Sendung vom 23.12.1976, mdr.de/zeitreise/fkk-ddr-aussenseiter-spitzenreiter-100.html (zuletzt abgerufen am 10.05.2021)
Naturistenlauf: dfk.org/fkk-erleben/naturistenlauf/

ÍSLA ROATÁN, HONDURAS
ABLEGEN, BITTE!

Blubacher, Thomas: *Gebrauchsanweisung für Kreuzfahrten*, München 2016
Foster-Wallace, David: *Schrecklich amüsant – aber in Zukunft ohne mich*, Köln 2018
Kirchhoff, Bodo: *Legenden um den eigenen Körper*, Frankfurt am Main 2012
Lukoschik, Andreas: *Ist das Schiff schon mal untergegangen?*, Köln 2019
Bare Necessities: cruisebare.com

MARRAKESCH, MAROKKO
UNVERHÜLLT IN DER MEDINA

Al-Arashi, Yumna: Shedding Skin, vimeo.com/228396380 (zuletzt abgerufen am 10.05.2021)
Battuta, Ibn: *Reisen ans Ende der Welt*. 1325–1353, Wiesbaden 2016.
Canetti, Elias: *Die Stimmen von Marrakesch. Aufzeichnungen nach einer Reise*, Frankfurt am Main 1980

Duerr, Hans-Peter: *Nacktheit und Scham*, Frankfurt am Main 1994
Flaubert, Gustave: *Reise in den Orient*, Frankfurt am Main 1996
Ghandour, Ali: *Liebe, Sex und Allah*, München 2019
Meunier, Pascal et al.: *Hammams. Les bains magiciens*, Paris 2000
Said, Edward W.: *Orientalismus*, Frankfurt am Main 2009
Weil, Gustav: *1001 Nacht*. Vollständige Ausgabe, Hamburg 2017

KONOMIYA, JAPAN
HÜLLENLOS DURCH DIE NACHT

Igort: *Berichte aus Japan*, Berlin 2016
Jun'ichirō, Tanizaki: *Liebe und Sinnlichkeit*, Zürich 2011
Trumbull, Charles: Naked Haiku, hsa-haiku.org/frogpond/2018-issue41–2/Trumbull-NakedHaiku-Fp41–2.pdf

WIPPERFÜRTH, DEUTSCHLAND
DAS WANDERN IST DES NACKTEN LUST

Wunram, Nicole: *Nacktwandern*, Welver 2021
Webseite über Naturismus und naturistische Aktivitäten: natury.de
Nacktwandern am Rätzsee: raetzsee.de

BODØ, NORWEGEN
NACKT IM WIND

Spencer Tunick: spencertunick.com

TVÄRMINNE, FINNLAND
MIT MOTORSÄGE, BIRKENZWEIGEN UND EINER FLASCHE BIER

Berghäll, Joonas; Hotakainen, Mika: *Was Männer sonst nicht zeigen*, Lighthouse Entertainment 2010
Norden, Gilbert: Sauna als soziales Phänomen, in: Haindorfer, Raimund et al. (Hg.): *Soziologische Momente im Alltag*, Wien/Hamburg 2019
Vuori, Katarina; Pekkala, Janne: *Das Sauna-Kochbuch*, München 2018
Rajaportti Sauna: rajaportinsauna.fi/index.de.php

LINDLAR, DEUTSCHLAND
NATURISMUS MIT BART

Berendt, Gerd: *Danehl's FKK Reiseführer 1974*, Hamburg 1973
Horst, Ernst: *Die Nackten & die Tobenden*, München 2013
Merten, Ruth: *FKK-Ratgeber*, München 1982
Helios Freizeitsportgemeinschaft Köln e.V.: helios-fsg.dc
Sport- und Saunafreunde e.V. Köln: sus-koeln.de

CAP D'AGDE, FRANKREICH
RIEN-À-PORTER

Blau, Aljoscha: *Ein Tag in Cap d'Agde*, Mannheim 2016
Kaufmann, Jean-Claude: *Frauenkörper – Männerblicke. Soziologie des Oben-ohne*, Konstanz 2006

MUSÉE VILLA VAUBAN, LUXEMBURG
NACKT(S) IM MUSEUM

Aristophanes: *Die Wolken*, in: Die Lustspiele des Aristophanes, deutsch von J. J. C. Donner. Band 1, Leipzig/Heidelberg 1861
Cooke, Rachel: Poor Mary Wollstonecraft – reduced to a Pippa doll with pubic hair, in: *The Guardian*, theguardian.com/commentisfree/2020/nov/15/poor-mary-wollstonecraft-reduced-to-a-pippa-doll-with-pubic-hair (zuletzt abgerufen am 10.05.2021)
Jullien, François: *Vom Wesen des Nackten*, München 2003
Oredsson, Ellen: Why do all old statues have such small penises?, howtotalkaboutarthistory.com/reader-questions/why-do-all-old-statues-have-such-small-penises/ (zuletzt abgerufen am 10.05.2021)
Pham, Larissa: A figure model's (brief) guide to poses through art history, in: *The Paris Review*, 18.12.2019, theparisreview.org/blog/2019/12/18/a-figure-models-brief-guide-to-poses-through-art-history/

Richter, Peter: Nacktes Entsetzen, in: *Süddeutsche Zeitung*, 20.11.2020, sueddeutsche.de/kultur/kunst-feminismus-cancel-culture-sexismus-1.5120971
Emily Korte: emilykorte.de

TROISDORF, DEUTSCHLAND
AN DER SCHWELLE ZUM PARADIES

Baudrillard, Jean: *Die Konsumgesellschaft. Ihre Mythen, ihre Strukturen*, Berlin 2015
Dodsworth, Laura: *Womanhood. The bare reality*, London 2019
Dodsworth, Laura: *Manhood. The bare reality*, London 2017
King, Paul: What's the Problem with Nudity?? [Video/DVD] BBC Worldwide 2019. video-alexanderstreet-jac.orc.scoolaid.net/watch/what-s-the-problem-with-nudity
Mc Dougall, Lindy Joan: Towards a clean slit: how medicine and notions of normality are shaping female genital aesthetics, in: *Culture, Health and Sexuality* (2013) 15 (7), www.tandfonline.com/doi/abs/10.1080/13691058.2013.780639
Roshani, Natascha: Die Werbung will uns schlank und sportlich, Interview mit Ada Borkenhagen, in: *Fluter* 66, S. 7–9.
Veale, Daniel et al.: Am I normal? A systematic review and construction of nomograms for flaccid and erect penis length and circumference in up to 15 521 men, in: *BJU International* (2015) 115 (6), doi.org/10.1111/bju.13010
Tantra Tempel Niederkassel, tan-tra.de
The Vulva Gallery, instagram.com/the.vulva.gallery

NEW YORK, USA
NACKTE KATZE, KUH UND KRIEGER

Corrina. How one woman uses Naked! Yoga to reclaim her body and heal from trauma, www.nakedinmotion.com/blog-2/2017/8/15/meet-the-community-corrina (zuletzt aufgerufen am 10.05.2021)

Naked in Motion, patreon.com/nakedinmotion/posts

KIEW, UKRAINE
BUSEN GEGEN DIKTATOREN

African Feminist Forum: Kikuyu Women in the ›Thuku‹-Revolt, africanfeministforum.com/kikuyu-women-in-the-thuku-revolt/

Carr-Gomm, Philip: *A brief history of nakedness*, London 2010

Fallon, Kathleen; Moreau, Julie: Revisiting Repertoire Transition: Women's Nakedness as Potent Protests in Nigeria and Kenya, in: *Mobilization: An International Quarterly* (2016) 21 (3), S. 323–340.

Femen with Giulia Ackerman: *Femen*, Cambridge 2014

Froidevaux-Metterie, Camille: *Seins. En quête d'une libération*, Paris 2020

Obasa, Funmilayo: The radical politics of women's bodies, africasacountry.com/2020/10/the-radical-politics-of-womens-bodies

Femen: femen.org

MONTE VERITÀ, SCHWEIZ

NACKT FÜR EINE BESSERE WELT?

Bollmann, Stefan: *Monte Verità*, München 2017

Botta, Mario: Es werde Licht!, in: *Du* (844): Monte Verità – Utopien und Dämonen, Zürich 2014

Haine, Rosie: *It isn't rude to be nude*, London 2020

Landmann, Robert: *Ascona Monte Verità*, Berlin 1979

Leone, Annika; Johansson, Bettina: *Überall Popos*, Leipzig 2020

West, Keon: Naked and Unashamed: Investigations and Applications of the Effects of Naturist Activities on Body-Image, Self-Esteem, and Life Satisfaction, in: *Journal of Happiness Studies* (2017) 19, S. 677–697, doi.org/10.1007/s10902–017–9846–1

Monte Verità: https://www.monteverita.org/de

Naked Wanderings: patreon.com/nakedwanderings/posts

Danksagung

Ohne meine Familie, die mich unterstützt und mir den Rücken freihält, könnte ich Bücher wie dieses nicht scheiben. Danke Karin, Annika und Merle!

Dank gilt auch allen, die mich auf dieser Reise begleitet, mich unterstützt und mit mir gesprochen haben, teils auch über sehr persönliche Dinge. Sie alle haben dazu beigetragen, meine Perspektive auf das Thema Nacktsein zu erweitern. In einigen wenigen Fällen habe ich ihre Namen auf den vorhergehenden Seiten leicht abgewandelt.

Danke meinem Bruder Eric, der schon früh meine Reiselust geweckt hat. Meine Eltern Ingrid und Peter haben die Basis für dieses Buch gelegt, indem sie mir gezeigt haben, wie wichtig Neugierde und Toleranz sind. Danke auch dafür und für die Urlaube in Ebeltoft.

Bildnachweis

Die Bilder werden mit freundlicher Genehmigung abgedruckt.

Bild 8: © Bare Necessities Tour and Travel
Bilder 19, 20, 21: © Michael Bertrams
Bild 29: © Armand Ceolin
Bilder 34, 35, 36, 37: © Matt Blum Photography

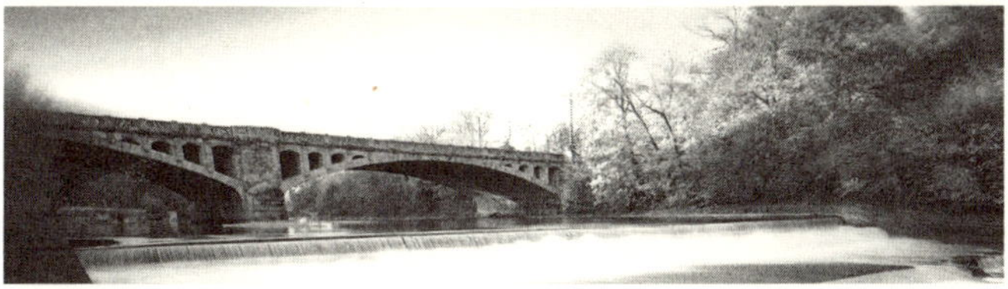